松岡恕庵
本草学の研究

太田由佳 著

思文閣出版

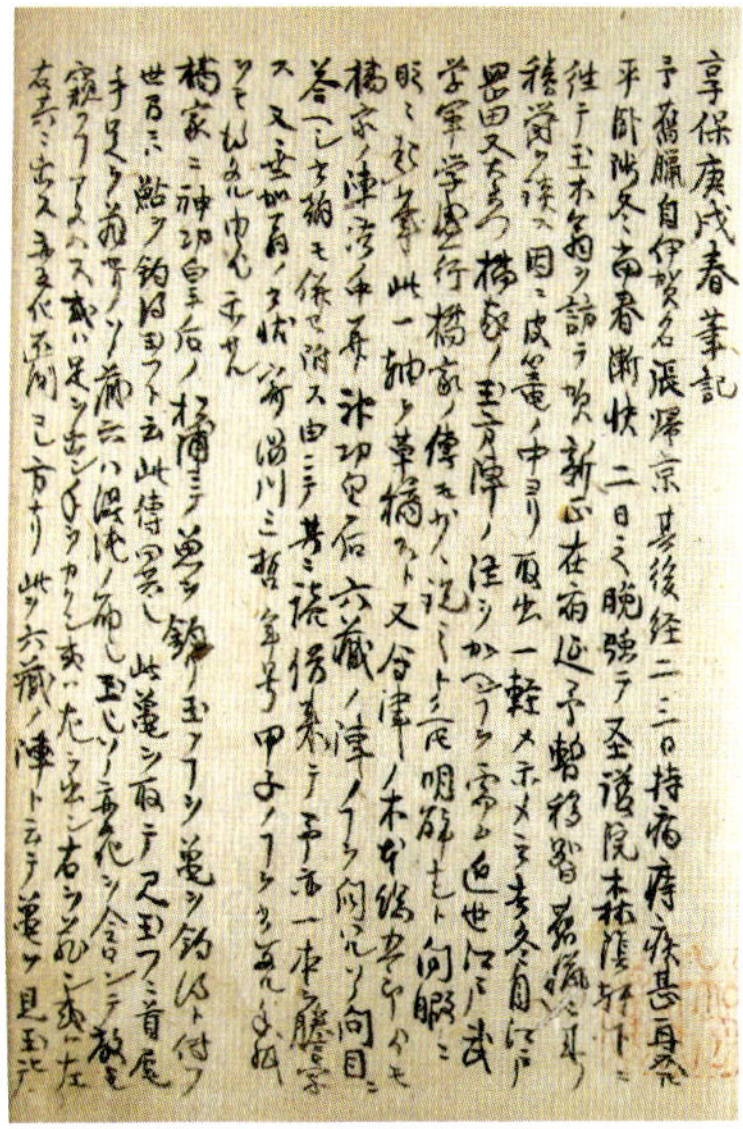

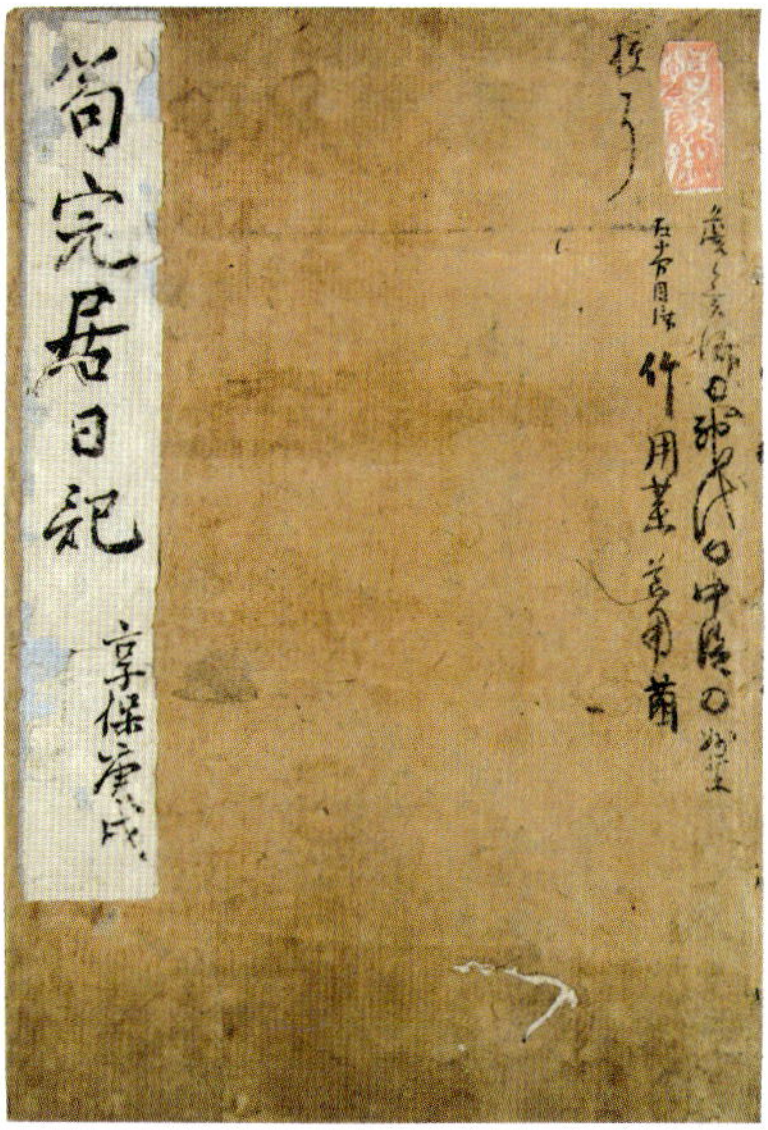

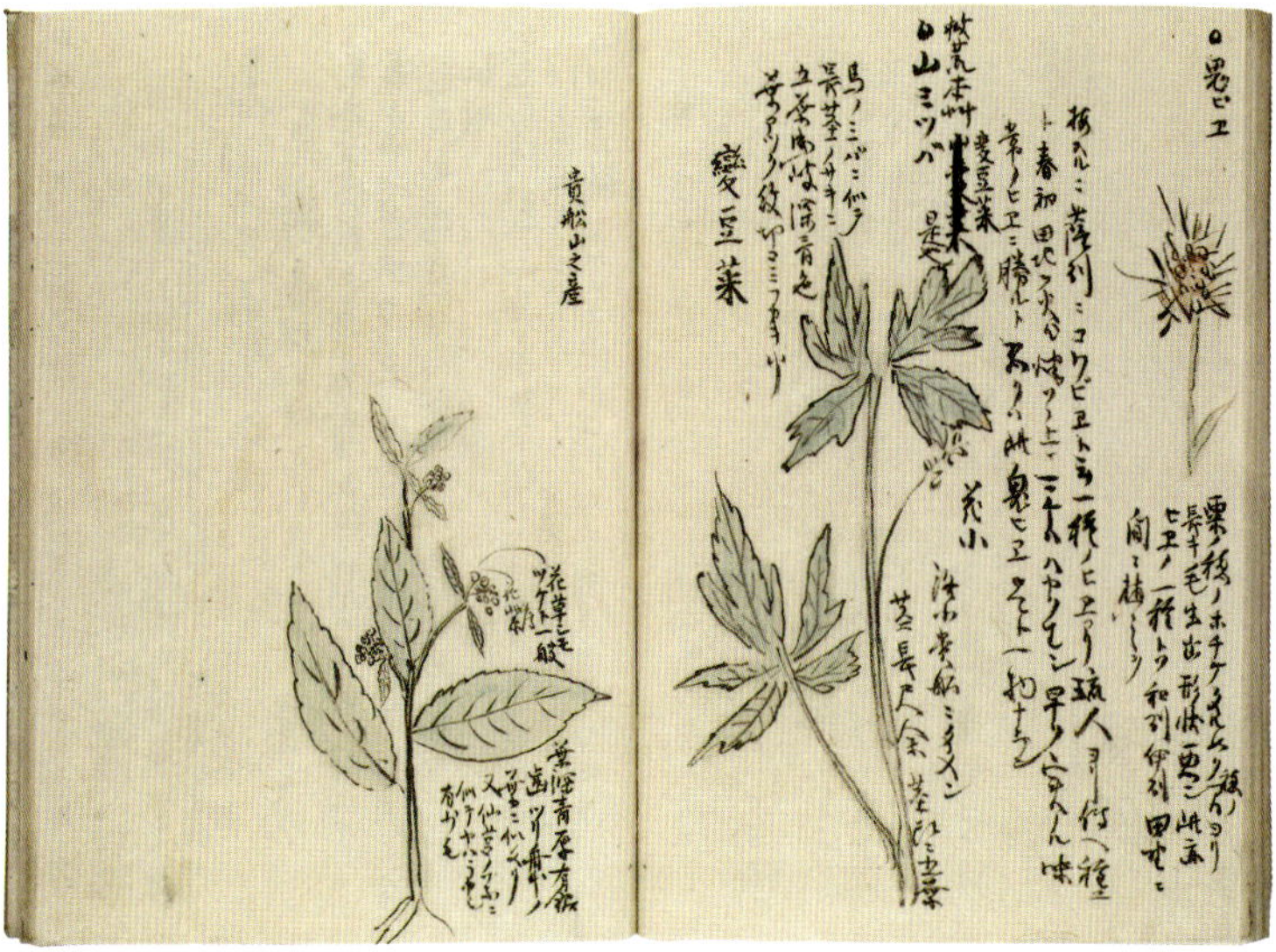

口絵１　『苟完居日記』（武田科学振興財団 杏雨書屋蔵）

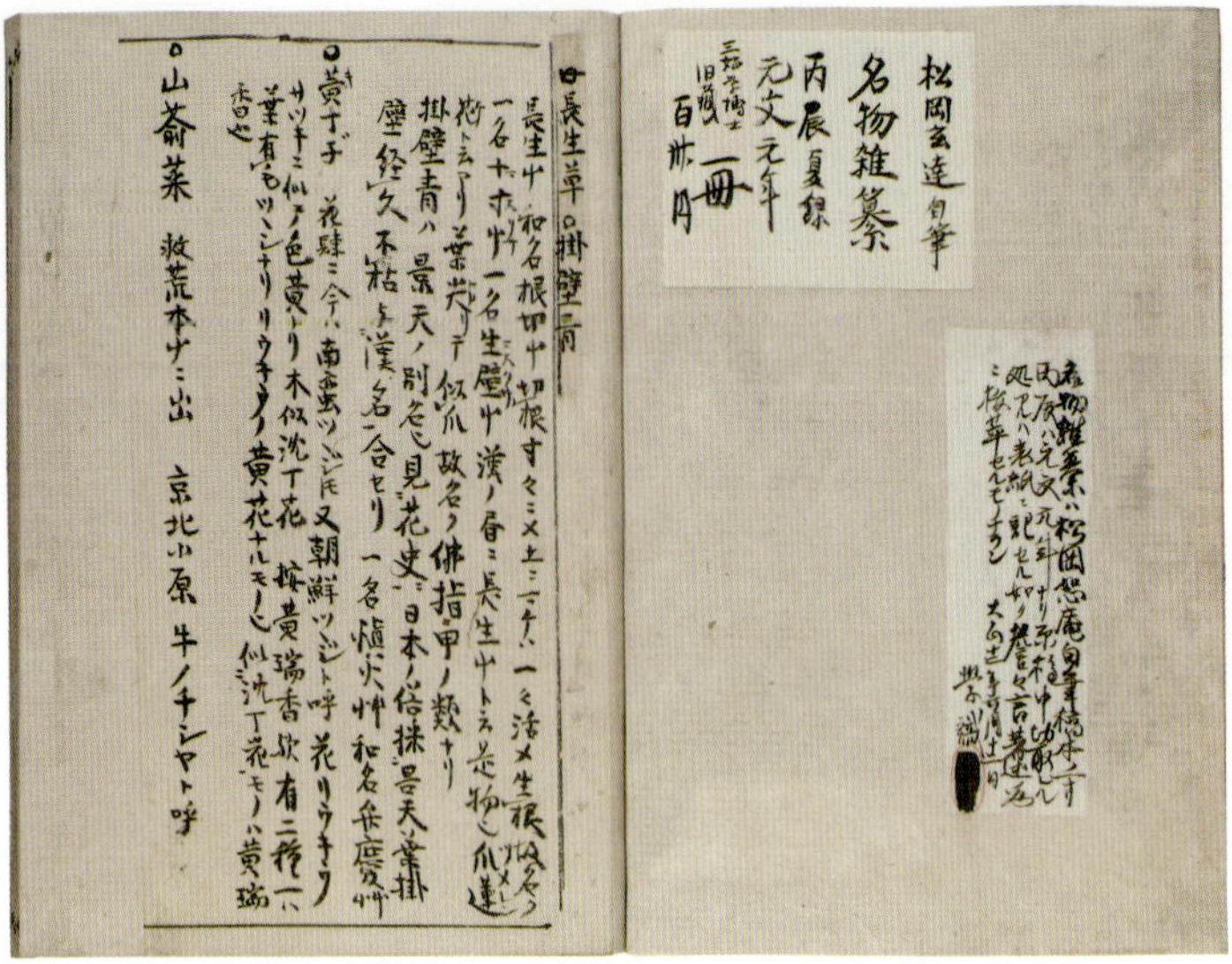

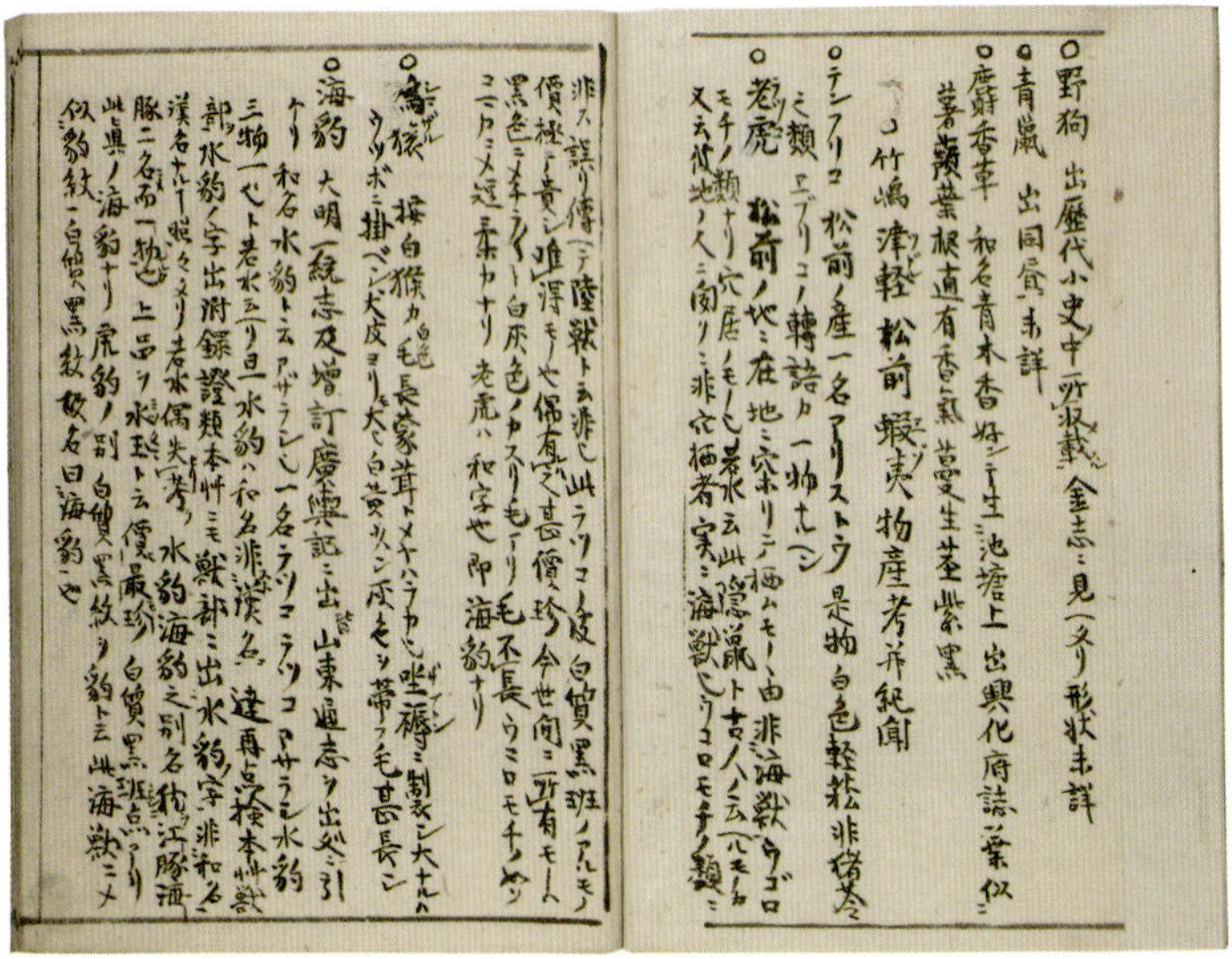

口絵２　『名物雑纂』（武田科学振興財団 杏雨書屋蔵）

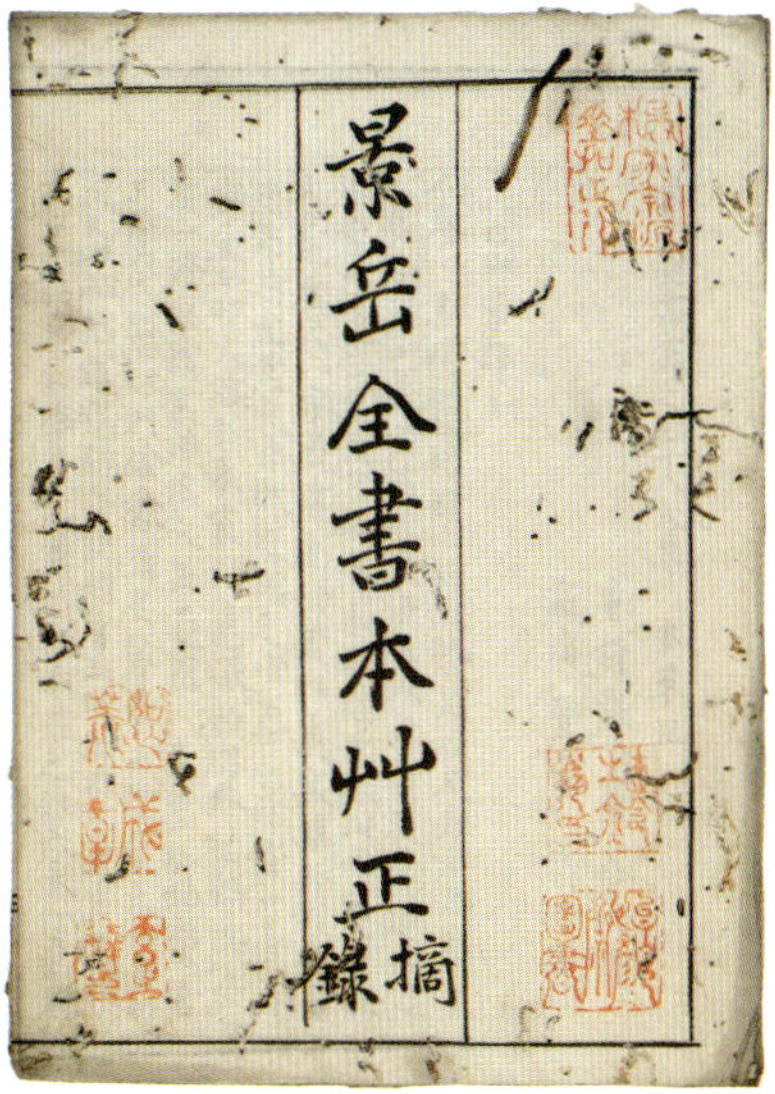

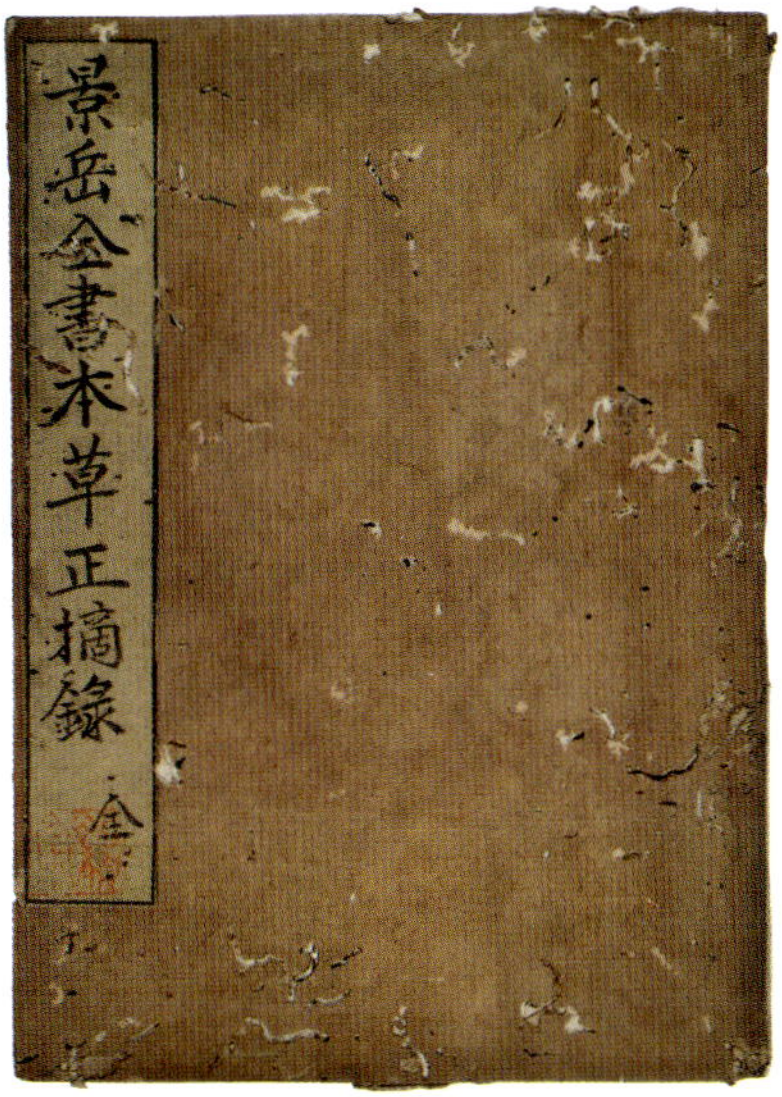

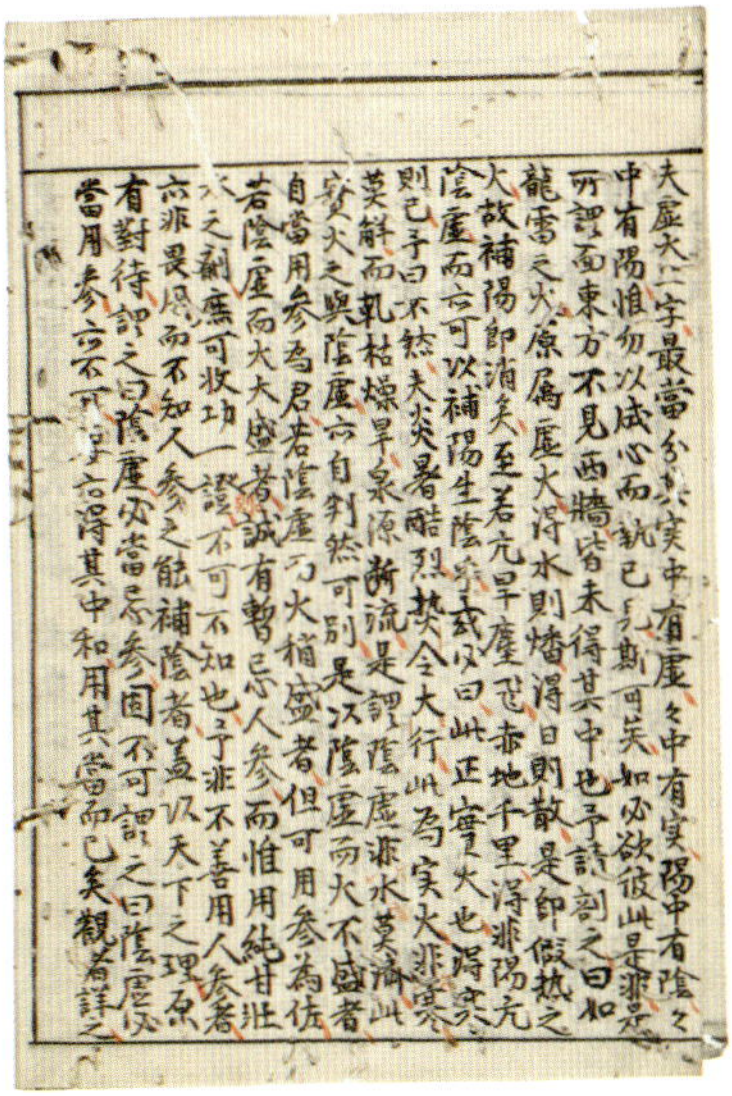

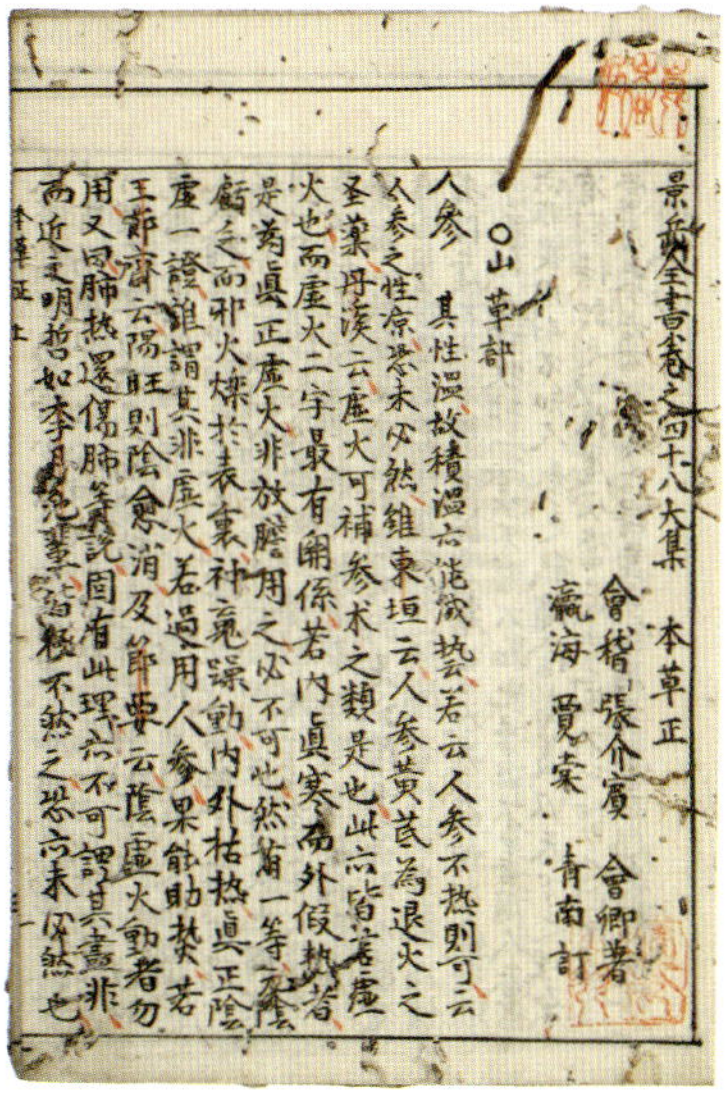

口絵３　『景岳全書巻之四十八大集本草正摘録』（武田科学振興財団 杏雨書屋蔵）

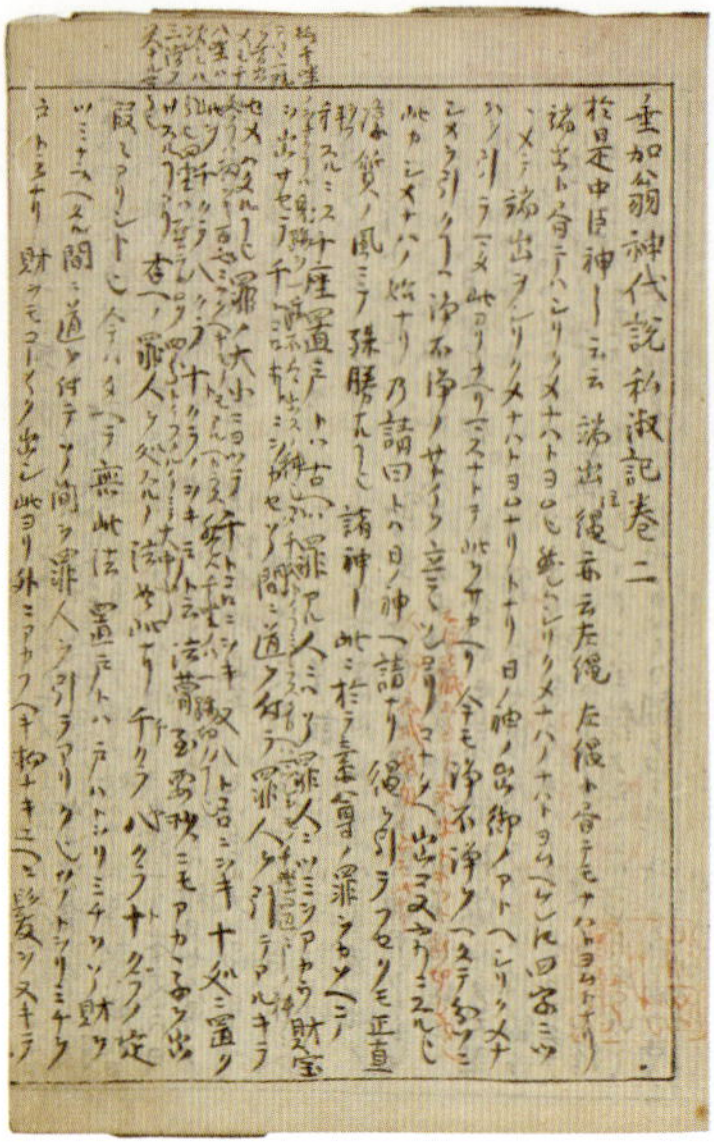

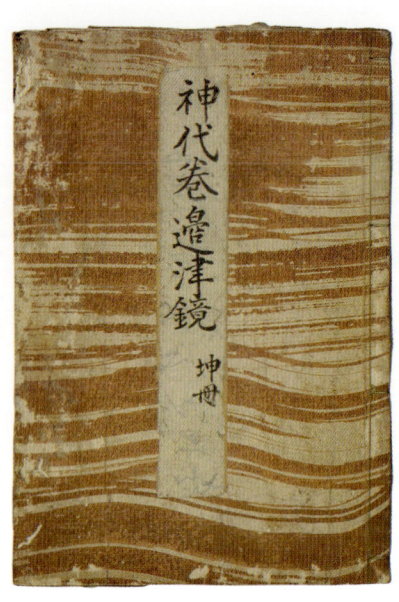

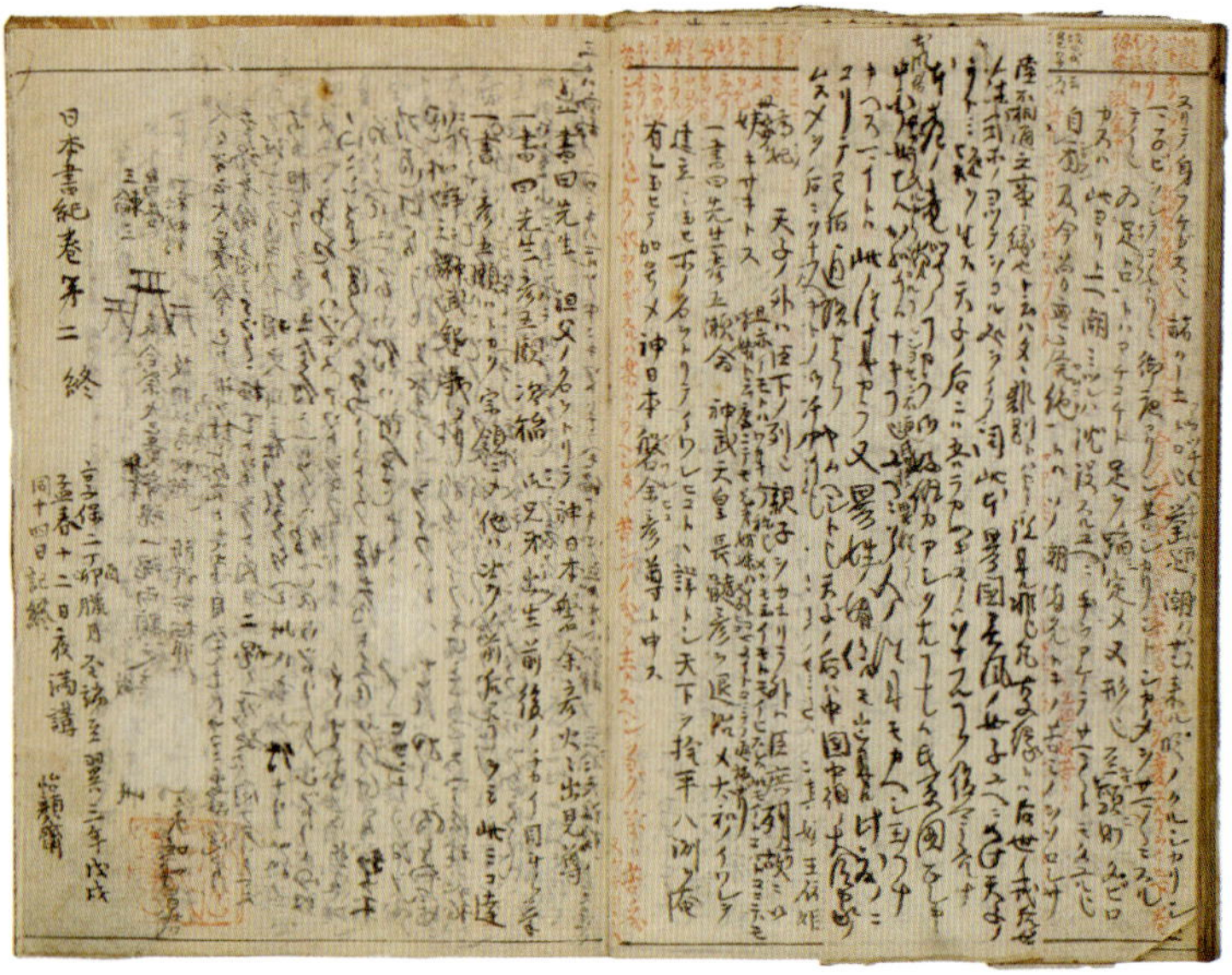

口絵4　『神代巻辺津鏡』（内藤記念くすり博物館蔵）

目次

松岡恕庵本草学の研究

凡　例

一　引用文は二字下げで記した。

二　文献の引用および参照は、まず脚注において当該文献の著者名・タイトル・頁数（丁数）等を示し、その他の書誌情報を巻末の参考文献一覧にまとめて示した。また和本の丁数は、一丁表を一オ、同裏を一ウのように記した。

三　引用文における省略箇所は……にて示した。

四　引用文における〔　〕内は引用者による補注である。

五　引用文における傍点は原則として引用者による。

六　引用に際して、ルビは可能な限り原文のまま残した。引用の典拠を校注・訳注本とする場合は、校注者および訳注者が付したルビも原則としてそのまま引用した。

七　引用に際して、原文の割注（細字双行）は開き〔　〕内に入れた。

八　引用に際して、旧漢字および簡体字は原則として通行の字体に改めた。

九　漢文の引用について、原文に訓点の付される場合はその旨を引用文末尾に示し、読み下しは原則としてそれに従った。ただし読み易さを考慮して引用者が送り仮名を加えた場合がある。

一〇　漢文の引用について、原文が句点のみで訓を施さない場合はその旨を引用文末尾に示した。

一一　引用に際して、ヿ、〆、𬻿、𪜈、の諸字は次のように改めた。
　　ヿ→コト、〆→シテ、𬻿→トキ、𪜈→トモ

一二　本書には脚注も含めて恕庵と交流・関係のあった多くの人物の略歴を記す。特に参照文献を掲げない限り、生没年その他の人物情報は次の辞典類に拠った。『朝日日本歴史人物事典』朝日新聞社（一九九四年）、『日本人名大辞典』講談社（二〇〇一年）。

序章

本書は、江戸前〜中期に活躍した本草家松岡恕庵（一六六八－一七四六）を主題に据え、その学問の実像を解明しようとするものである。本題に入る前に、まず先行研究において松岡恕庵がこれまでどのように評価されてきたかを確認し、筆者の問題意識を明確にしておきたい。

（一）従来の評価

松岡恕庵は、近世日本において本草学が博物学的に発展してゆくなかでその一翼を担った人物として評価されてきた。つまりもっぱら、本草学から博物学、そして近代生物学に至る階梯のうちで恕庵がどのような位置を占め得るか、占めるに足る存在であるのか、そうした側面から断片的に評価されてきたにすぎない[1]。よってその仕事の全容を明らかにせんとした研究は皆無である。また、そうした視角のもとでは、往々にしてその学問の系譜を指摘するのみ、つまり恕庵が誰に学び、誰を門人としたかを指摘するのみに止まり、ではそこでどのような学的交流があったのか、それらの間で本草学にどのような変化・発展が生じたのか、そうした問題に必ずしも十分な検討がなされてきたとは言い難い。

試みに、先行研究における恕庵の評価を箇条にして次に掲げてみよう[2]。

① 博物辞典『庶物類纂』の編纂者である稲（稲生）若水に学んだ。（白井ほか）

② 職業としては儒医であった。そのため医薬書『用薬須知』、食療書『食療正要』なども著した。（上野）[3]

③ 恕庵は知識の増大をもっぱらの眼目とし、それらの有用・無用の別には配慮しなかったため、その本草学は実用的とは言えない。（尾藤）[4]

④ 享保六年（一七二一）に幕府の要請を受け江戸へ下向し、国産薬種の流通検査基準「和薬種六カ条」の立案に関わった。したがって実学的貢献も大きい。（宗田）[5]

⑤ 書物から得られた知識と自らの観察結果との整理が不十分であり、記述が雑駁で、科学性に欠ける。（尾藤）[6]

⑥ 薬種「常山」の一種にアジサイを数え、そこに治瘧の薬効を指摘したことはその他の本草書（例：貝原益軒『大和本草』、小野蘭山『本草綱目啓蒙』）の及ばない見識であり「けだし卓見である」。（桜井）[7]

⑦ 『怡顔斎桜品』『怡顔斎介品』などのモノグラフを著し、実用を離れた博物学研究を行った。（上野）[8]

⑧ 『怡顔斎桜品』の出版には狂歌師九如館鈍永が挿絵の増補などに関わっており、恕庵自身は著作の出版に消極的であった。（西島）[9]

⑨ 伊藤仁斎に学び、その嗣子東涯らと交流した。（石田、[10] 杉本ほか）[11]

⑩ 垂加神道を修め、生涯山崎闇斎を尊信してやまなかった。（近藤）[12]

⑪ 門下に『本草綱目啓蒙』で知られる小野蘭山が輩出した。（白井ほか）

以上により、その評価の一定しないことは一目瞭然である。たとえば③と④、そして⑤と⑥は相反すると言っても過言ではない見解であり、⑦は⑧によっていっそうの詳密な検討を迫られている。また、一般にその門人らが峻烈な対立関係にあったとも伝えられる伊藤仁斎、山崎闇斎の両人に、等しく恕庵が交流を持っていたという事実⑨⑩についても、取り立てて説明もなくそれぞれの研究がそれぞれの立場から所見を述べているにすぎない。

こうした先行研究による成果をつなぐことのみによって、松岡恕庵という人の学者像・人物像を結ぼうとしても、それはますます混乱するばかりである。

もちろん、それぞれの先行研究にはそれぞれの信憑性があり、筆者はそれを否定するものではない。むしろ、そのいずれもが恕庵に対する研究の視点をさまざまに提示してくれる有意義なものである。したがって、本書がこれら先行研究の恩恵に浴するところの大であることは、ここに強調して記しておく次第である。

(2) 本書の目的と方法

以上見た通り、松岡恕庵本草学の実像、ひいては近世日本における本草学の実像は明らかになっているとは言い難い。この現状をふまえて、筆者はまず、これまでほとんど顧みられることのなかった本草分野以外の編著を含め、恕庵の著作資料の網羅的な書誌調査を行った。まず取り組むべき課題は、現代的な評価を下すより先に恕庵本草学のありのままを観察することにあると考えてのことである。調査結果は資料編「松岡恕庵著作・関連資料目録」として巻末に付すので併せて参照されたい。以下では、この書誌調査で得られた知見をもとに、恕庵本草学の全像を具体的に再構成することを試みる。

(1) こうした視角を鮮明に打ち出し、〈本草学〉ではなく〈本草学史〉の研究に着手したのは白井光太郎『日本博物学年表』(一八九一初版)である。以後、多くの研究が基本的には白井の示したいわゆる一つの〈発展史〉を紹述してきた。上野益三『日本博物学史』(一九四八初版)、西村三郎『文明のなかの博物学』(一九九九)などがそれである。近年の研究では、そのように、近世日本の本草学をいわゆる近代科学の前提としてのヨーロッパ博物学と安易に同一視する視角を牽制する主張がしばしばなされている。磯野直秀『日本博物誌年表』(二〇〇二)、平野恵『十九世紀日本の園芸文化』(二〇〇六)など。筆者も基本的には後者の立場に立つ。加えて、〈近代科学〉という現象自体の再検討が積極的に促されている昨今の研究潮流にあっては、本草学が〈いかに科学たりうるか〉といった問いの立て方それ自体が、もはや真に〈科学〉なる現象を理解する上で十全ではないとも考える。

(2) 白井光太郎『日本博物学年表』(改訂増補版、一九三四)。

(3) 上野益三『日本博物学史』(補訂版、一九八六)。

(4) 尾藤正英「江戸時代中期における本草学——近代科学の生成と関連する面より」(一九五七)。

(5) 宗田一「近世本草学と国産薬種」(一九八四)、「幕府典薬頭の手記に見える本草」(一九九五)。

(6) 前掲注(4)。

(7) 桜井謙介「生薬の変遷　常山について」(一九九五)。

(8) 前掲注(3)。

(9) 西島孜哉「松岡玄達の著述——没後の出版と九如館鈍永の関与——」(二〇〇一)。

(10) 石田一良「伊藤仁斎」(一九五九)。

(11) 杉本勲「伊藤東涯の実学研究」(一九五八)。

(12) 近藤啓吾「忘れられた垂加神道者松岡恕庵」(同『続山崎闇斎の研究』所収、一九九一)。

第一章　生涯と学問

はじめに

松岡恕庵、名は玄達、字は成章、別号に怡顔斎、また埴鈴翁。諡号は文長先生。京都の私塾で学を講じ生計を立てた人で、儒家としては朱子学（宋学）を奉じ、兼ねて山崎闇斎の垂加神道にも追随したが、世間においては本草家として特に著名であった。『続近世畸人伝』（一七九八、以下『畸人伝』(1)）に言う。

> 恕庵《じよあん》松岡氏、名は玄達《げんたつ》、字は成章《せいしやう》、怡顔斎《いがんさい》と号す。垂加《すいか》の学を学びては真鈴潮翁《ますずしほのおきな》(2)ともいふ。平安の人、其先は尾張名護屋に出づ。浅井図南子(3)いふ、恕庵先生はもと本草者《ほんぞうしや》にあらず、儒家たれども詩経の名物《めいぶつ》を困しみ、稲生若水《いなふじやくすい》(4)にしたがひて本草を三遍見給ひしが、大方暗記して、同じ比《ころ》、後藤常之進(5)などいへる本草者あれど、其右に出たり。故に人しきりに本草をとひ、終に本業となりしかども、其志にあらずとぞ。博覧《はくらん》、好古《かうこ》、倹素《けんそ》、淳樸《じゆんぼく》の人なること人のしる処也。今其真卒《しんそつ》なる二三条を挙ぐ。大きなる倉《くら》を二つたて、一つには漢《から》の書、一つには国書を蔵《おさめ》られしほどのことなれども、火桶《ひおけ》は深草のすやきを紙にてはり用ゐられし。(6)

この記述は、恕庵の学者としての特徴を端的に表している。すなわち、

①　学問の基盤が儒学にあったこと

②　本草家として著名であったこと

③ 和漢の両書に通じていたこと

の三点である。さらにその性格の穏やかであったことが次のように語られる。

又南天《なんてん》の木のふとき幹《から》を取出し、人をよびて、是はよき南天なれば、かんざしにけづりて娘どもにとらせよと命ず。同じ比《ころ》、白銀《しろがね》の調度《てうど》国禁となりし時、世間、銀の細工ものをあつめ官にさゝげしが、其後又年を経《へ》て、しきりに白銀のかんざしをさしたる比《ころ》、女達《むすめ》の頭を先生みて、先年銀は国禁なりしになどて是をさすぞ、と仰ければ、娘たちかへすことばなく、是は銀にてはなし、箔《はく》おしてこしらへしもの也と答へければ、さはよき細工よ、などて済けるとぞ。又ある年の春、書生おほく具《ぐ》して花見に行れける途中、瓦もて舟のかたちをつくり、やねのうへに猿のすはりたる花生《はないけ》に、小草の花をいれたる売《り》ものあり。先生是をめでゝ、書生に買せ、僕にもたせてゆく〳〵、一町余りにしてはとりて見らる、事度々にて、此《この》猿はよく造りたり、など余念なかりけるが、僕がもちたる間ゆく人の袖にかゝりて打わりければ、書生等《ら》心してあとへかへして、さらにもとめさせけるが、此たびはもとのごとくなるものなくて、やねのしたに猿のゐるをもとめ来りける。先生又、下部が手よりとりて見給ひ、こはいかに、いままで猿はやねの上に居たるに、是はたがひたりとあるを、書生等下部の叱《しか》られんことをいとひて、いなちがひたることは侍らず、とつよくいひければ、さにやとて、又前のごとく愛し給ふとぞ。是等もて、その人となりをしるべし。(7)

これを受けて本書の校者である伴蒿蹊は「銀の笄も猿のちがひしも先生しられざるにはあらじ。欺をうけて容るは長者の意ならん」と注を入れる。恕庵、また怡顔斎という号から想起される柔和なイメージそのままの人柄であったらしい。

その家筋については詳述するに資料が足りない。ただ前掲の通り『畸人伝』に「其先は尾張名護屋に出づ」とあったこと、また恕庵がその父「橘軒」から譲り受けたと見える家伝(8)・抜書類(9)から推測するに、いずれの代かに尾張より上京したのち、医業を営みつつ教養として儒も学ぶという標準的な医家（儒医）の家に生まれたものと思われる。恕庵自身も脈診・腹診など具体的な診察技術を家伝として一通り修めていたらしいが、[10]もっぱら講義を生業としたためそれらを実践することはほとんどなかったと見える。[11]

すなわち松岡恕庵は、家業をそのまま継いで特に変わることがなければ、一般的な医家として生涯を終えるはずの人であった。ところが実際にはそうならず、自身の学才と興味関心に導かれるように、また時代背景の影響も受けながら、本草研究へとその学的探求を進めていくのである。本章ではまずその様子を伝記事実の上に概観してゆきたい。

一　生涯

（一）　山崎闇斎――儒学と神道

家伝の医術を修めた以外では、恕庵はまず山崎闇斎（一六一九－一六八二）の下に就いたと思われる。闇斎は、彼によって初めて日本の朱子学研究が真にその緒についたと言われるように、紛れもなく当代随一の朱子学者であった。のみならず、神道研究においても中世までに各流派で個別に伝達・形成されていた秘説を併せ修得し、それらを垂加神道として大成するという畢生の大業を成し遂げた人である。その神道説は朱子学説と密接に結びついたものであり、それによって厳格な朱子学的立場から闇斎に離反した高弟らが現れたのも事実であるが、闇斎自身にとって儒説・神説は不即不離に捉えられるべきものであった。恕庵もまた闇斎の示すところそのままに、生涯を通じて神儒を共に修め講義した。

(a)朱子学者として

恕庵が生涯朱子学者の立場を離れなかったことは、彼が晩年まで朱子学説に則った「太極図説」講義を行っていたことに明白である。これについては第三章第二節に詳述するとして、ここではまずその講義草稿『太極図説管見鈔』(12)の奥書を確認しておきたい。

右大（ママ）極図説一書は、濂渓周先生の所作なり。易道の蘊奥を開示し、性命の本原を闡明す。蓋し先生一生の精力・用攻は盡く此書に在り。但し其の語意は峻潔にして混成、条理は精密にして疎暢、初学輩の容易に得暁する所に非ず。然れども幸ひに文公先生(13)明解に在□有り。(14)之に因て頤義微旨、探索を得るに庶幾《ちか》からんか。然るに猶ほ章句字義の通暁し難きに病む。愚自ら揣らざるを僭窃す。(15)平日師の耳提(16)に聞く所の説を捜討し、纔かに其の一二を輯め、間に愚意を附し、諺文(17)を以て記す。之を名づけて『管見鈔』と曰ふ。蚕糸牛尾の精義に於いては則ち未だ敢へて豹の一班を窺ふを得ずと雖も、(18)然れども必ずしも幼輩の益を請ふ者に裨補無からざること無しと爾か云ふ。時貞享二(19)乙丑之秋七月(20)　（原漢文）

奥書の後に記録されている開講の日付によれば、恕庵はこの草稿に則った「太極図説」講義を、三五才を皮切りに七七才の最晩年まで計七回にわたって開講している。恕庵の理気論が青年期から晩年に至るまで一貫したものであったということは間違いないであろう。そしてそれは前掲奥書にある貞享二年（一六八五）、すなわち恕庵一八才のときに、すでにその学の基盤として彼のなかに深く根ざしたものであったことも同時に知られるのである。闇斎が没したのは天和二年（一六八二）であり、恕庵はそのとき弱冠一五才にすぎなかったが、彼の朱子学を奉じる決意は生涯にわたってそれを堅持するほどゆるぎないものであったと考えてよいであろう。これを物語る言説は他にも散見される。たとえば、恕庵の門人の事績がその墓誌や著作の序跋において語られるとき、彼らは恕庵にもっぱら朱子学（宋学）を授かったものとされる。次の通り。

深田厚斎、名は正純……業を松岡恕庵に受く、故にその学朱子に本くと云ふ(21)

（江村）希南は其の字なり。名如圭。早く父兄の訓を奉じて松君成章の門に遊び、濂洛の説を与り聞くと云ふ(22)

「濂洛の説」とは濂洛関閩の学、すなわち宋学を言うものである。[23]

(b)垂加神道者として

神道についてもやはり垂加説を生涯にわたって研究してやまなかったことがその写本・著作類から判明する。ただし恕庵はそれらを闇斎に直接に学んだというよりは、闇斎の没後、その説を継ぐ闇斎の神道の高弟たち、出雲路信直（一六五〇－一七〇三）や正親町公通（一六五三－一七三三）、さらに言えばその正親町公通の後継者でもあった玉木葦斎（正英、一六七一－一七三六）に依りつつ、独学で修めたという側面が大きかったものと推測される。これについては第三章第三節に詳説するが、ここでは恕庵の所持した神道書の多くが、葦斎より伝えられたものであることを指摘するに留める。

恕庵と葦斎とのやりとりは日記・雑録の類においてその一端が知られるが、それによれば恕庵はしばしば葦斎へ「橘家神道」の説について尋ねている。それは葦斎が橘以貞《これただ》より継承した垂加とは別なるいまひとつの道統であり、代々橘家に相伝されてきたものという。葦斎にこれを授けた以貞は、橘諸兄より数えて二七代のちの子孫であり、さらにその祖を敏達天皇の御子難波親王にまでさかのぼるらしい。以貞自身の子息が早世したため、葦斎が代わってこれを継いだ。[24]垂加と比較しては呪術性の強さが指摘され、最重要の秘伝に「鳴弦《めいげん》」および「蟇《ひき》目《め》」の行法を掲げる。[25]

鳴弦とは矢をつがえずに弓の弦を打ち鳴らすこと、他方の蟇目とは穴の開いた木製の鏑《かぶら》のことであり、この蟇目をつけることによって矢が射るものを傷つけず、また射るときに風がその穴を通って音を発するようになる。鳴弦・蟇目ともに、その〈音〉をもって悪霊を祓う呪術として伝承されてきたものであった。恕庵も享保九年（一七二四）、葦斎の著した『橘家鳴弦口伝書』[26]を書写している。

玉木葦斎が神道史上に果たした役割は、垂加・橘家ともにその秘伝を集成・整理したことにあるとされる。それは闇斎が各派の伝（吉田、伊勢、忌部など）を博捜してそのすべてを修めようとした真意を継ぐものとも理解され得るが、一方で、その際に諸伝に私的な改変を加えたとの指摘もなされており、(27) その評価は一概に定めがたい。ただ恕庵は、こうした葦斎の垂加・橘家両道統を修める仕事ぶりについては、おおむね賛意を示していたらしい。これは彼の蔵書印のひとつが印文を「橘家宗源垂加正流」とすることに明白である。

また別に、恕庵と交流のあった儒者で、地誌『作陽誌』（『西作誌』）の編纂(28)で知られる江村宗晋は次のように言う。

洛の耆儒松岡恕庵、名玄達、字成章、天資英邁にして博学洽聞なり。近く神道の不振を傷み、発憤し古を探じて自ら埴鈴翁と称す。(29)　（原漢文）

ここに神道の号「埴鈴翁」について、恕庵が「自ら」これを称したとされている厳密な意味は確定できない。ただしこの「埴鈴」なる語は、恕庵がかつて闇斎と稲荷社に詣でた折、参道の道具屋に「埴土《ツチ》ノ鈴」を見つけた闇斎がそれを「土金之神財」と賛美したこと由来するという旨が伝わっており、(30) それを勘案すれば、誰かから定められ拝命したものではなく、闇斎との思い出に寄せて自ら名乗り始めた、という程度の意味であろうか。他に自筆の『日本書紀』神代巻講義草稿に「垂加翁神代説私淑記」と内題すること(31)などを併せれば、恕庵には、自分の神道の師は闇斎ただ一人であるとの決意があったようである。

総じて、恕庵の学者としての基礎的態度は多く闇斎に依るところが大であったと言える。

（2）　伊藤仁斎の古義堂、浅井周璞の養志堂

さて、修学の最初期にあってそのように闇斎より多大な影響を受け、またその影響下から生涯離れることのなかった恕庵ではあるが、闇斎の没後、一八、九才頃になるとまた別の方向に視野を広げ始める。伊藤仁斎の儒学

塾古義堂、浅井周璞の医学塾養志堂への入門がそれである。

(a)伊藤仁斎の古義堂

伊藤仁斎（一六二七－一七〇五）は、ここに改めて言うまでもなく、朱子学を離れて『論語』『孟子』の原義に立ちかえる古義学を提唱・確立したことが日本儒学思想の大きな転換点として史上に大きく評価される人物である。恕庵が生涯朱子学を奉じたことはすでに述べた通りであり、その意味で、彼が徹頭徹尾仁斎に信服していたとは到底考えられない。何らかの距離のあったことは確かである。[32]ただしそうであるからと言って、恕庵が古義堂へ赴いたこと自体が、不自然であるというわけでもない。というのも、仁斎の存在と力量は闇斎も存命中より認めるところであり、自分の高弟を古義堂へ通うよう促したことさえあったというからである。[33]恕庵の就学も、こうした背景をふまえたものだったのであろう。仁斎の門人帳には貞享三年二月、次のように記されている。

廿六日

一　松岡元達　　泉立哲[34]

宿所は御幸町丸田《ママ》町下ル東かわ[35]

恕庵が古義堂において具体的にどのような講義・会読に列席したのかは定かでない。ただしその就学が、せいぜい数年の通塾による通り一遍のものにすぎなかったわけでは決してあり得ないことは、直接、また間接にも資料の端々に表れている。

まず、先にも引いた『畸人伝』に言う。

又男、善吾《ぜんご》〔名は典、字は子勅、号復真。[36]〕幼年より絹のたぐひを着せず、袴《はかま》も夏、冬となく麻にて有ければ、門人たち、あまり見苦しとて、よろしき袴を送りければ、先生是を見て、われ仁斎先生の講席に出し時、東涯いまだ幼して先生の側にあられしが、白き木綿《もめん》の布子《ぬのこ》、白き木綿の袴也。是をおもへば、善吾は染色衣《そめいろき》たるは奢《おごり》也とて、かのよき袴は着せ給はざりけりとぞ。[37]

また別に『近世叢語』[38]（一八一六）に言う。

松岡恕菴・北村篤所[39]、伊藤東涯の許に在り物徂徠の天狗説を覧、口を極めて之を刺譏して曰く、此文啻だ聱牙[40]にして語成らざるのみに非ず、而も説亦た通ぜずと謂ふべしと。東涯曰く、人各ゝ見有り、何ぞ必ずしも之を軽駁せん。況や其の天狗の状を形容するは宛然たること画の如し、今の筆を秉る者恐らく及ばずと。二子大いに愧づ。[41]

（原漢文〔句点付〕）

いずれも恕庵と仁斎の嗣子である伊藤東涯（一六七〇－一七三六）に関係するエピソードであるが、こうしたものが複数伝わっていることをふまえれば、その深浅は抜きにしても両者に近しい交流のあったことは確実であると判断されよう。これを裏付けるように、東涯は恕庵の和刻本二点に序文を寄せている（『救荒野譜』『杜律詩話』）。ただしそこにおいて恕庵との関係等が語られることはないため、これらは両者の交流の内実をうかがうにはやや物足りない。

ともあれ、出版物に限って見れば、恕庵の著作活動や評伝などにおいて表面に顕れ出でるのは闇斎との関係よりもむしろこの古義堂との関係であると言ってよい。恕庵の本草の師である稲若水も、恕庵と共に古義堂に出入りしていた。[42]

(b)浅井周璞の養志堂

浅井周璞（一六四三－一七〇五）、名は正純、号に策庵。周璞はその通称で、周伯とも表した。医学を味岡三伯[43]に授かり、同門の四傑の一人と言われた人である。[44] その家塾を養志堂と言い、恕庵がここで受講した医学講義の筆記録が今に伝わることから、その就学が明らかとなった。[45]

恕庵はこの養志堂で貞享二年から三年ごろにかけて本草を含めた医学全般を受講する。ただし、このとき周璞が恕庵に説いたところの本草学は、後年恕庵自らが家学として成すそれとは若干性質が異なっており、それは恕庵本草学の特色を把握する上でも非常に重要な差異であると言える。端的に言えば、周璞の本草学は医家の実践に即した臨床知識としてその薬性を説き、恕庵のそれは医家というより薬種商の知識に近いもの、すなわち薬材の〈選品〉に関わる諸知識を説くものであった。

さらに、恕庵と浅井家との関係はこれのみにとどまらない。というのは、周璞の孫、すなわち周璞の二代後の浅井家当主である浅井図南（一七〇六－一七八二）が恕庵の下に入門しているのである。図南はまず一一才のとき恕庵に儒学を学び、のちに再びその下で今度は本草を学ぶ。浅井家の次期当主としてもちろん家学（すなわち周璞の医薬学）を修めていたに違いない図南が(46)、後年改めて恕庵に就いて本草を学んでいるというこの事実は、先にふれたような〈恕庵の本草学が正統な医家のそれとは性質を異にしたものであった〉ことのいまひとつの重要な証左であると思われる。

加えて図南は恕庵の遺稿出版に際して、多くその序文を手掛けており、それらにおいて恕庵の学問についても言及している。こうした図南との師弟関係から明らかになる恕庵本草学の特色については、次章第一節に詳述したい。

古義堂伊藤家・養志堂浅井家は、恕庵との関係において共に次の二点を指摘することができる。

① 恕庵とは少なくとも親子二代にわたっての交流があった（浅井家とは三代にわたる）。

② そうであるにもかかわらず、その家学は恕庵畢生の学問（宋学・神学・そして〈恕庵の〉本草学）と本質的には軌を一にするものでなかった。

これをふまえて、筆者はこの両塾と恕庵とをつなぐ関係性を、よりゆるやかで慣習的な、しかしそれがゆえに時としてその渦中にある人間をきわめて強力に縛り付けるようなもの、すなわち共同体《コミュニティ》的側面の強いものであったのではないかと推測する。

事実、恕庵は決して医学知識のみを周璞と共有していたわけでないことが、その雑記『掛漏集』（成年未詳）および『結毦録』（一七五九）のなかに表れている。前者『掛漏集』は写本で伝わる恕庵の覚書、後者『結毦録』はそうした種種の覚書から抜粋・整稿の後に刊行された没後刊本である。順に該当箇所を引けば次の通り（いずれも句読点は引用者による）。

○誉田ノ鞆《トモ》ノコト、其形不詳。浅井周伯老人ノ話ニ、吉部《キチブ》秘訓ト云書ニ有鞆図、甚詳ナリ。其形似弓掛《ユガケ》。[47]

鞆《トモ》ノ事

鞆ノ形状《カタチ》古来　詳《ツマビラカ》ナラス。吉部秘訓《ヒクン》ト云書ニ鞆《トモ》ノ事　詳《ツマヒラカ》ニ見ユ、且図《カツヅ》ヲ出《イタ》セリト養《イヤウ》志堂主人《ダウシユジン》浅井先生物《ノ》語《リ》也。後《ノチ》備後国《ヒンコノクニ》ノ人其国鞆《トモ》明神ノ神体《シンタイ》ノ写《ウツ》シ也トテ示《シメ》セリ。吉部秘訓ニ図《ヅ》スル所ノモノト全《マツタ》ク同シ。図下ニ出ス。[48]　（図略）

『吉部秘訓』とは平安末〜鎌倉初期の公卿吉田経房（一一四二‐一二〇〇）の日記『吉記』から有職の部のみを抄出した有職故実書で、江戸期には写本で流布した。恕庵が話題にしている「鞆」とは、弓を射るときに左手首内側につけて弦が釧などに触れるのを防ぐ丸い皮製の武具のことで、平安時代以後[49]は射礼用の形式的弓具となっていたものである。『掛漏集』冒頭に「誉田《ほむた》ノ鞆」とあるのは、その古語を「ほむた(ほむだ)」と言うためである。両記事の間には、時間的経過と共に鞆にまつわる恕庵の知見の増えたことが明瞭に反映されていよう。それは恐らく次のようなものである。

恕庵はそもそも有職の一環として「鞆」の具体的な形状を知りたいと思っていた。そうしたところ周璞より『吉部秘訓』という書にその詳しい図があるという教示を得、ともかく『掛漏集』中にそれを書き付けた。その後、備後から上京してきた某人より「鞆明神ノ神体ノ写シ」なるものを得、それが『吉部秘訓』の図とまったく同じであると確認した。したがって、恕庵は鞆の形状について確証を得たと考え、『結毦録』中にこれを採録したのである。

これに関連してもうひとつ興味深い資料がある。恕庵の『職原鈔[50]』講義草稿、『職原口訣私記』（一六九九）である。その書誌については資料編目録に詳しく記すので割愛するが、ここではその巻末、別立てに始まる本文の冒題に注目したい。「職原抄桃華禅閤追加会私記〔元禄己卯七月於養志堂会〕」（傍点筆者）というのがそれである。

まず「職原抄桃華禅閤追加会」とあるのは、一条禅閤・桃花老人などと称した室町時代の公卿一条兼良（一四〇二―一四八一）の著作『職原抄註[51]』、あるいはそれに類する『職原鈔』注釈書を読み合わせる〈会〉を指すものであろう。その「私記」と言うのである。続く割注に記されるのが会の開かれた日時および場所と思われるが、そこにあるのは紛れもなく周璞の家塾「養志堂」の名である。すなわちこの冒題は、元禄当時、養志堂において医学講義以外にも「養志堂会」として『職原鈔』などを読む会が開かれており、のみならず恕庵がそれに参加していたという事実を示しているのである。前述の「鞆」図に関する教示も、こうしたやりとりのうちに得られたものではなかったか。

元禄京都の〈会〉と言えば、まず想起されるのが伊藤仁斎である。仁斎は寛文二年（一六六二）初めて私塾を開くと共に、自宅において「同志会」と呼ぶ会合を毎月三回設け、同友と学問について意見交換する場を持った。それは各人が一茗一果を持ち寄った上で催されるという社交的な性格の強いものであったが、時代が下って元禄頃になると、この営みは仁斎宅のみならず同志の家を輪番に会所とするという、ますます社交的側面を伸長させた形へと移行していった[52]。浅井養志堂で開かれていた前述の「養志堂会」も、こうした当時の文化・学芸思潮を背景にしたものであったと考えてよいであろう。

以上のように見てきて明らかになるのは、本草学という決定的な家学を確立する前段階において、恕庵が、古義堂や養志堂といった著名な学塾に出入りしながら有職故実をはじめとした幅広い学識を涵養する姿である。

（3） 本草の師・稲若水

恕庵が本草の師である稲若水（一六五五－一七一五）といつ頃出会い、本草研究を開始することになったのかは詳らかでない。ただし著作活動の推移をたどると、本草関連の仕事が特にその四〇代以降に集中して現れ始めることから、本草研究に本腰を入れ始めたのは、やはり前述の儒・医・故実などに比してやや後年のことであったと見るのが妥当であろう。恕庵の主著であり数少ない生前刊行本のひとつでもある『用薬須知』（一七二六）には、彼のことをよく知る丹後宮津藩儒江村毅庵（一六六六－一七三四）が次のような序文を寄せている。

> 松岡君、儒雅精敏、経を説くに長く、兼ねて弁物の眼有り。少年来医薬天下に明らかならざるを以て憂ひと為し、稲君と遊び諸家本草を講明す。盡さざる所有れば則ち汎く群策を参へ、必ず当否を訂正して止む。暇あれば則ち相携へて尋覓し、一草木一禽魚、必ず其の形状を的識す。渓翁・山叟に遇ふ毎に必ず其の郷名を詢ひ其の材用を叩て後止む。是に於て晦は顕し、偽りは真に、錯は正し、厥《そ》の本草に功有ること大なるかな。[53]
>
> （原漢文（訓点付））

この書きぶりからすれば、若水と恕庵とは師弟であると同時に、相携えて野外研究を行う同志のような間柄でもあったことが推測される。この推測をなお補強するものとして、若水・恕庵の両人と親交のあった貝原益軒（一六三〇－一七一四）が恕庵に宛てた書簡に次のような一節を拾うことができる。

> 是も当年八十有一ニ罷成候、[54] 歯牙も堅ク脚力も已前ニあまり替リ不申候、野拙共只今ハ書講五座、夜会隔夜ニ御座候……稲若水丈不相易得御意候、近郊へも折々御同道申候而名物研究蒙多益候、養生訓拝閲、[55] 別而野

拙共が膏盲ニ中リ申候事共多ク得、進益不少、感荷ニ不堪事ニ奉存候(56)

ここでもやはり、若水と恕庵が①連れ立って野外へ採集・観察に出かけ、②名物（本草）研究に協力して従事した旨が述べられている。さらに言えば、益軒が両者の交流に遠方から書簡等を通じて参画していたことをも、この書簡は示していよう。(57)

若水・恕庵両者の間にあった具体的な知識の伝達へ言及することは次項に譲るとして、以下では、その前提となる若水自身の事績を少しく確認しておきたい。先に引いた『畸人伝』は、恕庵項に付録して若水を次のように説明する。

稲生若水、名は宣義《のぶよし》、字は彰信《しやうしん》、江戸の人なり。若水を通名とせしかども、頭は月代《さかやき》あり、しかも被風《ひふう》を着し両刀を帯たれば、人皆あやしむ。或ル時、台命ありて詩経を講ぜし時、草木鳥獣の筆におよぶほどは図して献ず。……すべて産物を見ること別才ありて他の及ぶ所にあらず。加賀の太守より禄三百石を賜ふ。庶物《しよぶつ》類纂《るいさん》といふ書千巻を撰《えら》み、原本、副本ともに自筆にて書る。原書はいま官府にあり、副本は加賀に有よし。惜《をしむ》らくはいまだ五旬に満《みた》ずして逝す。(58)(59)

これが恕庵項の付録であるのは、やはり両者の密接なつながりを反映してのことであろう。その装いについて「人皆あやしむ」とされていることについては、この記述からだけでは正確にその意味を把握することは難しい。あるいは、通常は僧や隠居・趣味人などが着たという被風を身に付けながら、一方で月代・帯刀という現役武士の形をしていることが、人々の目に奇異に映ったということであろうか。稲生姓を中国風の一字姓「稲」に改めたり、(60)また自らの死に際して「碑碣」をなさないように遺言したりするなど、(61)若水は儒学者らしく、特に礼・規範について一家言ある人であったらしい。

『先哲叢談続篇』(62)（一八八二）には、父である稲生恒軒（一六一〇－一六八〇）のことも含めてより詳細にその事績が記されている。適宜抜粋して掲げれば次の通り（段落は原本による）。

恒軒、蓋し慶長十五年を以て大坂の外祖母稲生氏の家に生る。其外祖父美濃守宗貞、旧と大坂に仕ふ。卒に嗣子なきを以て恒軒をして稲生氏を冒さしむ。既に壮にして医を古林見宜[63]に学び、研精覃思、殆ど寝食を廃す。見宜其の篤志を歎じ、喜んで以為らく方技其の人を得たりと。畢く秘訣を授く。業成りて江戸に遊ぶ。淀侯尚征［永井右近太夫］其の名を聞きて之を聘す。遊事すること年有り。後、会々侯封を丹後の宮津に移す。焉に従ふ。……

恒軒河瀬氏に娶り、寛文七年丁未の夏を以て若水を江戸小河街淀侯の邸舎に生む。幾くもなくして居を宮津に移す。又浪花に帰る。若水此に成長す。後、業を京に講ず。屢々加賀・江戸に往来すること数次、世人概ね以て京師の人と為すは誤れり。……

若水専ら濂洛関閩の説を修めて経義を講習し、尤も群書に博覧なり。其文辞簡潔、議論毎に人の意表に出づ。源（新井）白石・室鳩巣、屢々其人と為りを称す。以て我土未だ曾て有らざるの学識と為す。世徒らに本草に精しきを知て未だ嘗て経義文章の一時に翹楚たるを知らず。

若水天資穎持、旃《これ》に加ふるに博学洽聞を以てし、衆芸に旁通す。……

若水歳廿三より始めて志を本草の学に留め、講経の余暇、歴代名物の書を渉猟し、遂に本草の学を以て世に聞ゆ。鞁弓以降、本草を言ふ者悉く焉に帰す。是より先、之に従事する者有り。未だ能く此に精核なる能はず。若水始めて之を唱へてより其説益々闢け、近世に明なりと云ふ。

我土、物産学を首唱し本草を講明する者、今大路道三[64]を以て之が鼻祖と為す。『宜禁本草』二巻あり、其刻慶長己酉[65]に成る。継いで起る者は向井霊蘭[66]、岡本一抱[67]、貝原益軒、江邨訥斎[68]。霊蘭の『庖廚本草』十二巻[69]、一抱の『和語本草綱目』廿巻[70]、益軒の『大和本草』十二巻[71]、訥斎の『和産物類考』八巻[72]、各見る所あり。其持論多くは之を書冊の上に得、未だ実験を得ず。故に形状を弁じ功能を言ふ者、純駁相半す。視聴を明瞭にし聞見を暢発する所以に非ず、反つて後進の疑惑を益する者、往々にして有り。若水の出づるに及んで旧習を一洗し耳目を更新す。物産の説始めて世に明なり。

唐宋以降、本草物産の学を講明する者一にして足らず。歴代咸な之を修め、其の執筆を命ずる所の者は多くは是れ文学の士なり。文学の士は能く辞を修め、方技に於ては固より盡く其旨に通ずる能はず。意を方技に専らにする者は固より筆を執ること能はず。故に其選著する所は紙上の空談に過ぎず。彼の土既に此の若し。而るを況んや我土に於てをや。若水能く其弊を識る。[73]……

（原漢文〔訓点付〕）

以上の記述において示される若水の学者としての特徴は次のようなものである。

① 儒学、とりわけ朱子学（宋学）を基盤とし、幅広い学問に通じていた。[74]

② その本草・物産に関する知識は若水以前のものと比較して実見（実験）に裏打ちされたものであった。

③ 若水自身は、本草学に従事するには書物上の学識（文学）に併せて医薬知識（方技）にも通じていることが肝要と考えていた。

先に確認したように恕庵も生涯朱子学を奉じたこと、また二人がしばしば連れ立って野外へ赴いていたという複数の証言、そして二人共に医家（儒医）をその父に持つといった事実などと考え合わせれば、この『先哲叢談続篇』に示される若水の特徴、すなわち本草学者としての姿勢はおおむね的を射たものであろうし、またそのかなりの部分が恕庵と共有されたものであったろうことは想像に難くない。[75]ただし儒学・朱子学に対する姿勢については、恕庵には闇斎より受け継いだ神儒一致の立場が明確である一方、若水と闇斎との接触は少なくとも資料上にはまったく現れず、またその神道への言及なども見られないことから、何らかの差異のあったことは確かであろうと思われる。

以上のように、若水は当代随一の本草学者であった。そして彼の畢生の仕事となったのが、加賀藩主前田綱紀をパトロンとした一大博物辞典『庶物類纂』の編纂である。若水は加賀藩の援助によって、安定した収入と、執筆のための十分な時間、そして本草研究のための厖大な資料（漢籍）とを確保することができた。

元禄六年（一六九三）、かねてからの希望通り加賀藩儒者役として登用された若水は、隔年の金沢詰め以外は京都で著述に専念してよいとの厚遇を受け、綱紀の命のもと『庶物類纂』編集に取りかかり始める。[76] 同書序文にはその執筆意図が次のように示されている。

我思ふ所有りて庶物類纂を編ぜんと欲す。広く夫の経史子集・稗官野乗・九流各家を探し、しかのみならず明氏各省の府志・県志を以てして以て一書と為し、諸を後世に垂る。[77] （原漢文〔句点付〕）

すなわち、『庶物類纂』は単なる〈本草書〉として著されたものではなく、その名の通り〈物（自然物）についてあらゆる漢籍におけるあらゆる記載を可能な限りここに一覧しよう〉との意図をもって企画された書物であった。そのために若水が集めた厖大な鈔本・摘録類は、その一部がいまも『庶物類纂』稿本と共に京都大学附属図書館に伝わっている。うち、『稲生若水渉猟志類』と題された一冊[78]には利用した漢籍の書目が五篇収録されるが、なかでも「御抜書府志之覚」（元禄一二年）、「御本幸拝見之覚」（元禄一〇年）などと内題されたものは、「御預ケ遊候」、「返上仕候」といった注が付されていることから加賀藩蔵書を借り入れた際の控えであると推定される。もちろん若水自身が買い集めた書籍もあったであろうが、典籍蒐集に力を注いだ綱紀の蔵書があってこその、この『庶物類纂』編集であったことがここに明瞭に知られるであろう。『先哲叢談続篇』[79]に言う。

侯（綱紀）若水の学術に感服し、又た其の情を著述に専にするを嘉す。毎年伏臘、金五十両を賜ひて以て購書の資と為す。故を以て彼此の群書古今を論ぜず。其収蔵する所万種を以て数ふ。函笥題籤、千字文を以て之が標記と為す。巻を為すこと十万なりと云ふ。余嘗て若水白石に与ふる書牘中に、華本を集儲すること殆ど六万巻、我土版無きの書を抄写すること一万巻に近しと曰ふを観、未だ嘗て其の富贍を嘆羨せずんばあらず。嗚呼今を去ること百五十年前、此の如きの君有れば則ち此の如きの臣有り。遭遇水魚、千歳の一時なり。[80]

（原漢文〔訓点付〕）

多少の誇張はあったとしても、若水の学識・企図を支えた綱紀のパトロネージの重要性をよく伝える記述であろう。

恵まれた環境のもと、精力的に作業を進めていた若水であったが、残念なことに正徳五年（一七一五）、三一二巻を成したところで志半ばにして没してしまう。[81] そしてこれ以降、若水に代わり恕庵が当代本草学の雄として世人の注目をいよいよ集めてゆくことになるのであった。

（4） 若水の後継者として

門人を代表して若水の墓誌を撰すること[82]などを考え合わせれば、恕庵は恐らく若水の最も信頼した門人であった。それは衆目の事実でもあったらしく、本草を学ばんとする者たちが若水に代わって恕庵をその師と求めたことが、次のように語られている。

稲君亡する比ひ、（恕庵は若水の）賞音失するを嘆じ、殆んど口を本草に閉じんと欲す。而るに叩者倍衆し謝絶に応ぜず。経を授るの余、再び為めに講明し、多く昔人未だ曽て道ふことを経ざるの論を発す。物類の明、往時より加ふ。僕必ず稲君九泉下に撃節・詑賞[83]せんことを知る。[84]

（原漢文〔訓点付〕）

ここには、若水に代わる本草学者として世間が恕庵を認識・注目したことに加えて、恕庵が若水をも超えた何らかの新しい見識「昔人未だ曽て道ふことを経ざるの論」に到達したことも示唆されている。無論、恕庵こそが若水の後継者であるとの認識は加賀藩にも伝わっており、『庶物類纂』編纂相続の候補者として、まずその名が挙がったのもどうやら恕庵であったらしい。次のような書簡が伝わっている（句読点は引用者による）。

京都儒者松岡玄達儀ハ年来□ニ存知罷在候得共、終ニ近付ニ罷成不申候処、今度初而参会仕、物類之儀・不審之品共相尋承候得者、事外精御座候而、才識余程勝レ申者ニ御座候。年齢者未五十歳ニハ及申間敷と相見へ申候。其所縁之者ニ密ニ承候処、曽而仕官之望なと無之、第一京都住はなれ申儀難仕志願有之由御座候。毎日書生を集、舌耕仕産業之者ニ御座候。一日話次ニ申出候者、稲若水庶物類纂全部出来不仕候儀、残念之事ニ御座候。(85)子共ハ幼稚ニ有之、家学成立申儀も末遠き事御座候。当時其学相承仕、此書等之編次なと可仕ものハ外ニ無之事候間、何とそ相続之志ハ無之候哉と申入候。(86)

この書簡は前田綱紀の侍医であった小瀬復庵（坂井順元）(87)によるもので、『庶物類纂』編集にまつわる加賀藩側の記録として他の関連文書と一括して伝わったものである。(88)書簡自身には「七月十日」と記すのみで年次を付さない。ただし復庵は享保三年に没しているので、それ以前になされたものであろうとは推定し得る。

さらにこの恕庵との談話について、復庵が別人にその様子を語っていたことも具体的な資料に伝わっている。新井白石『白石先生紳書』がそれである。その巻八に言う。

復庵又云、京に在しほど、儒生にて舌耕などして松岡玄察《ママ》と云年五十に近かるべき有。稲泉州につきて本草の学うけし也。珍らしき事共云也。柑子と橘子との事を問ひしに、凡そ物には類有也。まづよくよく類を分つべき也。古より此かた、橘柚とこそいひつれ、柑といふもの、爾雅等の古書には見えず、後に及びて、物をわから心つけいふほども、明朝にはこと物名多くなりて、紛々の説今その本を失ひし。いくらも有と見えたり。只々古によりて、扨其類を推しなば、いかにも事煩はしからずして、其疑も開くべし。薬物などの如き、特に其類を分ち知りぬれば、其性おのづから明らかになりて、其益多かるべきもの也。明世の人のいひし所の柑の類も、皆々古の橘の類也。□（橙か）などの如きもの共、皆々古の柚の類也。此心得をもて物を観るに、竹木鳥獣魚介みな悉く其類有也。相かまへて能々其類を推し知り給ふべき也といひき。[89]

先に引いた書簡と併せ読めばその相関関係は一目瞭然であろう。すなわち復庵は、京都で恕庵に面会した後、ほどなくして白石を訪ね、そこで恕庵との談話について話して聞かせたのである。書簡に言う「物類之儀・不審之品共相尋承候」というその内訳が、『白石先生紳書』に言う「珍らしき事共云也」以下にあたるものである。[90]

さらに言えば、ここで復庵によって「珍らしき事」と評されている恕庵の見識、すなわち「薬物などの如き、特に其類を分ち知りぬれば、其性おのづから明らかになりて、其益多かるべきもの也……此心得をもて物を観るに、竹木鳥獣魚介みな悉く其類有也。相かまへて能々其類を推し知り給ふべき也」という薬材鑑定の心得こそが、先の言説に見た「昔人未だ曽て道ふことを経ざるの論」、すなわち恕庵が独自に獲得した見識、いわば観察のノウハウであったのではないかとの見通しも立つ。恕庵の具体的な本草知識についてはまた別に詳述するとして、ここでは続けて前掲の打診に対する恕庵の返答を確認しておきたい。やや長くなるがその全容を掲げれば次の通り（句読点および段落改行は引用者による）。

私申候通、成程此儀常々遺憾至極御座候。年来物類ニ係申候抄物ハ、若水より随分借観仕、大分写置申候。其外自分ニ書抜候もの三百余巻所持仕候。何とそ余力も御座候者、老衰不仕精力壮健ニ御座候内、後世名を留申儀ニも候間、編次のやう成儀も仕見申度事御座候得共、ケ様之大部之書ハ中華ニ而も其例有之、一人之手にては中々成就難仕儀と覚悟仕候。既ニ若水も一人之手を以致編集候ニ付数年を経候得共、漸半出来仕体御座候。夫故類纂之内、最前漢名未決之物編集以後ニ相極申もの共御座候。又始ニ相定申候もの後ニ未決ニ相成候物共も御座候而、其間違之儀は若水生前ニ物語共承置申候。

惣而草木鳥獣等俗名之儀ハ諸国之方言をも委承合、普く人ニも相尋候而、其上同志之者と検議仕、其品ニ依候而ハ各条之末ニ其評閲を附記仕候歟、又前編之義ハ正誤補遺等をも相加申候歟、左様ニ仕事御座候。

就夫可恨儀ハ編集之相手ニ罷成候もの更ニ無御座候。柳川三省(滄洲)[91]と申候もの累世之儒家ニ而殊若水常々懇ニ申通候故、本草之学も頗詳ニ御座候。是なと申段候ニ、一段之学友ニ御座候得共、存知候通、生質疎懶ニ御座候故中々編集之事を引請候而精力を用候様成事ハ成不申人ニ候。又秦三柳[92]と申候小児医なとも、草木之学精候得共、一円文才無之候故、曽而手伝之用ニ立不申侯。又内山覚順(覚仲)[93]儀ハ久々若水ニ随逐仕候者、可然相手ニ可有御座候共、今少浅学ニ御座候故、是以助力ニ預り申程之儀ハ無之筈ニ御座候。此外都鄙之内存寄候者無御座候。儒医之学相兼、群書ニも余程相渉不申候而ハ、此相談者相叶不申候。

御家ニも其書全備不仕候儀、御残多被　思召、万一玄達式之者ニ御座候得共続編被　仰付　御覧被遊度御沙汰も御座候ハヽ、先右内存之儀申上度奉存候。但其内私なと右為御用上京被　仰付候ハヽ、別而申談、或ハ一月ニ廿日又ハ隔日にも夜分なとニ会席を相定、頻ニ仕立可申候。猶両人相対迄ニ而もはか取申間敷侯間、玄達門人等之内、少々力を合せ候者一両人も指加、草稿なとも調させ、無油断相催申候ハヽ、指而年月も経不申全成就可仕候歟。

兎角一人ニ而ハ編次難成儀ニ奉存候。尤若水遺稿なとも被渡下候而、其内下書有之部類なとも有之候得者、猶更之義奉存候。御書物出来等之儀ハ、最前若水ニ被　仰付候様ニ可仕事ニ御座候。[94]

ここでの恕庵の弁を摘要すれば次のようになろう。

① 『庶物類纂』の編集が中途で終わっているのは自分も残念であり、編集を相続することに異存はない。

② 物類に関する抄本はかねてより若水から多く借り入れているし、編纂の途中で漢名同定の方針が変更になった物についても生前に話を聞いている。

③ ただしこのような大部になる書物の編集は一人では難しい。特に物類すなわち鳥獣草木の俗名については、諸国の方言を含め多くの人にそれについて尋ね、情報を集めた上で、同志の者らと話し合いながら諸事を定

めていくものである。

④　しかしながら残念なことに、儒と医を兼ね修め、かつ群書に通じており、共に編集をしてくれるような相手は今いない。柳川滄洲は怠惰であり、秦三柳は文才がない。内山覚仲はまだ浅学である。

⑤　ともかく一人では無理であるが、一月に二十日あるいは隔日などにも頻繁に会席を設け、自分の門人のうち力量のある者一人二人ばかりとも力を合わせて作業を行えば、さほど年月を経ずとも完成するのではないかと思う。

総じて恕庵は編集の相続に乗気であったように、少なくともこの書簡においては見える。しかし結局このときの談話が実行に移されることはなかった。それが加賀藩、恕庵のどちらの意向によるものか、あるいはそのどちらにもよるものか、詳しい事情はそれをたどる資料に乏しい。ただ、享保四年七月二九日、吉宗がこの『庶物類纂』に注目し、綱紀にその献納を懇望しているから、そうした事情も関係したかもしれない。(95)ともあれ、この書簡は恕庵が平生どのように本草研究に従事していたか、その断片をうかがい知ることができるという意味で興味深い。恕庵がここで強調しているのは次の二点である。

①　儒医を兼ね学び群書に博通する――すなわち文に達者で医薬の知識があり、なお儒書・医書に限らない幅広い書物に通じていなければ、物類の名を明らかにする仕事は不可能である。

②　①のような素養に加えて、多く人から意見を集め、さらにそれを複数人で話し合うなど多角的な検討を行うことが肝要である。

前者は若水においても強調されることであったが、後者はそれと比較して、恕庵において特に強調されている点であると言える。『庶物類纂』という大著をほとんど独力で成し遂げようと奮闘した師の若水――若水自身の意思がどうであったかは不明であるが、結果として彼は一人でそれを行おうとし、果たせなかった――に比して、恕庵ははじめから複数人における協力体制（会席）と、実際の作業に携わる者以外にも、物の呼び名を各地から取りまとめるための情報提供者の確保とを、編集作業の前提として強調しているのである。これには、平生より諸人から情報を聞き集め、それを有志の会席において共有するという恕庵の学問作法が反映されていると見るのが自然であろう。事実、恕庵が門人と本草知識をやりとりする様子は確かに資料に伝わっている。これは次章に取り上げたい。

以上見てきた通り、〈本草家〉松岡恕庵への注目は、まずは彼を稲若水の後継者と目する視線に始まった。それは恕庵が若水筆頭の弟子であっただけではなく、その死後も、若水から自立した彼なりのスタイルで本草研究に邁進し、のみならず独自の見識を獲得するにまで至ったということが大きく関係していよう。生前から若水と交流のあった小瀬復庵や新井白石らが[96]、その学識について新鮮な驚きと共にその素晴らしさを書き留めているということが、その何よりの証左である。こうした評判の高まりが、ひいては享保六年の江戸下向へとつながったことは疑い得ない。

（5）本草学の第一人者へ

享保六年（一七二一）、恕庵は台命を受けて江戸へ下向する。[97] 江戸において同じく大坂より下向を命ぜられた古林見宜（三代）、および幕府奥医師林良喜と共に、国内に流通する薬種の正式名称を定める申し合せのためであった。[98] これはつまり恕庵が幕府よりその筋の権威であると認められたことを意味する。このとき恕庵を含めた三者の間でどのようなやりとりがあったか、また恕庵の学識が具体的にどのように採用されたかについては先学の論ずるところであるためここでは繰り返さない。[99] その代わり、このように本草学の権威となることによってもたらされた、恕庵の研究スタイルの変化について触れておきたい。

結論から先に言えば、恕庵は野外調査へほとんど出かけなくなり、その代わり、各国から自分の教えを請うて集まる門人たちを通じて積極的に情報を集めるようになった。もちろんその萌芽は先の復庵書簡にも見られるものであったが、名声の高まりとそれに伴う門人の増加に従って、それがいよいよ明確なスタイルとして確立されてきた節が見られるのである。江村毅庵「用薬須知序」（一七二四）は次のように伝えている。

今や松岡君、登躡に簡す。[100] 但し質問する者各土の出す所を示し、各土の譚す所を告るを以て、跋渉を労せずして名山勝川・窮郷遐邑の物を諦視し、行李を淹ずして名山勝川・窮郷遐邑の俗を領略す。皆な以て浩博を助け、適確を進るに足れり。其の崖岸無きを以て然るなり。[101]
（原漢文（訓点付））

また恕庵の嗣子定庵も往時を振り返って言う。

先君子壮より名物の学を好み、物として弁じ且つ明にせざる無し。四方の士、問ふ者戸屨常に満つ。一たび先君子の決を経れば則ち人の異する者無し。性又た海苔を嗜む。故以て四方諸友弟子、其の国有する所の者を以て之を寄贈す。遠くは蝦夷・靺鞨・松先・留求[102]の邈かなるに及び、亦た皆な得て之を嘗む。是れ『苔品』の作る所以なり。[103]
（原漢文（訓点付））

いずれも恕庵が全国から集まる門人を通じてその物産情報を集めていたことを述べるものである。

前者「用薬須知序」の場合は、この引用箇所に先んじて、恕庵が若水と「暇あれば則ち相携へて尋覓し……渓翁・山叟に遇ふ毎に必ず其の郷名を詢ひ其の材用を叩て後止む[104]」など野外での活動の盛んであったことを示した上で、ここに改めて「今や松岡君、登躡に簡す」とその活動の転換を示唆しており、その意味で特に注目に値する。本草学の権威として認められ、いよいよ講義の繁業になってきた恕庵は、この頃（享保中頃、すなわち江戸下向より数年後）にはすでに野外へ赴く暇も、またその必要もなかったのである。恕庵はこの研究スタイルを、以降生涯を通じて続けたものらしく、それは最晩年の門人小野蘭山（寛保元年、恕庵七四才の頃に入門した）も伝えるところである。

晩年ニ至而ハ、只儒書神書本艸のミ講会有之候。本艸会読ハ四九之夜のミニ候。先生、家ハ右之通繁業故、山野へ書生を召連レ品物ヲ教之暇なし。依之、熱心之人々、自《ミズカラ》山野ニで、品物ヲ採来りて尋候事也。[105]

付け加えて言えば、こうしたスタイルの定着は偶然の産物ではなく（変化の当初はそうした側面も大きくあったかもしれないが）、恕庵自身にそう仕向ける意図もあったのではないかと筆者は推測する。江村毅庵「用薬須知序」はさらに言う。

僕松岡君と夙に周旋を結び、兼ねて姻婭有り。窃に其の平生を知る。未だ曽て成説を執り人を拒むことをせず、却て詰者の寡きを嘆ず。蓋し人の詰問を致すときは則ち長を取り短を闘き、彼れ此れ倶に裨益有ればなり。読者其れ詰問を憚ること無かれ。僕其の忤《さから》はざらんことを保す。（原漢文（訓点付））

改めてその言うところを確認してみれば次のようになる。

毅庵は自分と恕庵が姻戚関係にある（「姻婭有り」）という親しい仲を強調した上で、その平生の人柄を読者に次のように伝える。

「恕庵はいつも人を拒まず、逆に自身の本草説に疑義のある者の質問を歓迎している。お互いの持つ知識をやりとりすることで、より正確な認識に至ることが可能であるとの心構えからである。本書『用薬須知』を読んでその説に疑問のある者は遠慮なく恕庵を訪ねて詰問するがよい。恕庵がそれに反対することの決してないことはこの私が保証しよう」。

これはいわば読者へのアピールであるが、それをわざわざこの『用薬須知』に序文として冠することがどういう意味を持つのか、本書の性格を手掛かりにいま少し詳しく考えてみたい。

『用薬須知』は、もともと正徳二年（一七一二）、恕庵が門人の求めに応じてその利用に供するために著したものであったのが、[106]江戸下向を経た享保一一年、改めて刊行の運びとなったものである。出版に際してはまず書肆よりその申し入れのあったことが序文に述べられており、[107]背景に〈本草家〉松岡恕庵の名声の高まりを見るのはあながち的外れなことではないであろう。穀庵の序文は出版のために改めて書き下ろされたものである。[108]

本書を恕庵の著作全体のうちに位置づけてみれば、その特色として①薬材学という意味で正統の本草書であり、加えて②比較的初学の者に向けて書かれたものであるという二点を指摘することができる。つまり、恕庵はこれを本草の入門書として書いたということである。事実、本書において恕庵はしばしば、詳細な弁別や持論については別に自著（『蘭品』『本草一家言』）を掲げそれらに記述を譲っている。これをふまえれば、ここで読者として想定されているのは、すでに深く恕庵と関わりのある学徒というよりは、恕庵とそれほど面識がない者、あるいはこれからその下で本草学を学ぼうと考えているような者と考えるのが自然であろう。『用薬須知』とは畢竟、〈本草家〉松岡恕庵を世間にアピールするその看板的著作であったと言ってよい。そうであればこそ、前述のような読者への呼びかけが大きな効果と意味を持ったわけである。穀庵がわざわざこの序文で、恕庵の人柄・研究スタイルを汲んでこのような効果的なアピールを行っているという事実は、とりもなおさず、恕庵自身が情報の入手経路として、方々から自分のもとを訪ねてくる学徒らの存在を重視していたということの傍証となり得るのではないか。

恕庵はその斎号を「怡顔斎」とした。「怡顔」とは「顔を怡ばす」、つまり「顔色をやわらげる」の意であるが、いくら実際に温厚な性格の持ち主であったとはいえ、それをわざわざ斎号にまで掲げるというのは、そこに一体どのような思惑があるのかと、筆者にとっては長らく疑義の抱かれるところであった。いま見たような恕庵の研究スタイルに鑑みれば、この優しげな斎号は、世間により柔和なイメージを印象付け、恕庵に本草関連の問い合わせを考える者——恕庵にとっては自分に情報をもたらしてくれる者——に対して、その書斎を訪ねやすくさせるという意味合いがあったのではないか。臆測の域を出ない説であるが、松岡恕庵の人物像を考える手がかりのひとつとして、敢えてここに提示する次第である。

（6）伊賀名張への出仕

本草家として名声を得ながらも、やはり恕庵が儒者としての立場を維持し続けたことは、享保一四年頃から同一九年（一七二九～一七三四）にかけて定期的に出仕していた伊賀国名張領での講義内容に看取することができる。

当時名張領を治めていたのは名張藤堂家（藤堂宮内家）、すなわち津藩藤堂家の別家であった。(109) 恕庵がどういった経緯でかの地に招かれるようになったのかは詳らかでないが、その際の様子は断片的に日記類に記録されている。最も早い記録は享保一五年正月の日記に「予旧臘自伊賀名張帰京」と記されるもので（『苟完居日記』）、以降同一七年一二月、同一八年七月、同一九年七月にもそれぞれ名張へ赴いた旨の記述が確認できる。(110) ほとんどが道中での見聞（それはしばしば本草・物産関連のものである）を書き留めた備忘録のようなものであるが、唯一、享保一八年七月の記録（『橘泉居雑抄』）には、名張での講義の様子がわずかながら記されている。(111) その詳細を少しく掲げれば次の通り。

享保一八年七月一七日の明け方、名張より来た「例ノ」迎えの者に伴われて、恕庵は「怡顔斎ヲ発」す。途中「常ノ宿」に一泊し、翌々日の明け方に「伊賀名張館舎」に到着すると、一日の休息日を挟んで、到着後三日目の四つ時より講義を始めた。帰途につくのは翌八月四日である。(112) 滞在中に講義したとして挙げられているのは、『論語』（衛霊公編）、『詩経』（大雅蕩之什）、『易経』（乾卦）そして『日本書紀』神代巻であり、本草書や医薬書の名は一切見られない。恕庵が儒者として招かれていたことはここに明白である。受講者には「中村氏」「江南氏」

などと記されるほか、「家老小沢宇右衛門」の名も見える。

実は、恕庵が出仕していたちょうどその頃、名張藤堂家には宗家を離反し大名として独立しようとする動きがあった。享保一九年、いよいよ重臣らが幕府方と接触するため水面下に江戸入りするというところまでこぎ着けたのであるが、享保二〇年一月、それが藤堂宗家に発覚してしまい、両家の関係は一触即発の予断を許さないものとなる。最終的に、重臣三名が主人（藤堂長熙）の与り知らぬところですべてを画策したとして責任を取って切腹することで、事態は決着を見るのであるが、この切腹した重臣の一人に先の小沢宇右衛門も在った。(113)

恕庵がこのお家騒動について何を思ったか、それをうかがい知るには資料が足りない。しかし、その名張行きが享保一九年で終わっていることは、騒動と決して無関係ではないはずである。

（7）没後

恕庵は延享三年（一七四六）七月一一日、七九才で没し、妙心寺塔頭実相院に葬られた。(114) 葬儀の様子を伝える資料は見当たらない。没後はその男定庵（名は典、字は子敕、生没年未詳）が後を継ぎ、家業としてやはり本草学を講じたようである。(115) ただし定庵自身の著作として伝わるのは『千金方薬註』（一七七八）と題された一冊のみで、他はほとんど父の門人らの助けを借りながら、恕庵の著作を校訂・刊行することに専念したらしい。特に『怡顔斎桜品』をはじめとする〈本草家〉松岡恕庵の特徴的な著作、すなわち一連の品類書の整理・刊行は、その後長らく学者としての恕庵の評価を決定づけることとなる重要な業績である。この遺稿出版に関連する定庵の足跡をより詳細にたどっていくと、定庵自身の関心が最初から本草学のみに注がれていたわけでは決してなく、彼が父恕庵の事績と周囲の要請に導かれるようにして本草研究に携わるようになっていったのではと思われる経緯が浮かび上がってくる。さらに言えば、肉親であるためそれは避けられないことかもしれないが、定庵はその生涯をすべて父恕庵の影響下に終えた人との見方も可能である。

その一方で、自分自身の興味関心に引き付けた上で精力的に本草研究に邁進し、門下に最も多くの本草家を輩出したのは、恕庵最晩年の門人小野蘭山であった。

これら嗣子および門人たちの活動については、第四章に詳説する。

二　活動年譜

前節では恕庵の生涯を概観し、その学問活動の大まかな変遷を見た。それを受けて本節では、恕庵の学問・著作活動を年譜という形でより詳細にたどってみたい。以下、恕庵の人生を二〇代から七〇代まで約一〇年ごとに区切り、まず当該年代の年譜を掲げた上で、それに解説を加える形で進める。

(一)　一〇代後半～二〇代（貞享頃～元禄九年）

一八才（貞享二年）　七月、『太極図説管見鈔』の初稿を著す。
　一二月五日、養志堂（浅井周璞家塾）受講録『薬性記』成る。

一九才（貞享三年）　一月二六日、泉立哲の仲介で伊藤仁斎に入門する。
　三月四日、養志堂受講録『十四経発揮講義』成る。
　三月一三日、同受講録『難経本義記聞』三巻成る。
　六月一七日、同受講録『溯洄集講義』成る。

二〇才（元禄元年）　一二月中旬、狩野永納『独座弾絃之図』に賛を寄せる。

二二才（元禄二年）　一一月二七日夜、「註解六十甲子納音篇」の書写を終える。

一見して明らかであるように、一〇代後半～二〇代まで、その学問活動を示す資料はさほど多くない。したがって、前節に確認したように仁斎古義堂、周璞養志堂に通っていたほかは、具体的に何をしていたのか――医業を営んでいたのか、あるいは儒学講義を行っていたのか――定かでない。狩野永納の画に賛を寄せていることなどを見れば、やはり儒医として、学者・文人の社交界のなかで地位を築きつつ、諸学に研鑽を積んでいたと見るのが妥当であろうか。(116)

本草関連の動向としては、

（元禄五年）稲若水が『物産目録』を著す。

（元禄六年）稲若水が加賀藩に出仕し『庶物類纂』編集にとりかかる。

（元禄七年）新井白石が若水に『詩経』中の名物について尋ねる。

など、師の若水が着々とその仕事を進めているから、恕庵もすでにこれに並走していたことは十分に考えられる。

（2）三〇代（元禄一〇～宝永三年）

三二才（元禄一二年）『職原鈔』の講義草稿（『職原口訣私記』）成る。

※同時期に『職原鈔桃華禅閤追加会私記』（未完）も記す。

三五才（元禄一五年）一一月二七日、「太極図説」講義を初めて開講。

三七才（宝永元年）五月二一日～二九日、「太極図説」講義を開講。

三九才（宝永三年）九月二四日、『小説雑抄』の書写校正を終える。

一〇月二八日～一一月、「太極図説」講義を開講。

三〇代に入っては、まず本格的に家塾での講義を始めたことが判明する。「太極図説」講義は開講の年次まで明らかであり、およそ隔年単位で開講していたと知られる。儒書のうち「太極図説」（周濂渓「太極図説」および朱子「太極図解」「太極図説解」）のみを講ずるということは考えにくいので、ほかの儒書、いわゆる四書五経を講じていたことは確実であろう。開講の年次は不明であるが、『職原鈔』の講義草稿もこの時期に整えられている。ここではまだ「怡顔斎」を名乗っていない。他には前節に述べたように「養志堂会」への参加も確認できる。

資料上にはまだ本草研究は気配が薄いが、それでも抄本に初めて本草関連のものが現れる（『小説雑抄』[117]）。若水に就き従って本草研究も進んでいたことは確かであろうが、この時期まではむしろ一般的な儒者、あるいは知識人として、儒学のみならず有職故実など和学を含めた幅広い学問に従事する姿勢が顕著であり、本草研究もそうした教養の一環と捉えられていたのかもしれない。なおこの時期、稲若水は『庶物類纂』鱗・介・羽の三類一七冊を脱稿している。

（3） 四〇代（宝永四～享保元年）

四一才（宝永五年） 閏正月、遠藤元理『度量権衡考』を書写、二月上旬に校正を終える。

一二月二〇日、『怡顔斎日抄』成る（斎号「怡顔斎」の初出）。

四五才（正徳二年） 五月下旬、『蘭品』初稿跋文を著す。

六月中旬、稲若水と共に神戸、悲田院へ赴く（『壬辰日録』）。

一二月、『用薬須知』序文を著す。

※『用薬須知』本文中には、『蘭品』『本草一家言』の書名がすでに見える。

四六才（正徳三年） 三月三日、『本草綱目百病主治邪崇除辟薬品』巻頭言を著す。

三月三日、和刻本『杜律詩話』序文を著す。

閏五月一六日夜（既望）、『〔新校正〕本草綱目』跋文を著す。
一〇月五日、『正音郷談雑字』二巻の書写校正を終える。
一二月一八日、『菜根譚』二巻の書写校正を終える。翌一月四日再校する。

四七才（正徳四年）　三月下旬、『怡顔斎博蒐編』成る。
一一月二五日夜、『府県志鈔節』中、『羅源府志』の摘録を終える。

四八才（正徳五年）　七月、稲若水没、六一才。
一月、「合刻救荒本草野譜序」を著す。
三月、書肆に請われて『王宇泰医弁』序を著す。
四月、香月牛山『巻懐食鏡』に序を寄せる。
五月一二日、『博識須知』の抄録を終える。

四九才（享保元年）　一一月、『桜品』自序を著す。
浅井図南一一才、恕庵に四書五経を学ぶ。

この時期から「怡顔斎」を掲げていよいよ本草学者としての活動が活発になり始める。特にそれは執筆活動に顕著で、『蘭品』（四五才）、『用薬須知』（同前）、『本草綱目百病主治邪祟除辟薬品』（四六才）、『桜品』（四九才）などの本草書編纂のほか、和刻（『救荒本草』および『救荒野譜（付補遺）』、四八才）など非常に旺盛である。稲若水の和刻した『〔新校正〕本草綱目』に寄せる跋文では、自らの本草研究への決意、その声明とも受け取れるような主張がなされており、すでにこの頃には彼が本草研究について明確な一家言を持っていたことが判明する。その詳細な検討は第三章で行うこととしたい。

ほかに、『怡顔斎博蒐編』（四七才）、『府県志鈔節』（同前）など漢籍類、特に方志の摘録をこの時期多くまとめていることは、背後に若水の影響を看取できるという意味で重要である。若水は『庶物類纂』の編纂に際して、既存の典籍を超えた圧倒的な博載収書を展望していたが、なかでもその注意は特に〈方志〉に向けられていた。[118]それは実際の引載書目にも明確に確認されるが、『先哲叢談続編』にも次のように伝えられている。

我土の諸儒、多く未だ地理を講究するを知らず。故に郡国・州県・城府・山河・都会等の諸志に於ける、見れども贅疣の如し。夫れ地志は人物・風俗・物産・境域を記載し尤も聞見を裨益す。而して史学中の一佽助なり。若水、室鳩巣[119]と相議し、建議して言ふ。地理の書は聞見を博め考証を資け、唯各地の風俗と古今の沿革とを知るのみならずして、亦以て造化の栄枯、物産の異同を知るべしと。加賀侯之を聴く。盡く其書目を録し遍く清商に求め、是に於て惟府城州県の誌のみならず、河渠・漕運・水利・山岳・道程・通路の諸志、前後輻輳す。後享保中、官其事を聞くに及んで、又地誌諸書を海外に徴求す。皆な若水の建議する所に起ると云ふ。[120]　（原漢文〔訓点付〕）

若水より多く漢籍およびその写本を借り入れた旨は恕庵自身も述べているが、[121]実際にこの期間にこうした抄写が多くなされていることはそれを明確に裏付けるものと言えるであろう。

もうひとつ留意しておきたいのが、古義堂との関係である。この時期、特に出版活動において、恕庵には古義堂（伊藤東涯）との共同作業が立て続けに認められる。

① 正徳三年、若水和刻『〔新校正〕本草綱目』には恕庵が跋を寄せるが、その序は伊藤東涯による。

② 同じく正徳三年、恕庵が和刻した『杜律詩話』（これは文字通り本草書ではなく詩書である）に序を寄せるのも東涯である。

③ 正徳五年、やはり恕庵が和刻した『救荒本草』にも、東涯および仁斎門人香川修庵[122]がそれぞれ序を寄せている。

なお東涯自身はこの頃『名物六帖』を著しているが（正徳四年自序）、それは〈物〉の〈名〉を正すことを掲げた一種の〈博物辞典〉であり、その意味で、若水や恕庵の〈博物〉的な本草学とも関わりを持つものであった。(123)総じて、この時期までに恕庵は本草家としての基本的な学識を備え終えたのではないかと判断される。講義活動としては、「太極図説」講義がなぜか開講されていないことが指摘できる。

（4）五〇代（享保二〜一一年）

五〇才（享保二年）　一月、『竹品』自序を著す。

一二月七日、『蕃藷録』成る。

一二月一九日夜、『日本書紀』神代巻の講義を前半まで終える。翌一月一一日に満講し、その内容をまとめた『神代巻辺津鏡』が同一四日に成る。


五一才（享保三年）　一月八日、玉木葦斎と談話。

三月二〇日、神道五部書の一冊『伊勢二所太神宮宝基本紀』を書写し、翌四月一日に校正を終える。恕庵はこの頃五部書を一括して玉木葦斎より借写したものと思われる。

四月、「中山神社考証」を著す。

五月、玉木葦斎より『三種神器自従抄』を借写する。


五三才（享保五年）　一月四日、『中臣祓菅麻草』を書写、同一三日夜に校正加訓を終える。

三月一五日、『垂加霊社伝神代巻講義』二巻を書写、翌四月一三日に校正を終える。


五四才（享保六年）　二月、幕府が恕庵に出府を要請する。

四月、江戸下向。同一〇日、古林見宜および奥医師林良喜と恕庵の三者で和薬改会所設置の事前協議を行う。

七月、帰途につく。

一一月、「太極図説」講義を開講する。


五五才（享保七年）　三月二六日、『橘家鳴弦口伝書』三巻のうち巻一を書写校了、翌四月一日に巻二を書写校正する。

五六才（享保八年）　一〇月二三日、今川了俊『筑紫日記』二巻を書写校正を終える。


五七才（享保九年）　三月二五日、『採薬左券図記』を謄写、翌四月一日に校正を終える。

三月一九日、嶺川三折が恕庵の講義録『本草綱目会誌』を書写校正する。

五月頃、『本草綱目』講義を開講する（坪田良貞筆録）。

一一月一〇日、『晋山世稿』および『養花小録』の書写校正を終える。
※この年、近衛家熙からの本草知識に関して頻繁に問い合わせを受ける（『槐記』）。

五八才（享保一〇年）　『医方三器通制』を書写する。

六月、玉木葦斎より垂加秘伝を授かった某人のための宴席に、山本主馬（祇園社神官）と共に出席する。


五九才（享保一一年）　『用薬須知』刊。

一〇月二二日、山本紋六なる人、恕庵より『海苔品』を借写する。
※この年、玉木葦斎、正親町公通より垂加奥秘『持授抄』を授かる。

前節に見たように、この期間にある享保六年の江戸下向は、恕庵の本草家人生にとって最も重大な事績である。しかしながら、著作資料の上ではむしろ神道関係のもののほうが目立つというのは興味深い。本草に神道にと、恕庵の学問はこの時期いよいよその方向性が明確になり、それぞれ深化したようである。

(a)神代巻講義

まず五〇才のとき、恕庵は『日本書紀』神代巻の講義草稿を整える。すなわち享保二年の一二月から翌三年一月一二日にかけて講義を行い、満講の二日後にそれを『神代巻辺津鏡』[124]としてまとめたものと見える。[125]

この書は恕庵の遺す自筆資料のなかでも群を抜いて書入れの多いもので、余白に加えて貼紙までにもびっしりと訂正や補注が書き加えられている。つまり、享保二年のひとまずの成稿以後も、長年にわたって恕庵はその改稿・増補を追考したということである。おそらく恕庵にとってはこれが初めての神代巻講義であり、以後講義を繰り返すにつれて、また神代巻についての考察・見識が深まるにつれて、こうした書入れを加えていったものなのであろう。

(b)神道秘説の授受

神道関係の資料が目立つ理由は、この期間、恕庵の神道上の学友であった玉木葦斎が、『玉籤集』や『持授抄』など垂加の秘説、[126]そして『橘家蟇目秘伝口授』、『橘家清祓式』ほかの橘家の秘説を、書物（切紙）にまとめて整備する作業に注力したためである。[127]闇斎が没して四〇年余りが経った当時、垂加の門流も次第に紛々の様相を呈するようになっており、その状況を是正せんとする意図があったらしい。これに伴って、かねてより葦斎と交流のあった恕庵も、次々と整理される種種の秘伝を葦斎より授かったものと思われる。伝存する資料は『橘家鳴弦伝』や『玉籤集』、そして神道五部書など一部に止まるが、おそらく恕庵はこの期間に、先に挙げたようなあらゆる秘書を葦斎より授かったはずである。

(c)本草研究の潮流

時代背景として、この時期にいよいよ本草・物産研究を後押しする潮流が起こり始めることは重要である。すなわちこの間、薬種の国産化を実現させるべく、幕府による本草研究の推進政策が次々と進められた。享保四年、若水の没後以来その編纂が中断していた『庶物類纂』が加賀藩から幕府に献上されると、翌五年からは「採薬使」として任じられた丹羽正伯、(128)植村左平次、(129)野呂元丈(130)らによって、諸国（このときは伊豆、相模、箱根）をめぐる採薬活動が開始された。(131)また国内における調査研究と並行して、朝鮮医書『東医宝鑑』（一六一三）および朝鮮薬材の調査研究、(132)方志の収集、(133)さらには禁書政策の緩和(134)など、国外の本草・物産研究についても種種その準備が進められた。恕庵が江戸へ呼び寄せられたのも、勿論こうした政策の一環であった。

神道研究に邁進するかたわらで、恕庵が確かに当代の本草研究の動向にも対応していたことは、次の資料にうかがうことができる。

○松岡恕庵書写・編『採薬左券図記』（一七二四）

本書はいま武田科学振興財団杏雨書屋に所蔵されるが、(135)その蔵書票から、早川佐七旧蔵書であったことが知られる。本来は恐らく袋綴じであったものを、後人が折本に仕立て直しており、恕庵自筆の原題簽がそのまま改装の表紙に貼付される。書名はこれによる。彩色をほどこした三五点の草花の図を中心に、それぞれ恕庵自身による所見や解説が書き加えられており、その筆跡、および「埴鈴翁」をはじめとする各蔵書印記から、恕庵の自筆であることはまず間違いない。ただしその由来については、奥書に「享保九年……埴鈴翁謄写」と記すのみで、明らかに知るには手がかりが乏しい。(136)「謄写」とあるからにはこれがまったくの恕庵編著書であるとは考えられないが、一方で各図に付される解説には「従百々氏訪来、予答此府志出ノ結黄花」など明らかに恕庵による見識と判断されるものが多い。書名に「採薬」とあること、また享保九年というその成年から、当時幕府の主導によって全国規模で行われるようになっていた採薬使による採薬に関係のある可能性も否定できない。三五点の図の内容は次のようなものである。

1　近州椿井坂(与越前之界)之産　無郷名
2　同右
3　敦盛草
4　大和本草之敦盛草
5　鹿《カノ》子《コ》草《クサ》
6　胡魯巴
7　カタハナ
8　ミヅボウキ
9　シヅクナ
10　フクベラ
11　ギラナ　佐州之産
12　イホツ木　佐州之産
13　江州椿井坂之産　無郷名
14　同右
15　味噌草
16　賀州大聖寺之産
17　信州方言　イワヲモダカ
18　ダツナ　信州臼井峠ノ産
19　雉隠《カクシ》

20　使君子之図〔泉州岸和田医方部春塘子種贈寄〕
21　岐葉ノ蔓甘茶〔岸和田之産〕
22　鼠百合　ネズミユリ
23　百部
24　花肆ニ花頭蘭ト云草ヲ出ス
25　馬三葉
26　美人蕉　一名紅蕉
27　玉栢
28　木蓮
29　割田薫
30　蒋田薫
31　覆盆子
32　懸鉤子
33　佐渡小様ノ雪ワリ
34　山莎ノ二種
35　近州山田人家所植

一見して、越前、近江、そして佐渡の産が多いことが了解されるであろう。

実は恕庵が本書を謄写するに先立つ享保七年六月、野呂元丈をはじめとした五名によって、「江戸を発ち、上野・越後・佐渡・越中・飛騨・越前・近江で採薬。白山・立山・妙高山にも登る」(137)といった道程で採薬が行われている。恕庵の『採薬左券図記』がすなわちこの調査の成果であるとはすぐには断定し得ないが、その可能性を検討する価値は十分にあるであろう。今後の課題としたい。

（5）　六〇代（享保一二〜元文元年）

六〇才（享保一二年）　一月八日夜、名古屋玄医『医方摘要』の摘録校正を終える。

六一才（享保一三年）　三月、『怡顔斎蘭品』官許印行。

六二才（享保一四年）　閏九月一一日、谷川順端、恕庵より『日本紀和歌解』を借写する。[138]

　一二月、伊賀名張より帰京するも持病の痔が悪化し起き上がれず、翌年春一月二日になって漸く快方に向かう（『苟完居日記』）。

六三才（享保一五年）　一月、玉木葦斎を訪ね談話（『苟完居日記』）。

　同一月、『神功皇后論』『神儒筆譚』の書写を終える。

　某日、小野職茂（＝蘭山の父）を訪ね、正月十八日の鶴の庖丁の仔細を聞く。

　三月三〇日、陳翥『桐譜』の書写を終える。

　四月、谷川士清、『神功皇后論』『神儒筆譚』を恕庵より借写する。

　五月、『古語拾遺』講義を開講する（小山尚正筆録）。

　五月二〇日より『日本書紀』神代巻講義を開講する（谷川士清筆録）。

六四才（享保一六年）　三月九日、『麤幼雑貨訳伝』を書写する。

　江村復所『詩経名物弁解』刊（恕庵鑑定）。

六五才（享保一七年）　三月一〇日、小野職茂、恕庵より『下鴨社伝』を借写する。

六六才（享保一八年）　一二月一八日、伊賀名張を発し帰京の途につく。

四月、「二条殿」（二条吉忠）から加賀白山の白雲木図を得る。

七月一七日、名張へ発つ（『橘泉居雑抄』）。

七月一一日夜、正親町公通没す、八一才。恕庵、名張より帰京の後、その葬儀の様子を（おそらく玉木葦斎より）伝え聞き、詳しく記録する（『橘泉居雑抄』）。

九月、越後蒲原より三度栗の葉を得る。

某九日、対馬の医生が朝鮮人参の葉を恕庵のもとに持ち来たる（『橘泉居雑抄』）。


六七才（享保一九年）　七月一七日、名張へ発つ（『苟完居日記』）。
※この年の正月、丹羽正伯が『庶物類纂』編纂を命ぜられる。[139]

六八才（享保二〇年）　閏三月から四月にかけて、丹羽正伯が諸藩の江戸留守役を個別に呼び、領内産物調査に詳細な指示を出す。いわゆる「享保元文全国産物調査」がここに始まる。[140]

六九才（元文元年）　二月二〇日、「御代始御能」を著す。

この頃『名物雑纂』を著す。

七月八日、玉木葦斎没す、六七才。


この期間の資料には、著作よりもまず講義、ほかに門人らとの積極的なやりとりを示すものが目立つ。加賀は白山のハクウンボク（エゴノキ科の小高木）図や、対馬の医生が持ち来たった朝鮮人参の葉などの本草・物産知識はもちろんのこと、主殿寮の役人であった小野職茂（蘭山の父、第四章後述）に尋ねた「鶴の庖丁」の仔細など、[141]恕庵がその関心に従って種種の情報を蒐集する様子が、日記・雑録類（『橘泉居雑抄』『苟完居日記』）によく表れている。特に興味深いことは、これらの雑記において恕庵が本草知識と神道知識とをまったく並列に、取り混ぜて扱う点である。たとえば『苟完居日記』では、二四丁表裏に「神代諸説別記」なるものを記した直後、続く二五丁からまたさまざまな植物についての所見を書き連ねている。これは恕庵の平生の関心が本草と神道とに二分されており、両者を並行して考究していたことを示すひとつの証左となるであろう。

また別に、享保二〇年からいよいよ全国の産物調査が始められることは、本草学史上に重要である。このとき各国から幕府へ提出された「産物帳」は、原物は残らないものの、藩の控えや転写本、あるいはその調書などが多く伝存し、当時の国内の生態などを伝える貴重な資料となっている。[142] 恕庵もまた、この産物調査に由来するらしい情報を自らの手控えに書き付けている。次に紹介したい。

○松岡恕庵『名物雑纂』（一七三六）[143]

本書は恕庵自筆の題簽に「丙辰夏録」とあることから元文元年に成されたことが判明する、本草に特化した恕庵の手控えである。このうち一三丁表から一四丁表にかけて、「佐渡国産物目録形状七十八種　絵図別ニ在宜併按／享保廿一丙辰即元文改元々年也」と題された目録が収録される。その題名から、紛れもなく前年に通達のなされた産物調査に由来する記録であろうと推定される。本書中には物の名称のみしか記さないが、「絵図別ニ在」と添書されることから、その図も併せて恕庵の手元にあったことがわかる。いまここにその一部分を翻刻してみれば次の通り。

佐州方言

一　モザエムナ　○ナゾナ〔京都ノ方言土器菜即救荒本草ノ婆々指甲菜也〕

一　ブス〔京都方言ノ野葡萄〕　○雪ワリ

一　ガマズミ

一　握ダケ〔菌類〕

一　乾苔〔アコノリ方言イトアヲサ〕　○イギス〔五畿通称〕

（中略）

一　モウヲ〔黒メバル方言ハチ目〕

一　カナヘビ　一　ツチムグリ　一クツワヘビ

草木蟲魚さまざまな物の名称が佐渡の方言を用いて記されるが、そのところどころに、「京都方言」や「菌類」など、恕庵による所見が書入れられていることが了解されるであろう。遠方の物産知識を、「京都」、「五畿」といった自らの身辺にある情報と突き合せながら考究しようとしていた恕庵の研究姿勢がここにうかがわれる。この姿勢は、恕庵が遺すまた別の「産物目録」控えにおいて、より明確に表明されている。

○松岡恕庵『体朱斎名物雑纂』（一七三六）[144]

書名は恕庵自筆の題簽より採る。「体朱斎」というのは、怡顔斎とは別に名乗った恕庵の斎号であったらしい。[145] 前書と同じく元文元年頃に成された、本草の手控えである。いかにも手控えらしく、料紙を切り取った跡や、また貼り付けた跡などが散見される。その九丁表から一〇丁表にかけて、やはり次のような産物目録を恕庵は書き留めている（読点は引用者による）。

泉州岸和田産物　江戸ゟ御尋ニ就所ノ方言郷名書付

犬楓　京都ノ山楓也

シロ木　烏薬也、京都北野花肆ニハ、タウコント称シ、又ウコンバナト云木也

アカズ子　京ノカシヲノ木、又カシヲズミノ木、又吉田辺ニメシツボ、花似米粒又ヌリバシ、枝茎赤滑有光、朱塗ノ如シ、皮赤木理子ヂレタリ、又田舎ニテ子ヂトモ云

（中略）

カシラハゲ　サヽンボ也〔田舎ノ小児ハサヽンボウト云、転語也〕
ハゲノ木《ヲジヤク》　夏ハゼナリ〔葉円、夏ニ入紅葉、欑花、人下草ニ使フ〕
トシバ　鳥柴也
白クチカヅラ　葉厚シテ円
一ツ葉　高丈計、茎青、有毛、一葉ツ、付ク、間トヲニ葉付、葉似楓、有レ岐有毛、即本草ノ大空也〔見木部〕
以上岸和田ノ産物目録、予考合京都四辺所有及方言郷称、備他日参考

「江戸ゟ御尋」とあることから、やはりこの岸和田産物目録も、件の全国産物調査の控えのひとつであろうと推定される。そしてまたしても恕庵は、それを「京都四辺所有及方言郷称」と考え合せた結果をここに記すのである。

　恕庵がこれらの産物目録をどのようにして入手したかは詳らかでない。岸和田には熱心な恕庵の門人がいたらしいことは他の資料からもうかがわれるので、やはりこうした門人がもたらしたものと考えるのが妥当であろう。前年に通達された産物調査がただちに各領内で執り行われ、その翌年にはすでにその断片がこうして京都の恕庵のもとに寄せられていることは、本草知識をやりとりするための恕庵の人脈・情報網が当時すでに確立されており、またその伝達速度がかなり速かったことをも物語っていよう。

　伝存するのは先に掲げた二点のみであるが、おそらく恕庵は「名物雑纂」、あるいはそれに類する名を冠した本草の雑記を、これ以外にも多く遺していたに違いない。

（6）七〇代（元文二～延享三年）

七〇才（元文二年）　三～四月、「太極図説」講義を開講する。

七二才（元文四年）　五月頃、『古語拾遺』講義を開講する（小山尚正筆録）。

同五月、「太極図説」講義を開講する。

一一月一六日、甲賀通元『医方紀原』に序文を寄せる。

『左伝比事』を和刻、刊行する。

七三才（元文五年）　三月一〇日、稲若水口伝『本草秘物和名』を改正する。

冬、『怡顔斎介品』自序を著す。

七四才（寛保元年）　秋、「題山水騎馬図」七絶を著す。

一〇月二六日、谷川士清、山崎闇斎・玉木葦斎・松岡恕庵本をもって『日本書紀』に朱点書入する。(146)

この年、小野蘭山（一三才）が恕庵に入門する。

七六才（寛保三年）　二月、東海逸民が恕庵講義録を『本草綱目筆記』として編集する。

七月、『垂加霊社神代巻講談記聞』を谷川士清より借写する。

七七才（延享元年）　一月、『七種若菜弁証』を著す。

夏、「太極図説」講義を開講、九月一日夜に満講する。

九月九日、『中臣祓菅貫草序』を著す。

一一月頃、『古語拾遺』講義を開講する（『古語拾遺講義』）。

一二月一五日、三上士清（谷川か）、恕庵より『三種神器自従抄』を借写する。

七八才（延享二年）　三月七日、玉木葦斎編『玉籤集』を再校する。

三月三日、小野職秀（＝蘭山の兄）、『中臣祓菅麻草』を恕庵より借写する。

七九才（延享三年）　二月、奥田万、『怡顔斎蘭品』に跋文を寄せる。

七月一一日没。

晩年まで行っていた講義のうち、資料の伝わっているものは「太極図説」および『古語拾遺』である。また『本草綱目』講義については、小野蘭山が「四九之夜のミニ候」、すなわち四と九の付く日のみ行われたと伝える。(147) 恕庵にとって、自身の学問がやはり本草のみではなく、神儒も併せて意識されていたということはここにいよいよ明白であろう。

前期に引き続いて谷川士清との写本のやりとりが確認されるほか、蘭山の父である職茂に代わり、兄の職秀とのやりとりが見られるようになる（『中臣祓菅麻草』）ことも興味深い。蘭山の入門と併せて、小野家と恕庵との関わりが蘭山の入門および本草学を通じたもののみに留まらなかったことが知られるためである。

七七才、最晩年の著作である『七種若菜弁証』には、

右七種の草名、志バ〳〵人の訪問ニ答ルニ、異説紛々として的識を得ず。因りて人の為に聊か諸説を録し、需めを塞がんと尓か云ふ。寛保四甲子孟春日平安七十七愚禿埴鈴書(148)　（原漢文交り）

との奥書があり、この頃までも諸人より本草関連の問い合わせを受け続けていた恕庵の姿を伝えている。

小括

以上、本章では、恕庵の生涯と学問活動を概観した。改めてまとめれば次のようになる。

恕庵はまず一〇代の頃、山崎闇斎から朱子学および垂加神道を授かった。闇斎の没後、二〇代から三〇代にかけては、伊藤仁斎の古義堂や、浅井周璞の養志堂とも交流を持ちながら、儒医として、また知識人として、儒や

有職、和学など幅広い教養を身につけることに努めると同時に、稲若水に従って本草研究にも歩を進めた。そうするうち、諸学のなかでも特に本草学に注力するようになり、四〇代に入るといよいよ本草家としての活動が目立つようになった。若水が亡くなり、五〇才にさしかかる頃には、恕庵の本草研究は若水を凌ぐほどにいよいよ進み、輸入薬種の国産化を標榜した当時の幕政の影響も受けて、恕庵はついに当代を代表する本草学者として広く世に知られることとなった。教えを請う者が諸国から集まり、それに伴って諸国の本草知識も恕庵のもとへもたらされるようになった。ただし恕庵は本草家として繁業となった後も、それと併行して儒および神道の研究を怠ることがなかった。以後、七九才で没するまで、神道、儒学、本草学を併行して考究・講義し続けた。

(1) 三熊思孝編。寛政五年(一七九三)自序。
(2) 「埴鈴翁」の誤り。
(3) 浅井図南は恕庵の門人で尾張藩儒医であった人物。図南については第二章第一節に詳説する。
(4) 李時珍『本草綱目』(一五七八)。
(5) 未詳。
(6) 東洋文庫二〇二、三一二頁。
(7) 同前、三一四-三一五頁。
(8) 腹診の要領を記した『鑑因方定』巻頭言に「于茲予祖流ノ腹診法アリ」と言う。
(9) 『稗説摘抄十二種』、資料編目録三四を参照。
(10) 前掲注(8)『鑑因方定』のほか、考証雑記『苟完雑識』中に「余脉ノ説」として脈診について知見を述べた上で、さらに「診法及ビ胃気ノコト秘談アリ」と記す。
(11) 晩年の門人小野蘭山は「治療之事ハ一円無之候」と述べている(「寛政七年小野蘭山書簡下書」〔『小野蘭山』所収〕、四三八頁)。

(12) 龍谷大学大宮図書館写字台文庫所蔵。資料編目録一〇一参照。
(13) 朱熹の諡。
(14) 欠字のため正確にはわからないが、おそらく朱熹が『太極図解』および『太極図説解』を著したことを言う。
(15) 他人の見識を盗み、の意。
(16) 耳を提す　耳を引きよせあげる。すなわち師の説を間近に懇切に聞くこと。
(17) 諺文　ここでは「口語」の意。本書は「〜ゾ」、「〜也」という文体で記される。
(18) 精密な字義・解釈については浅見かもしれないが、の意。
(19) 一六八五年。
(20) 原文は資料編目録一〇一を参照。
(21) 深田厚斎（一七一四－一七八四）、尾張名古屋藩儒。『名古屋市史(人物篇)』、一九七－一九八頁。
(22) 堀南湖「聚芳帯図左編序」（一七二七）。本序文および江村復所『聚芳帯図左編』については第二章第二節に後述。
(23) 濂洛関閩　周敦頤が濂渓、程顥・程頤が洛陽、張載が関中、朱熹が閩の出身であることに由来する。
(24) 谷省吾「橘家鳴弦蟇目の傳と玉木葦齊自作の秘弓」（同『垂加神道の成立と展開』所収）、四四二頁。
(25) 同前、四四〇－四四一頁。
(26) 内藤記念くすり博物館所蔵。資料編目録四三参照。
(27) これについては第三章第三節に後述する。
(28) 『作陽誌』については資料編目録八五も参照。
(29) 江村宗晋「中山神社記事」付録（一七一八）。原文は前注と同じく資料編目録八五を参照。
(30) 近藤啓吾「忘れられた垂加神道者松岡恕庵」（同『続山崎闇斎の研究』所収）、二九八頁。このエピソードは近藤氏所蔵の『埴鈴翁神道語録』に記されるという（原本未見）。
(31) 資料編目録一〇三参照。
(32) 明白なところでは、前出『太極図説管見鈔』における「太極図」理解が恕庵のそれと仁斎のそれとは異なっている。第三章第二節に詳述。

(33)「闇斎、佐藤（直方）浅見（絅斎）の二人へいへるは、源佐（＝仁斎）は文に骨をり秀てたるゆへ、両人ともに源佐へ間にゆきて文学の筋を聞けとありて、両人とも、一年余もみへけるが、あとには音信もたへたりときく」（伊藤梅宇『見聞談叢』、六八頁）。梅宇は仁斎の次子。
(34) 恕庵を古義堂へ紹介した人の名であるが、未詳。
(35) 植谷元「伊藤仁斎の門人帳(上)」、四三頁。なお「御幸町丸太町下る東」とは現在の中京区毘沙門町・下御霊前町のあたりで、下御霊社にほど近いところである。
(36) 別号に定庵。恕庵の嗣子。第四章に詳述。
(37) 東洋文庫二〇二、三一二－三一四頁。
(38) 八巻。角田九華撰。
(39) 北村篤所（一六四七－一七一八）、名は可晶。仁斎門人。元禄九年より大和戒重藩の藩校教授となる。別に恕庵著作『海苔品』にもその名前が見える。第二章第二節に詳述。
(40) 聱牙 文章の字句の難しいこと。
(41) 巻五、一二ウ。また同様のエピソードが『先哲叢談』伊藤東涯条にも記される。
(42) 若水が仕官していた加賀藩の記録によれば、若水の死後、その「学友」で「書物等借合」こともあった者として数えられているのは、東涯、恕庵を含めた次の一〇名である。秦三柳、丹羽正伯、斉藤彦通、本江宗浅、伊藤源蔵（東涯）、大町正順、松岡玄達（恕庵）、三宅堅恕、柳川三省、斉藤元哲（『庶物類纂編集并公儀御□□□□案等集録』〔影印〕、一八〇－一八五頁）。
(43) 味岡三伯（生没年未詳）、江戸前期～中期の医師。
(44) 浅井国幹遺稿『浅井氏家譜大成』、一六－一七頁。
(45) 真柳誠『龍谷大学大宮図書館和漢籍貴重書解題自然科学之部』（一九九七）、山田慶兒「浅井周伯の養志堂の講義録——松岡玄達自筆本再考」（二〇〇一）、大木彰「松岡玄達自筆本と龍谷大学写字台文庫」（二〇〇六）に詳しい。
(46) 事実、図南は「祖父の学を継ぐ」として京都に医学塾を開いている（前掲注44、二四頁）。
(47) 第二冊、五オ。

(48) 巻中、九ウ。
(49) 射礼(じゃらい)　宮中行事のひとつ。正月一七日に天皇臨席のもと、親王以下五位以上および六衛府の官人が参加して射技を披露したもの。
(50) 北畠親房著の有職故実書。興国二年(一三四一)成。
(51) 陽明文庫所蔵。原本未見。
(52) より正確に言えば、「同志会」は仁斎による講義としての性格を強め、代わりに同学の宅を会所とする社交的な会合が多く設けられるようになった。以上の叙述は主に石田一良『伊藤仁斎』の示すところによる。
(53) 「用薬須知序」(一七二四)。原文は資料編目録六二を参照、以下同じ。
(54) 益軒八一才、すなわち宝永七年(一七一〇)。
(55) 益軒『養生訓』の刊行(一七一三〔正徳三〕)に先立って、その校正を恕庵が行ったらしい。本書簡はその礼を述べるもの。また恕庵の学識が益軒にとっても一定の信用をおけるものと認識されていることがここに看取されよう。恕庵はこのほか益軒の『頤生輯要』(一六九八自序)、『大和本章』附録(一七一五)についても校正を行ったという(資料編目録一二四『小学句読集疏』の恕庵序文を参照)。
(56) 『益軒資料(六)』(九州史料叢書二五)、五－六頁。
(57) 益軒が京都をたびたび訪れ、若水・恕庵に限らず広く京都の知的コミュニティの影響下にあったことは夙に指摘されるところである(井上忠『貝原益軒』ほか)。
(58) 誤り。若水は正徳五年、六一才で没した。
(59) 東洋文庫二〇二、三一五頁。
(60) 元禄六年、加賀藩に仕えることを機に改姓した(磯野直秀『日本博物誌年表』、一六七頁)。
(61) 『先哲叢談続編』巻四、一九ウ。若水が言う〈碑碣を為さない〉とは、すなわち、自らの事績について墓碣(墓石)に文を刻むのではなく墓誌にして埋めて欲しいという意味だったのではないか。事実、迎称寺の稲生家墓所からは、平成四年の墓地改修の際、恒軒および若水の墓誌(銘)が発見された(杉立義一「稲生恒軒・若水の墓誌銘について」)。

(62) 一二巻。東条琴台編。同編『先哲叢談後篇』(文政一〇年〔一八二七〕成、同一三年刊)に次いで編集されたが未定稿のまま終わり、後年岡本子訥の校訂を経て刊行された。
(63) 古林見宜(一五七九‐一六五七)、儒医。播磨の人。京に出て曲直瀬正純に医学を学び、大坂で開業した。門人にはほかに松下見林などがいる。
(64) 曲直瀬道三を指す。いま、今大路道三と言えば、それは曲直瀬玄朔の子、三代道三(一五七七‐一六二六)を指す。後陽成天皇より橘姓と今大路の屋号を賜って曲直瀬姓を改め、以後今大路を名乗った。
(65) 慶長己酉 慶長一四年(一六〇九)。
(66) 向井元升(一六〇九‐一六七七)、霊蘭はその号。
(67) 岡本一抱(一六八六‐一七五四)、江戸中期の医者。通称は為竹。近松門左衛門の弟。味岡三伯に師事。
(68) 江村訥斎(生没年未詳)、本文前出江村毅庵の父。
(69) 『庖厨備用倭名本草』一三巻。寛文一一年自序、貞享元年刊。
(70) 『広益本草大成』二三巻目一巻、元禄一一年刊。
(71) 『大和本草』一六巻付録二巻諸品図三巻、宝永六年刊(付録・諸品図は正徳五年刊)。
(72) 未詳。
(73) 巻四、稲若水項、五オ‐八オ。
(74) 先に引いた箇所以外にも、「若水平生朱子を尊信し、専ら其旨を発揮するを以て主と為す」との記述もある。
(75) 特に③については恕庵も明確に述べている。本書二七頁参照。
(76) 前掲注(60)、同頁。
(77) 丹羽正伯自序(一七四七)に「先師稲義常告機曰」として言う(機は元機また貞機を名乗った正伯のこと)。「我有所思而欲編庶物類纂。広探夫経史子集稗官野乗九流各家。加之以明氏各省府志県志。以為一書。垂後世。」。
(78) 外題打付書「稲生若水渉猟志類 一」、請求記号[六‐二一〃イ〃二〃貴]。
(79) 川瀬一馬「前田綱紀(松雲公)の典籍蒐集とその意義」参照。
(80) 四巻、九ウ‐一〇オ。

（81）『庶物類纂』丹羽正伯自序。
（82）「稲若水先生墓誌」、杉立義一「稲生恒軒・若水の墓誌銘について」に全文が掲載される。
（83）九泉下に撃節・詫賞する　あの世で（恕庵を）称賛する、の意。
（84）江村毅庵「用薬須知序」（一七二四、恕庵『用薬須知』序文）。原文は資料編目録六二を参照。
（85）若水には四男二女がいた。うち三男の稲新助（一七一二―一七三二）および四男の内山覚順（？―一七八三）は、後年丹羽正伯に随い『庶物類纂』の編集作業に携わることとなる。
（86）『庶物類纂編集并公儀御□□□□案等集録』（影印）、三四五頁。
（87）小瀬復庵（一六六九―一七一八）、小瀬甫庵の後裔。その詩文を新井白石が称賛したことで知られ、両者のやりとりは一連の書簡にも伝わっている。
（88）『庶物類纂編集に関する書翰集録』、金沢市立図書館加能越文庫所蔵（原本未見）。
（89）『白石先生紳書』（『日本随筆大成』所収）、四三二頁。
（90）『白石先生紳書』にはほかにも恕庵が復庵に語ったさまざまな本草知識が記されている。たとえば次の通り。

又江珧柱の事を問しに、宛委余繍には四柱有といふなり。又一柱を云とあれど、王氏が説の詳かなるにしかねば、世の疑とは成けり。某タイラキの活たるを得てしずかに其口をひらきて見しに、一柱大きくして中に有。其余三柱いかにもすこしきが有也。……こゝにいふタイラキ、即是其物なる事うたがふべからずと云。又人参の事、京畿にも貴布禰などに生じぬると見えたり。……これによりて某が似て非なると云ものを植てぬきとる事なくして、いかにもその細根より尋ね見しに、尺計りへだてゝ、まことの人参の根こそ有なれ。此定にてはほどなく我国にも此物多く成ぬべし。……又ケマンと云花草を、明土の人、荷包牡丹、菊児牡丹など云の注聞へぬもの也といひしに、過にし比、東福寺にて抄出せし物に、周益公の七言律詩に此物を賦したる其形像露違ふ所なし。さらば宋代より其名聞えしもの也。いと珍しく思ひしかば、其詩を写して、若水墓所に行てよむ事三たびしたり。地下にてもよろこびぬべきこと也。師恩に報じぬべきが為なりといひき。

（同前文献、四三一―四三二頁）

（91）柳川三省（一六六六―一七三一）、儒者。三省は名。木下順庵門下。順庵が侍講として召された際には共に江戸に下った。

(92) 秦三柳　未詳。

(93) 内山覚仲（一六七三‐一七四二）、覚順は初期の通称。加賀藩士。若水の門人。若水の四男はこの養子となり、内山覚順を名乗った（前掲注60、二〇三頁）。

(94) 『庶物類纂編集并公儀御□□□□案等集録』（影印）、三四五頁。

(95) 同年九月一一日、綱紀はこれに応じて若水の成した三六二巻を献上する（前掲注60、二〇三頁）。

(96) 白石とは若水とは同じ木門（木下順庵門下）ということもあり特に交流があった。たとえば若水『詩経小識』は、白石が仕えていた甲府藩主徳川綱豊（後の将軍家宣）に『詩経』を講義するため、そのなかの物について若水に問い正し、あるいはその実物を採取させたことを契機としてなされたものという（『続近世畸人伝』）。

(97) 前掲注(60)、二〇八頁。

(98) 田代和生『朝鮮薬材調査の研究』、九八頁。

(99) 同前、また宗田一「近世本草学と国産薬種」を参照。

(100) 登躡に簡す　野外に赴くことが少なくなった、の意。

(101) 原文は資料編目録六二を参照、以下同じ。

(102) 蝦夷・韃靼・松先・留求　蝦夷・韃靼・松前・琉球。

(103) 「苔品序」（一七五八、『怡顔斎苔品』序文）。『怡顔斎苔品』については次章に詳説。原文は資料編目録六五を参照。

(104) 本書一八頁参照。

(105) 「小野蘭山寛政七年書簡下書」、国会図書館所蔵［WB九‐一〇］。引用は『小野蘭山』、四三八頁に拠る。

(106) 松岡恕庵「用薬須知自叙」（一七一二）。

(107) 「頃有《テ》レ人請下梓《シテ》二是編一行《ント》中諸世上」（江村毅庵「用薬須知序」）。

(108) 恕庵はこのとき序文のほかに外題（題簽）も毅庵に依頼している。その礼を述べる次の書簡が今に伝わっている。

兼而皆と御頼致候用薬須知ノ序、御浄書被成下遣被下候而、別而見事之出来、此書ノ光輝と存候。乍然御挨拶

不堪酬応之至候。……外題も御染筆被成下候。見事ニ恰好よく一入珍重奉存候。
（多治比郁夫釈文・補注『杏雨書屋所蔵書簡集　一』、一七五頁）

なおこの書簡は第二章第三節にも取り上げる。

（109）藤堂宗家初代、藤堂高虎（一五五六－一六三〇）の養子高吉（一五七九－一六七〇）を開祖とする。高吉を迎え入れた後、高虎に実子高次（一六〇一－一六七六）が生まれたため、高吉は廃嫡となって寛永一三年に伊賀国名張領に移封された（中貞夫『名張の歴史』）。

（110）ほかに足代立渓（漢学者、一七〇三－一七六一）宛書簡（杏雨書屋所蔵［乾乾斎六五八五－一二］）にも、年次は不明であるが一一月から一二月にかけて名張に赴いた旨が記されている。

拙夫義も去冬霜月下旬ゟ伊賀名張ゟ被招候而、如例年暫く逗留罷越候而、及臘末相帰候。
（前掲『杏雨書屋所蔵書簡集　一』、一七六頁）

（111）『橘泉居雑抄』（杏雨書屋所蔵［杏四九一五］）、五オ。

（112）道中の記録に「……農家ニ輿ヲヲロシテ暫休ス」という一節があり、輿による迎えがあったことをうかがわせる。

（113）以上の記述は中貞夫『名張の歴史』（「享保事変」、二七一－二七四頁）に拠る。

（114）寺田貞次『京都名家墳墓録』、六七八頁。その後、大正元年、同塔頭光国院に移葬された（『杏雨書屋所蔵医家肖像集』、三三六頁）。

（115）自著『千金方薬註』の序文において定庵は本草を「家学」と明言する。

（116）狩野永納（一六三一－一六九七）、画家。著書に『本朝画史』（一六九三）がある。

（117）『記事珠』（杏雨書屋所蔵［杏二一九一］）第二冊、資料編目録一一参照。

（118）先に引いた『庶物類纂』序文にもそれは表れている。本書二三頁参照。

（119）室鳩巣（一六五八－一七三四）、一五才で加賀藩に出仕し、新井白石の推挙により正徳元年（一七一一）より幕府儒官になる。若水とは同じ木門ということ、また出仕した加賀藩を通じても面識があり、その縁もあって『庶物類纂』の序文を手がけている（同元年）。

（120）『先哲叢談続編』巻四、一四ウ－一五オ。実際に享保年間中、吉宗は方志を蒐集する（本文後述）。また前田綱紀も蔵書から一三府志を献上している（前掲注60、二一二頁）。
(121) 本書二五－二六頁参照。
(122) 香川修庵（一六八三－一七五五）、医家。伊藤仁斎に儒学を、後藤艮山に医学（古医方）を学ぶ。儒と医の道は本はひとつという儒医一本説を唱えた。
(123) 『名物六帖』は天文箋、時運箋、地理箋、人品箋、宮室箋、器財箋、飲饌箋、服章箋、人事箋、身体箋、動物箋、植物箋の全十二箋からなる。物の名称について「正名、別名、古名、方名、俗名」というガイドライン（「名例」）を掲げていることも特徴である。刊行は一部分のみで、植物箋は写本でのみ伝わる。
(124) 内藤記念くすり博物館所蔵［五一六五三］、二巻（上巻欠）。
(125) 同前資料奥書による。資料編目録一〇三を参照。
(126) 『玉籤集』は出雲寺信直の説、『持授抄』は闇斎の説を、いずれも葦斎がまとめたという体裁をとる。前者については資料編目録一四六参照。
(127) 松本丘「玉木葦斎の人物と思想」（同『垂加神道の人々と日本書記』所収）を参照。
(128) 丹羽正伯（一六九一－一七五六）、伊勢松坂の医家に生まれ、京都で若水に本草を学んだのち、江戸で医家として開業。そこで吉宗に抜擢され、朝鮮薬材調査、採薬、『庶物類纂』の編集など、その薬種政策に尽力した（前掲注60、二九三頁）。
(129) 植村左平次（一六九五－一七七七）、通称は佐平次。採薬使として活躍した。
(130) 野呂元丈（一六九四－一七六一）、本草学者、蘭学者。若水に本草を学んだ。
(131) 三月二三日のことであった（前掲注60、二〇五頁）。
(132) 田代和生『江戸時代薬材調査の研究』参照。
(133) 享保一〇～一二年の舶載漢籍には方志が多く含まれ、それらはそのまま御用書として紅葉山文庫に収まったものと推測される（大庭修『漢籍輸入の文化史』）。
(134) 吉宗は長崎奉行に「キリスト教の教義と無関係であれば西洋のことを記した漢籍を輸入して構わない」と伝えた（前掲注60、二〇四頁）。

(135) 杏雨書屋所蔵［貴一五二］、資料編目録二〇参照。
(136) 実際、本書についてはさまざまな書誌的見解が提出されている。磯野直秀氏はこれを恕庵が「書き上げた」とし(前掲注60、二八六頁)、所蔵機関である杏雨書屋ではこれを「阿部将翁の口述を恕庵が書き留めたもの」とする(同書屋第五五回特別展示会目録「江戸時代前半期の本草関係書」)。後者については根拠が判然としない。阿部将翁(?－一七五三)は採薬使としても仕事をした本草学者であるが、恕庵と交流があったことは少なくとも今回の調査においてはうかがわれなかった。
(137) 前掲注(60)、二一四頁。
(138) 原本未見。本居宣長記念館ウェブサイト内、解説項目索引の「谷川士清先生略年譜」による。順端は士清の父。
(139) 前掲注(60)、二四九頁。
(140) 同前、二五三頁。
(141) これについては第四章第二節に詳述。
(142) 『享保元文諸国産物帳集成』(影印)を参照。
(143) 杏雨書屋所蔵［杏五〇三六］、資料編目録一一〇を参照。
(144) 京都府立図書館大森文庫所蔵［一三三］、資料編目録一一一を参照。
(145) 没後に出版された『恕庵先生詹詹言』の版心に「体朱館蔵」と記すため、あるいはこれは恕庵の家塾の名であったのかもしれない。『恕庵先生詹詹言』については第四章第一節に詳述する。
(146) 原本未見。奥書に「朱点拠下御霊社所蔵垂加翁本、以五十鰭翁本謄写之、又以埴鈴翁校之、寛保元辛酉十月廿六日記、谷川士清……」とあると言う。前掲註(138)の「谷川士清先生略年譜」による。
(147) 「小野蘭山寛政七年書簡下書」(『小野蘭山』、四三八頁)。
(148) 国会図書館所蔵［特一－二六三九］ほか。原文は資料編目録六九を参照。

第二章　恕庵本草学の特色

はじめに

前章では、松岡恕庵の生涯と学問活動について、時間経過に則った形でその大要を明らかにした。これによって、その基本的な学問背景とともに、恕庵が時を経るにつれて本草学者として注目され活躍するようになっていった様子を少なからず粗描し得たと思う。かわって本章では、恕庵が学者として具体的にどのような活動を行っていたのか、またその本草研究がどのようなものであったのかについて、周囲の学者・知識人たちとの〈つながり〉やその〈関係性〉を手がかりとしながら、考察してみたい。

学者文人をつなぐいわばネットワークの存在は、これまでも関連研究において幾度となく言及されてきた。たとえば文芸分野においてそれは詩壇・歌壇のほか「芸苑」や「文芸圏」などの語をもって語られ(1)、本草分野においては特に「物産会」や「博物会」といった〈会〉の存在を軸に語られてきた。よく知られる木村蒹葭堂（一七三六－一八〇二）などは、まさしく両者の結節点にあるような人物であろう。蒹葭堂は自ら詩文結社を主宰する一方で、恕庵の門人である津島如蘭また小野蘭山らに本草を学び、物産会において品評執事を務めたほどであった(2)。蒹葭堂の時代にあって本草学は、それをもって文化的社交の場を形成するに足る一大学芸分野として、その地位を確立していたとも言える。では、さかのぼって恕庵の時代はどうだったのであろうというのが、本章の主な関心である。

たとえば恕庵は、先述したようないわゆる文壇にはそれほど深く関わらなかったとされる。江村北海『日本詩史』（一七七一）は次のように伝える。

> 松岡玄達、名は成章。(3) 恕庵と号す。又怡顔斎と称す。京師の人。博学強記、該通《がいつう》せざる無し。最も本草家の学を研確《けんかく》す。諸国の生徒、その席に上《のぼ》るもの、毎《つね》に百を以て数ふ。少時頗《すこぶ》る操觚《さうこ》を事とす。後講学《かうがく》を以て、遂に吟哦《ぎんが》を廃す。故に伝ふる所の詩篇至りて罕《まれ》なり。余《わ》が家その少作数紙を蔵す。亦た自ら平実なり。(4)

北海は前章に触れた『用薬須知』序文の撰者江村毅庵の養子であり、したがってこの話も十分信ずるに足るものである。恕庵の「少作(若い頃の詩作)」が「余が家(江村家)」にあるというのもそうした縁からと考えればごく自然なことと言えよう。無論、資料編目録に収録する通り恕庵とてまったく詩歌に無縁であったわけではない。しかし全体の著述に比してその量が少ないことは確かであり、後に詩文集等が編まれた様子もない。あるいは、「物産会」のような大々的な博物品評会も、直接には恕庵と関わりがないとされる。起源に関して決定的な説が出ているわけではないが、少なくとも、そうした会が大々的に催されるようになったのは恕庵の門人世代以降のことと認められるためである。加えて恕庵には、本草の師であった稲若水における前田綱紀のような、確固たる援助者の存在も確認できない。短期間江戸へ下向したことはあるものの、同じく若水に学んだ丹羽正伯のように、かの地へとどまり幕府へ仕官したというのでもない。

文壇の中心で活躍するわけでもなく、世人の興味を惹くような見世物的な博物蒐集を誇ったわけでもなく、さりとて権力者に認められ特に取り立てられたというのとも異なる恕庵の学者としての在り方、またその本草学とは、どのようなものだったのであろう。そしてそこにはどのような特色が認められるのであろうか。

一　儒者の本草学――医家浅井家との関わりから

(一)　浅井図南「用薬須知後編序」(一七五八)

浅井《あざい》図南(一七〇六―一七八九)、名は政直、字は惟寅。図南はその号。京都に生まれ儒医として一家を成したのち、宝暦三年(一七五三)、父の跡を継いで尾張藩医となった。画、特に墨竹に優れ、平安四竹の一人とも賞された。恕庵が医学を学んだ浅井周璞をその祖父とすることは、第一章に既述である。恕庵に儒と本草を学び、その縁で、恕庵の没後に遺稿を編集して刊行された『用薬須知後編』(一七五九)、『食療正要』(一七六九)および『怡顔斎蘭品』(一七七二)のそれぞれに序文を寄せる。このうち特に『用薬須知後編』の序文は、恕庵を論じる先行研究においてよく引用されてきた。[5] というのも、本序文において図南が、恕庵の本草学を〈儒学の末端にすぎない〉と明言するためである。恕庵は意欲的に本草研究に取り組みながらも、最終的に儒者の域を超えることがなく、よってその本草学も儒者の余技に過ぎないものであった。この序文はそうしたことの証左として常々引かれてきた。本節ではこの浅井図南の文章を手がかりとして、図南また恕庵の周囲にあった学者社会の在り様を考えてみたい。

まずは当該の図南「用薬須知後編序」(一七五八)を次に掲げ、その言説を確認してみよう(段落改行は引用者による)。

世の博物を称する者、或ひは東方曼倩[6]と曰ひ、或ひは張茂先[7]と曰ふ。曼倩は観るべき書無く、茂先の志は徒だ奇譎なるのみ。我が恕庵先生の若きは、以て尚《くは》ふる有り。余、髫齔[8]より先生に従ひて遊ぶ。先生の学、書にして読まざる無く、物にして識らざる無し。殆んど萍実を弁じ専車の骨を記す者に似る。最も薬物を以て先と為し、穀肉菜蔬之に次ぐ。奇物異品又た之に次ぐ。其の世に裨有ること、曼倩・茂先の儔に兆なり。

……当に世医の為に『用薬須知』前後編を著す。

（中略）

夫れ先生の博物は実に東方三千載の一人なり。然りと雖ども先生の業、豈此れのみに止まらんや。先生の修経、上は洙泗の源に泝り、[9]下は関閩の奥を窺ふ。[10]海内の鉅儒能く及ぶ者莫し。傍ら国家典故制度より、医卜釈老の教に至るまで、其の理を窮めざる莫し。博物は特だ其の土苴なるのみ。儒名反て博物の掩ふ所と為る、亦た遺憾ならずや。……但だ海内の先生を称する者、或は余の先生を知るに及ばざる有り。余何ぞ敢へて序を為すを辞さん。[11]

（原漢文）

要点を確認すれば次のようになる。

① この本草書は恕庵の「博物」の一端である。恕庵は博物、すなわち物を知り明らかにすることについて薬物→穀肉菜蔬→奇物異品の順に優先順位を設けており、したがってその世上に益することは東方朔・張華などの比ではない。

② しかしながら恕庵の学問は博物に留まらない。何よりも「上は洙泗の源に泝り、下は関閩の奥を窺ふ」ほどの大儒である。加えて、故実、医学、また仏教についても一通りその「理は窮めている」。よって博物における名声がその儒者としての名を隠してしまっているのはまことに遺憾である。

③ 世間一般の人よりは、自分は恕庵先生のこと（＝その儒者としての真価）を知っているので、この序を記す。

すなわち、図南は恕庵をあくまで儒者（朱子学者）として称揚し、恕庵の本草書は、そうした儒者ゆえの博学多識がもたらす結果のひとつに過ぎないと述べるのである。さらにはその「博物」すら、それは恕庵の特に儒を基幹とした広範な〈学問〉の内においては所詮「土苴＝つちあくた」に過ぎないものであると言い切っている。無論、恕庵が学者としての根本を儒に置いていたことは第一章に確認した通りであり、筆者も異を唱えるものではない。

しかしながら、そうは言っても恕庵が本草学者としての顔を持っていたことは確かであり、今に伝わる数多の覚書・抄本・著作を見ても、それに従事し、またそれによって有名になることが本意でなかったとの図南の弁に、素直には同意できない。敬慕する師の学問について、図南がここまで辛辣な表現を用いた真意はどこにあるのか。

ここで次に図南自身の人となりに目を移してみたい。すると何より図南自身が、自分の儒者（あるいは儒医）としての在り方に非常な気を配る人物であったことが判明するのである。

（2）　図南の学問観

図南の生涯については、浅井家の第一〇代当主である浅井国幹（一八四八－一九〇三）による『浅井氏家譜大成』（以下『家譜』）が最も確かな情報を伝えている。というのも、それが参考資料のひとつに『図南翁自筆家譜』を掲げており、特に図南の記述については本人の弁とほぼ同一と捉えて大過ないと考えられるためである。その『家譜』に言う（句読点は引用者による、以下同じ）。

〔五代〕○政直〔三十八世〕幼名ヲ冬至郎トシ、又タ周北ト曰ヒ、頼毋ト称ス。字ヲ維寅ト曰フ。後国諱ヲ避ケ字ヲ以テ行レ、図南ト号ス。……宝永三年十一月十三日、南至ノ夜、酉下刻ヲ以テ京師東洞下立売新家街ノ宅ニ生ル。未週歳ナラスシテ祖妣妙経孺人之抱キ堂ニ上リ、其額字ヲ指シ政直ニ示シテ曰ク、此ハ是レ額ト。他日復タ抱テ堂ニ上リ、戯ニ問テ曰ク、額安クニ在ル。政直手ヲ挙テ額字ヲ指ス。数ハ之ヲ試ルニ誤ラズ。祖母退テ妣ニ語テ曰ク、此児庸物ニ非ス、汝宜ク撫育スベシト。(12)

幼い頃より俊才の片鱗を見せる図南であったが、七才で岡東庵(13)に『小学』を学び、その講義の終わらぬうちに堀南湖(14)のもとにも通った。恕庵に初めて学ぶのは享保元年、一一才のときで、そこでは本草ではなく「四子五経」を学んだと言う。図南の儒学の基礎は、この三者への就学によって固められたもののようである。儒学以外にも「本朝の稗史、太平記等ヲ喜ミ読」み、また詩作を好んだ図南は、以後歴々の儒者・学者にさまざまのことを学ぶ。このあたりの就学状況は、背景事情も含めて父東軒との逸話を交えて詳しく記されており、図南の学問背景、また恕庵との関係を推し量る上で非常に興味深いので、次に抜粋して掲げたい（段落改行は引用者による）。

政直《(図南)》幼ヨリ詩ヲ賦シ、先君是正ス。一日柳滄洲氏[15]『辺庭怨詩』ヲ看ル。……政直嘆シテ曰ク、実ニ盛唐ノ遺風アリト。遂ニ杉以成ヲ价シ、其門ニ入リ、題詠不懈、以テ先生ノ身ヲ終ル。又タ以謂ク詩ハ有用ノ具ニ非ス、文ヲ属スル能ハズンバ安ゾ能ク学者ト為ン。廼チ田中親長[16]ニ就キ作文ヲ学ブ。親長ハ伊藤古学氏高足ナリ。文専ラ八大家ニ傚フ。

先君《(父東軒の通称)》周廸一日門人ト語リ、盛ニ東涯・南湖《(堀)》ノ才学ヲ称ス。政直曰ク、渠亦タ人ナリ、人ノ能スル所ロ豈ニ能ス可ラサランヤ。周廸答ヘス。政直幼ヨリ志ヲ立ル如此、然トモ恨クハ世業ノ為メニ紲絆セラレ、終ニ二老ト抗衡スル能ハサルナリ。

又タ未タ嘗テ朝庭《(ママ)》ノ典故ヲ学ハス。故ニ一日族人ノ為ニ嘲ラル。奮然トシテ曰ク、余此邦ニ生レ国家ノ故ヲ知ラス、学者ト為スニ足ラスト。遂ニ神道ヲ葦斎《(玉木)》ニ学ヒ、典故ヲ鶴翁《(壺井義知)》[17]ニ学ヒ、和歌ヲ梅月翁[18]ニ学ヒ、連歌ヲ昌億翁[19]ニ学ブ。未タ閫奥ヲ探ラスト雖トモ略ホ大義ニ通ズ。且ツ多識ヲ恕庵ニ学フ。出入四三年、一旦豁然悟テ曰ク、余レ家学アリ、其他皆閑事ノミ。遂ニ諸学ヲ廃シ自ラ謂フ、医事簡ト雖モ必ス儒ノ為ニ侮ラル。故ニ専ラ経史ヲ読ミ、老ニ至リテ休マス。[20]

以上の記述は図南の学者としての在り方をよく伝えると共に、それが多分に周囲の目を意識しながら形成された側面のあったことをも示している。図南は常に、自分が〈学者〉たるにはどうすればよいか、もっと言えば、自分が周囲から〈学者として認められるには〉どうすればよいかということに意識を払っていたように見え、そ

れは筆者が傍点を付して強調した箇所に特によく表れている。すなわち、

① 少年期には、時の二大儒（東涯・南湖）にも劣らぬようにと学問（＝儒学）の志を立てた（しかしそれは家学である医業のために遂には叶わなかったと弁明されている）。

② 典故を知らないと嘲られたことをきっかけに奮起して、神道、故実、和歌、連歌などの和学と、併せて恕庵の「多識（＝『本草綱目』講義）」とを学んだ。(21)

③ 家業である医学を自らの唯一の学問と定めた後も、他者に〈侮られないように〉と生涯儒書を読んでやまなかった。

という三点である。ここに示される図南の価値観は、結局、

① 医業よりも儒学を重視する。

② 故実、神道、和歌、連歌など和学を学者の基礎教養として重視する。

という二つの学問的尺度に収斂されると思われるが、それは決して図南ひとりの個人的な思い入れだったわけではない。

(a)儒学と医業の兼務

医は糊口の手段であり儒よりも優先度が落ちるとする向きは、当時、特に伊藤仁斎・東涯の古義堂周辺に濃厚であった。仁斎は儒と医の兼務、正確には、医業を営みながらも自分を学者として一段高く見せるために儒名を借りることや、儒のみでは生計を立てられないからという消極的な理由により医術を行おうとする姿勢を厳しく非難した。(22) 東涯を時の大儒と意識した図南が、この仁斎説を強く意識していたことはまず間違いないであろう。

恕庵がこれについて自身の立場を明示する言は見当たらないが、その周囲にはやはり次のような議論があった。たとえば、稲若水の父である稲生恒軒は、その墓誌に、恒軒が子弟に医術を教えなかった旨と、その理由として

「経術の学んで以て遠を致すべきもの有らば、何ぞ小技を屑《いさぎよ》しとせん」と、やはり儒学の優先を説いた旨とが伝えられている。[23] この墓誌が若水の依頼を受けた伊藤東涯が撰したものであるという点からも、恒軒・若水父子が、儒医兼務の問題に関して仁斎・東涯父子の見解に与していたことは明らかであろう。

他方、同じ古義学派においても、並河天民[24]のように異論を唱えた者もいた。仁斎とは逆に、天民は、儒家として禄に与ることは容易ではないのであるから、医を業として自ら生活を支えることは決して非にあたらないとした。[25] また別に仁斎門下には、儒学と医学の根本はひとつであるという「儒医一本説」を唱えた香川修庵[26]もいる。その主張はさまざまであるが、いずれも儒と医を兼ね修めることについて何らかの弁明を必要としていることに変わりはない。図南が儒にこだわり、生涯経史を読むことをやめなかったのは、自分が決して儒を騙っているわけではなく、本心から儒を志し、確かにそれを修めているのであるということを、対外的にもまた自分自身にも強く訴える必要があったためではないか。

(b)和学の尊重

図南の祖父浅井周璞が、たとえ医家であっても有職故実などの和学知識に関心を持ち、またそれを学ぶための研究会を設ける場合もあったことは、第一章において恕庵とのやりとりにすでに確認した通りである。してみれば、ここでその孫である図南が「族人(=一族の人)の嘲言」を受けて「此の邦の学者」たるべく和学一般を修めんと決意したという流れも、きわめて自然なものと了解されるであろう。浅井家には周璞の頃よりすでに和学を重んじる気風があった。そしてそのような気風のうちに、恕庵と浅井家との関係も在ったのである。事実、このとき図南が就いた師の顔触れは、やはり恕庵と無関係ではない。

図南が学んだ和学者をいま一度ここに掲げてみれば、①玉木葦斎、②壺井義知、③香川宣阿、④里村昌億の四名である。このうち特に前者二名については、恕庵との具体的なつながりが判明する。

まず玉木葦斎については、改めて説明するまでもなく神道を介して恕庵と非常に近しい人物である。恕庵はこの葦斎および祇園社神官の山本主馬と連携して神道指導にあたる場合もあったというから[27]、図南の葦斎入門に恕庵の影響を見ることは困難ではない。

次に故実の大家である壺井義知も、恕庵と平生やりとりした学者の一人であった。その様子の一部は恕庵自身によって雑記『掛漏集』中に書き留められている。試みに一例を掲げれば次の通り（読点は引用者による）。

○下器《カツキ》……壺井安左衛門（義知の通称）話、前ニ記スル『将軍家御元服記』[28]御杯ノ処、捨器、スヘカハラケトヨムト伊勢氏ノ説ナリ、ソレハ武家諸礼ノ名目ナラン、公朝ノ名目ニハアラズ、下器ト云シテ古名ナリ[29]

その他、先述の『職原口訣私記』（『職原鈔』講義草稿）や、『中臣祓伝口決』[30]などにおいてもその学説を引いて検討を加えている。そこで恕庵は必ずしも義知にすべて同意するわけではないが、そうであればなおさら、同時代の碩学として、彼が義知の学説に注意を払っていたことは明らかであろう。

実は京都には、恕庵や図南の活躍し始める以前から、

① 文化資本が高く教養の深いこと

② 経済的な実利・実務に囚われないこと

を美点とする気風が在った。そうした気風を確立する立役者となり、またその気風のなかで大いに活躍した人物こそ、すでに繰り返し本書に登場している伊藤仁斎である。

仁斎が古義堂を開いて多大な影響力を誇っていた元禄年間、京都では、公卿、そして経済的な実利・実務に囚われる必要のない富裕者（分限者）を中心に、それらを取り囲む専門文化人や高級医人らによって文化的社交界が形成されていた。仁斎もまた、富裕な商家に生まれ、連歌の宗匠里村家出身の母を持つ、そのような専門文化人の一人である。彼らが形成する文化的社交界においては、文化荷担者として最上位を占める当時の公卿の暮ら

しに代表されるように、実際的な政治・経済生活から離脱し、それによって得られる閑暇を自身の文化的教養の涵養に注ぐ生き方こそが栄誉とされた。石田一良氏はこれを「京都における京都的な人間交際は江戸の権力的、大阪の経済的と異なる文化的な人間評価の上に成立する」と表現する。[31]

そして、時代がやや下るものの、図南もやはりこのような価値観の影響下に在ったことは、いま確認したようなその学者意識を見れば一目瞭然である。すなわち、先に述べた二つの美点、①教養深くあり、②経済的な実利・実務に囚われないこと、これが図南においては、①学者たるもの儒は言わずもがな和学などあらゆる学問・教養に博通していなくてはならない、さらに②医業に囚われてはならない、仮に医業に従事するとしてもそれを理由に前者の美点が損なわれてはならないと、理解・実践されていたものと解釈し得るのである。この意味で、図南が二大儒として半ばライバル視していた伊藤東涯および堀南湖は、共に恵まれた背景の持ち主であった。

① 東涯は、まさに一時代を築いた仁斎の嗣子にして、引き続き圧倒的な影響力を誇っていた古義堂の主である。また伊藤家がもともと文化資本の高い家筋であることは仁斎の出自にすでに説明した通りである。

② 南湖もまた、儒者・儒医として著名な堀杏庵（一五八五–一六四三、惺窩門四天王の一人）を曾祖父に持ち、さらに母は木下順庵の娘という、いわば儒者のサラブレッドであった。

もちろん本人たち自身の能力があってこそではあるが、このような出自が学者としての活躍に好影響を及ぼさないわけはない。しかもその活躍の舞台は、ヒエラルキーの頂点に公卿や生まれながらの富裕者——生まれる前から教養深く在ることを決定づけられた人々——を置く文化コミュニティなのである。東涯・南湖に儒者として並び立ちたいとの志があったものの、結局〈家業に縛られて〉それが叶わなかったとする『家譜』の弁からは、父祖の築いた家学への尊敬と自己実現との間で屈折した思いを抱く図南の姿が透けて見える。

（3）序文の真意――弁護と礼讃

以上のような図南の学問背景をふまえ、図南があくまで儒者として恕庵を称揚し、さらに単なる物知りに止まらないその〈博学〉を強調して記す「用薬須知後編序」を、筆者は次のように解釈したい。

(a)儒者としての弁護

本書『用薬須知後編』の刊行は宝暦九年（一七五九）、恕庵没後一二年のことであるが、この前後、恕庵の遺稿が集中して刊行された。『怡顔斎桜品』（宝暦八年刊）、『怡顔斎介品』（同前）、『怡顔斎梅品』（宝暦一〇年刊）、『怡顔斎菌品』（同前）がそれであり、いずれも本草博物書である。すなわちこれは、没後もなお恕庵の本草学への需要が衰えなかった、むしろいや増すところであったことを表しているのであるが、この状況のなか図南は、恕庵の〈本草家〉としての姿のみが一人歩きすることを牽制したかったのではないかと筆者は見る。というのも、本草専業であるということは、先に見たような京儒の社会においては必ずしも優位性を意味しないからである。

たとえば、伊勢の出身で京都にも学んだ儒医南川金渓（一七三二–一七八一）は、儒者とその流派について自身の見聞を記す『閑散余録』（一七七〇）において、次のような弁を残している（句読点は引用者による）。

○本草ヲ講究シテ物産採薬ヲ事トスルコトハ、向井玄升《ママ》（霊蘭先生ト号ス）ヨリ始ルトイフ。稲生若水ニ至テ尤盛ナリ。……松岡元達《ママ》ハ若水ノ門人ナリ。本草一家言ヲ撰ス。……元達ノ門人多キ中ニ津島恒之進ト云モノ如蘭ト号ス。加州ノ産ニテ京ニ住シ、学問ノ力《チカラ》ハナケレトモ物産ノコトニ精密ナリキ。今ハ物故セリ[32]。

本書は序文が明和七年、すなわち図南が当該の序文を著した宝暦八年の一二年後の言説である。向井元升、稲若水、そして恕庵を掲げた後、恕庵門人として名を挙げられている「津島恒之進」についてここでは注目したい。

津島如蘭（一七〇一–一七五四）、名は久成、別号に彭水。恒之進は通称である。本文中に「加州之産」とあるがこれは誤りで、越中高岡の人である。恕庵に学び本草家として著名となった人で、恕庵門下では塾頭に進むほどの秀才であったとも伝えられる。[33] 蒐集家として知られる木村蒹葭堂も一六才のときこれに入門するなど、恕庵没後の本草の雄であったことは間違いない。しかしながら金渓によれば、如蘭は〈学問の力はないが物産（本草／自然物の鑑定）に能力を発揮した人〉と叙述されるのである。些細な表現ではあるが、やはり「物産」に精しいだけでは学者（儒者）として足るものではないとの認識を、ここに明確に看取することができよう。同時に、図南が〈侮られないように〉と生涯儒書を読んで止まなかったことが決して行きすぎた配慮ではなかったことも証明されるのである。

(b)博学の称賛

図南は当該の序文において恕庵の博学を、儒学の「傍ら国家典故制度より医卜釈老の教に至るまで」その「理を窮め」たものと記し、称えている。これは実際に故実から神道、儒、医、そして本草までを修めた恕庵の博学を称え、そのうちで本草の占める位置がわずかにすぎないことを強調する言辞である。また〈理を窮める〉という表現には朱子学的背景も看取される。しかし何を隠そうこうした形容は、図南自身にもあてはめられるものであった。『家譜』に次のように言う。

> 二十五歳自ラ謂フ。釈氏ノ説、海西儒教、我カ神道ト併行久シ。豈ニ故ナカランヤ。遂ニ禅ニ志アリ、友人山岡生幸[34]ニ大梅湛江玄和尚[35]ニ参スルヲ以テ、政直(図南)亦タ参謁。出入スル四三年、略ホ省スル所アリ。[36]

すなわち、仏教が神道、儒教と共に並び行われてきたからにはそこに何らかの理由があるはずである、ゆえにその何たるかは一通り学んで然るべきであるとして、実際に禅寺に入門したと言うのである。

一般に、儒学、とりわけ朱子学の立場からは禅宗は特に排撃されるものである。朱子は「座禅」を虚に流れるものとして斥け、それに代わる方法として「静坐」を説いた。にもかかわらずここで図南が仏教、なかでも禅に一理ありとしてそれに入門したことには、厳格な教条主義とはまた別な、〈博学〉への志向が図南に抱かれていたことを意味するものではないか。同時に、図南が恕庵の〈博学〉を称賛するのは、そこに何より自身の目指すべき学者像、その美点を見出していたためという解釈を導き出すことも可能であろう。

以上のように見てくれば、冒頭に掲げた「用薬須知後編序」に示される恕庵像には図南自身の学問観が多分に反映されていることがたちまち了解される。もちろん、恕庵がその学問を儒から始めたのは事実であり、その意味で彼の学問の基幹は儒にあったこと、またその本草学が彼の学問の総体のなかで〈一部分〉にすぎなかったことは否定し得ない。しかしながら、やはり少なく見積もってもその仕事の三分の一は本草方面の研究に占められていたのであり、図南のほかには津島如蘭、小野蘭山など本草を専門とした門人も確実に輩出していることを考えれば、やはりここには図南自身の学問観を見ないわけにいかないであろう。さらに注意しておきたいのは、そうした図南の学問観の背景として、博学窮理を重んじる朱子学と同程度、あるいはそれ以上に、学を重んじ教養を愛する〈京都的な〉儒者の社会、その気風が在ったという点である。仁斎・東涯の古義堂をペースメーカーとしたその学問的・社会的価値観を強烈に意識しながら、時にそれに寄り添い、時にそれに反発する形で、図南は自身の学者としての立場を模索していた。

〈京都人〉浅井図南としての誇り・こだわりをうかがわせるエピソードは、やはり『家譜』に次のように伝わっている。

享保十一年、政直(図南)年二十一歳、父周廸尾張公ニ従テ江戸ニ行ク。政直ト倶ニ往ントス。政直肯セス曰ク、余祖策庵(周璞)府君、業ヲ京ニ起シ教授スル殆ント百年、海内ノ医人来学セザルモノナシ。今一旦東遊セバ孰カ敢テ其業ヲ継ン。余妙年ト雖トモ父祖ノ令名ヲ続キ――旧業ヲシテ廃セザラシムベシ。余幸ニ一妹アリ。婿ヲ択テ嗣ト為シ――二家並興ル。亦美ナラズヤ。周廸慈愛ノ厚、ソノ後悔アランヲ慮リ、政直常ニ敬事スル所ノ恕庵・滄洲ニ告ケ、暁喩敦勧セシム。政直固ク執テ移ラズ。[37]

すなわち、父周廸（東軒と号す）が尾張藩医として京都を離れることになった享保一一年（一七二六）、図南は徹底してその随行を拒むのである。それは周廸の依頼を受けた柳川滄洲、また恕庵の説得をも聞き入れない強固な決意であった。梃子でも京都を動かない図南に怒った周廸は、尾張から一切の援助を断って息子を突き放すが、それでも図南は京都で学を講じ続けた。その様子を『家譜』は次のように伝える。

但タ家僕藤七ナル者ヲシテ薪水ヲ掌ラシメ、一粥一飯、朝菜暮塩、衣ヲ兼テ着シ日ヲ併テ食ヒ、備サニ辛苦ヲ嘗ム。政直廿三歳、生徒大ニ進ミ私塾容ル、能ハス。生計小ク寛ナルモ、尚ホ粥菜ヲ守ル。(38)

享保一七年冬、ついに図南に出仕の意思の全くないことを悟った父周廸は、当初の図南の進言通り、その妹に婿（周悦と称す）をとった。図南の京都へのこだわりはそれほどに強かったのである。ではなぜ図南はこのようにも京都に居ることにこだわったのか。筆者はやはり、〈学問の場としての京都〉に図南が並々ならぬ魅力を感じていたためであろうと推測する。

ところが宝暦三年（一七五三）、父周廸が没すると、図南は結局名古屋に移らざるを得なくなった。養子として妹の婿に迎えていた周悦が、「年少無頼母命ヲ蔑シ且ツ教授ニ堪ヘス」というありさまであったためである。図南がどのような思いで名古屋に居を移したのか、それは次の言葉によく表れている。

政直張藩ニ官スルノ日、自ラ謂フ。通国ノ儒ヲ見ル、余右ニ出ル者ナシト。(39)

図南の胸の内は、学問の中心地である京の都で一家を築いたという自信と誇りに溢れていた。(40)なお「用薬須知後編序」は宝暦八年、尾張藩医となって後の執筆であるが、その末尾署名には「平安滕維寅書於張藩官寓」とあり、図南は決して「平安」の二字を削らない。これも〈京都人〉浅井図南の人となりの一端を伝えるものであろう。

（4）医家の本草、儒家の多識

では、そのような〈儒医〉浅井図南にとって恕庵に教授された本草学とは一体何だったのであろうか。これまでの流れを見てくれば、図南ももちろん家学として身につけていたに違いない養志堂の本草学と、その図南が改めて修学している恕庵の本草学とが、まったく同じ性質のもの——医術に供されるためだけの本草学——であろうはずのないことは容易に想像がつく。その差異は、『家譜』の「多識」という表現を借りて言うなら、〈医家の本草（＝養志堂本草学）〉と、〈儒家の多識（＝恕庵本草学）〉の差異と言えるであろう。以下ではそれをより具体的に明らかにするために、恕庵が残した養志堂受講録と、恕庵自身による本草著作との比較を試みたい。

なお、恕庵の本草書が薬性にふれず、もっぱら〈選品〉のための知識を記しており、その点に博物学的傾向が表れているというのはすでに先行研究の指摘するところである。[41]

（a）資料

まず、本項で扱う資料について簡単に説明しておこう。それぞれ、より詳しい書誌は資料編目録に記しているので併せて参照されたい。最初の二点は、養志堂講義を恕庵が筆録したものである。

A『薬性記』

浅井周璞講義、松岡恕庵筆録。貞享二年（一六八五）成。周璞が自身で著した『薬性記』というテキストをもとに行った講義を、恕庵が筆録したもの。まず覚えておくべき六〇点の薬について、その基本的な薬性を講義する入門書である。周璞によれば、これには日本で処方され効果が得られている薬性を記すため、必ずしも『本草綱目』に一致しない部分があると言う。

六〇の薬種は冒頭から順に中焦一〇点、下焦（補陰）四点、上焦（補陽）二点、温中三点、解熱七点、疎中一九点、痰飲五点、水道二点、雑剤九点と、文字通り薬性によって分類・収録される。

B『本草摘要講義』

浅井周璞講義、松岡恕庵筆録。貞享三年（一六八六）成。前掲『薬性記』と同様に、周璞が自身で著した『本草抜書』というテキストの講義を恕庵が筆録したもの。『本草綱目』収載品から常用の薬品全一三五点を選んで収録する。前掲『薬性記』が必ずしも『本草綱目』に拠らず、国内で用いられる薬とその効能について解説したことと比較して、本書はあくまで『本草綱目』に則り、その要点を摘んだ解説を行うことが特色である。ゆえに書名に「本草摘要」と言う。前述『薬性記』の応用編・各論とも言うべき書である。

『薬性記』と異なり、その分類も『本草綱目』に則ったもので、冒頭より草部八二点、穀部四点、菜部四点、果部一四点、木部二二点、虫部三点、介部一点、獣部二点、石部三点を収録する。ただし『本草綱目』が金石部から始まる一方、本書は草部から始まる。それについて周璞は緒言において「凡ジテ草ガツ子ニ用ユル中ニヲイテ別シテヲヲイゾ、金石ノクスリハセツ〳〵（切々）デハナイゾ、トオイクスリ也、マヅ日用第一トスル薬ヲコノ抜書ニアゲタゾ」とその理由を述べている。

次は、恕庵自身の著した本草書である。

C『用薬須知』

五巻。正徳二年（一七一二）自序、享保一一年（一七二六）刊。既出の通り恕庵の代表著作である。自序によれば「日用医治ニ切ナル」全三二一点の薬種について、その弁別の要領、和産・漢産の有無などを記す。薬効は原則として記さない。冒頭より順に草部一六六点、木部九六点、金鉄土石部二七点、昆虫魚介部二一点、禽獣部一一点を収録する。そのほか巻末に「雑著」として菜蔬一二八点、鱗介九一点、禽五〇点の漢名も記す。より詳細な弁別については別の自著に記述を譲る場合もある。

D『本草一家言』

一六巻。成立年未詳。ただし『用薬須知』本文中にすでにその書名が見えるため、その頃（正徳年間）には何らかの稿が成っていたらしい。巻一のみを漢字交りカナ書きの和文で記し、ほかは白文で記すなど、各巻の整稿の度合いにばらつきがある。それは恕庵の没後、門人らがこれを刊行しようと編集・校正していたことの名残ではないかと推測される。最終的に未刊行に終わったようであるが、写本でよく伝わり、刊本と並んで恕庵の代表著作と認識されていたことがその略伝などより知られる。基本的に一薬種一条の形式で記すが、「蕨薇紫蕨弁」「草薢女萎薢弁」など複数種の弁別を掲げた条もある。それを含めて全体で約二四六条を収録する。冒頭より草部五三点、木部一一八点、介蛤部三点、鳥部一〇点、菜部一九点、穀部一点、水部一点、竹部一点、草部（再）二点、花部二点、魚部一九点、石部一七点を収録するが、諸本により収録品目に若干の異同が見られる。

先に掲げた「～弁」という標題からもわかるように、『用薬須知』よりもう一歩踏み込んだ薬種・薬材の弁別を記す。また漢名ばかりではなく、「馬具味」「志天乃木」「土佐蜜柑」など和名を掲げる場合もある。

以上の四点を用いて、養志堂講義と恕庵著作との比較を試み、両者の差異について考察してみたい。改めて各書の性格を端的に表せば、A『薬性記』とC『用薬須知』がそれぞれ養志堂本草学、恕庵本草学においては比較的易しい入門書、B『本草摘要講義』とD『本草一家言』はより高度な内容を記した専門書である。

(b)比較

(i)連翹

まず取り上げるのは「連翹」である。具体的な資料の記述を見る前に、「連翹」そのものについて確認しておきたい。

日本において現在、標準和名をレンギョウとするのは *Forsythia suspensa* (Thunb.) Vahl である。広義にはレンギョウ属（*Forsythia*）全体を指しても言う。モクセイ科（Oleaceae）の落葉低木である。中国の原産で、観賞用にも栽培された。高さは三メートルほどにまでなり、枝は長く伸びて先端がやや垂れる。早春三、四月頃、葉に先だって黄金色・四弁の筒状花を開く。観賞用の品種改良も行われている。(42)

生薬としてはその果実を利用し、『日本薬局方』(第一五改正)では前出のレンギョウ、またシナレンギョウ *Forsythia viridissima* Lindley の果実を定めている。ただし『本草綱目』は草五、隰草類にこれを収録しており、出典である『神農本草経』に言う「連翹」は今のレンギョウではなくオトギリソウ科のトモエソウ Hypericum ascyron L. subsp. ascyron var. ascyron であったとされている。(43) しかしいまそれは問題にせず、あくまで日本において連翹(レンギョウ)と呼ばれてきた植物に限定して考える。

まず周璞におけるその記述について確認しよう。原文は漢字カタカナ交りの和文で記し句読点を付さないが、以下ではそれを補って引用する。

A『薬性記』雑剤六、「連翹」条

連翹　解瘡――カルイ腫物ノ皮膚ニアルハ発シテソノ毒ヲイダス也。フカイヲバ引イダス也。(44)

B『本草摘要講義』草五九、「連翹」条

ウヘノカラヲモ実ヲモ一ツニキザムゾ。シベ茎《クキ》ハモチイヌゾ。火ヲイムゾ。モノ、実ハヲ、クハ炒テツカフニコレハイムゾ。コレハ腫物ニツカフモノジヤユヘニ火ヲイムカ。本経曰味苦平――悪瘡ノ二字ハ経ニハミヘヌゾ。綱目ニハアルゾ。悪瘡トハ楊梅瘡ノタグイ也。腫物ニハハジメヲワリ連翹ヲツカフゾ。虚症ナル腫物ノヲギナフベキニモツカフゾ。又実症ノ発散スルニモツカフゾ。腫物ニヨイゾ。発斑膿血ヲイダスニモツカフゾ。イタムニツカヘバ毒ヲ去リ、肌肉ヲ生スルニヨク肉ヲ長スルゾ。結核《カク》ナドニツカフゾ。鼠粘子ハ牛房子也。(45)

まずA『薬性記』では、腫れものの毒(膿)を排出するというその薬効のみに簡潔にふれる。次にB『本草摘要講義』では、生薬として用いる部位（果実）と、それを〈殻のまま刻んで生で用いる〉といった製剤の方法にふれた上で、『本草綱目』の記述（ここでは連翹「気味」項）と対応させながらより詳細な薬効を説明する。なおこの連翹を周瑛が「草」部に入れているのは、『本草綱目』の分類にそのまま従ったものであろう。

では次に恕庵の記述を見てみたい。やはり原文は漢字カタカナ交りの和文で記し、句読点を付さないが、以下ではそれを補って引用する。また段落改行も引用者による。

C『用薬須知』木一三、「連翹」条

和大小二種アリ。小トイヘトモ及《フ》二丈余《ニ》一。タヾ枝軟弱《ヤワラカ》ニシテ下垂《タル、》スルコト垂柳《シダレヤナギ》ノ如シ。

芸花家《ウヘキヤ》ニ「タニワタシ」ト名ク。歪頭菜ト和名同ジ、不レ可レ混《ス》。

大翹ハ枝楊起シテ不レ垂《ル》ヲ異トス、結《フコトヲ》レ実稍少シ。春初ニ四弁《ヨヒラ》ノ黄花ヲ開ク、迎春花《ワウハイ》ト同《ス》レ時《ヲ》、最《モ》可レ愛《ス》。挿《サシ》テヨク活ス。(46)

D『本草一家言』「連翹」を収録せず

まず、前掲の養志堂本草学と記述内容がまったく重ならないことはすぐに了解されるであろう。恕庵はその薬効にまったくふれない。生薬部位である果実について、大翹が結実の少ないことに一言言及するのみである。代わりに、レンギョウという植物の形態的な特徴、下垂する枝や、早春に開く四弁の黄色い花について雄弁である。さらに本草家松岡恕庵の面目躍如たる記述と思われるのが「芸花家ニ『タニワタシ』ト名ク。歪頭菜ト和名同ジ、不可混」の一文である。

現在でもレンギョウが、その果実が生薬として用いられると同時に、花の「可愛」様子によりさまざまな園芸品種を作られていることは先に述べた。この状況は恕庵の時代にもすでに同様だったのであろう、レンギョウは生薬として用いられると同時に、芸花家（ウエキヤ）の扱うところでもあった。そしてその芸花屋ではレンギョウを「タニワタシ」と呼んだ。これを考慮して恕庵は、「タニワタシ」というのは「歪頭菜」の和名と同じであるから、それを混同してはならないと言うのである。

事実、いま一般に「タニワタシ」と言えばそれはナンテンハギ *Vicia unijuga* A.Braun（マメ科ソラマメ属の一種）の別名であり、[47] 同属の一種に標準和名をミヤマタニワタシ *Vicia bifolia* Nakai とするものもある。また中国においても同様に、現在まで「歪頭菜」はナンテンハギを指すという。[48] 恕庵がレンギョウについてここで行っていることを確認すれば次の三点となるであろう。

① 生薬としてレンギョウの果実を注視するのではなく、その植物の姿形全体に視野を広げて記述対象とする。それは、『綱目』が「連翹」を〈湿草類〉に分類しているにもかかわらず、現実に国内で「連翹」とされる植物の形状に即してこれを木部に収録する姿勢に顕著である。

② 国内での呼び名（＝和名）に配慮する。その際、薬肆のみならず「芸花家」での呼び名にまでも注意する。

③ 混乱を招く恐れのある和名についてはそれを指摘し注意を呼び掛ける。

本書が『用薬須知』を謳っている以上、恕庵がこのレンギョウを薬材のひとつとして扱っていることは確かである。ただしそのレンギョウが薬材植物であると同時に観賞植物であるという側面も持っているからには、それを捨て置かずに記録するというのが恕庵のここでの姿勢である。

なお「連翹」は『本草一家言』には収録されない。思うに、「連翹」が「レンギョウ」であるというその対応関係自体はこのときすでに周知の事実となっており、恕庵にとっても特に疑うところがなかったため、より深い弁別を記す『本草一家言』にはこれを収録しなかったのではないか。

（ⅱ）柴胡

次に取り上げるのは「柴胡」である。まずは柴胡とは何か、簡単に確認したい。

『日本薬局方』(第十五改正)によれば、生薬「柴胡」は現在、ミシマサイコ *Bupleurum scorzonerifolium* Willd.の根を指す。ミシマサイコはセリ科(Apiaceae)の多年草で、本州から九州、朝鮮半島の山野に生える。葉は互生し、やや線形で堅く、平行脈がある。秋に茎頂より複数形花序を出し、黄色の小花を開く。(49) 同属種のホタルサイコ *Bupleurum longiradiatum* Turcz. var. elatius (Koso-Pol.) Kitag. が代用とされるが品質は劣る。『本草綱目』では草二、山草類下にこれを収録する。出典は『神農本草経』上品である。

まず養志堂講義録から見てゆこう。

A『薬性記』解熱一、「柴胡」条

柴胡〔生〕イマ日本ニ鎌倉柴胡・河原柴胡、二イロノカワリアリ。カマクラ柴胡ガヨイゾ。人ニヨリテ河原柴胡ガヨイトモイフゾ。コレハスベテ気味ノウスイクスリ也。コレヲコシラヘテアヂワヘバ、ウスイアヂワイ也。ユヘニ水ニアマリツケ過レバコトノホカアヂワイガイヨ〳〵ウスクナル也。ユヘニ土《ト》ヲアラウテ土気サヘサレバ、ソノママ生デツカフコト也。味苦気涼、ニガミモウスイモノ也。

往来寒熱(50)――柴胡ハ寒薬ナレドモ、実熱ニ一味モチユレバ功ガウスイゾ。寒熱往来ヲヤムニ柴胡・黄芩トナラベテツカフコト也。小柴胡湯ナドガコレ也。且清虚熱トイフテ、実症ノツヨイ熱ヲ治スルコトガナイゾ。虚熱ノハゲシフナイ熱ヲバ清シ解スル也。(51)

B『本草摘要講義』草一七、「柴胡」条

柴胡ハ火ヲ忌ムゾ。コレニモ鎌倉柴胡・河原柴胡ノチガイアリ。マヅ今用ユルニハ河原柴胡ガヨイトイフ人モアリ。ナレドモ河原柴胡ハ功ガツヨイゾ。ユヘニ用ユルニハ鎌倉柴胡ガヨイゾトコヽロ得ベシ。

本経曰味苦平(52)――味ハ苦、微寒トイフガヨイゾ。平薬ニハアラズ、寒薬也。ハナハダシイ黄蓮・山梔子ノヤウナル寒ハナイゾ。サテ功ハ寒熱往来ニヨイモノ也。フダンツカフニ柴胡・黄芩トツカフニ仲景ノ小《セウ》柴胡湯ガ寒熱ノタメニツカフ也。柴胡・黄芩ヲナラベツカフ也。柴胡ヲ少陽膽経ノクスリ也ナド、イフモ、寒熱邪気ヲ治スルカラ也。黄芩ヲツカフテ寒ガツヨスギルト思フニハ柴胡ヲモチユル也。

元素曰去早晨潮(53)――潮熱ハ時ヲ定メテ発スル熱也。ジツニ潮熱トテヒツジサルノトキニトサダマリタルヤウニイヘドモ、コ、ニアルヲミレバソノヤウニキワマリタルニモアラズ。コ、ノハ早旦《アシタ》ニサス熱也。イマ小柴胡湯ハ人参ガ入リ、柴胡・黄芩ガ血熱ニヨイゾ。

好古曰(54)――婦人ノ産後ニヨイゾ。羸瘠シテヲトロヘタルニモヨイゾ。寒薬デ寒ノ功ガアル也。虚弱ナル熱ニヨイ也。スコシキナル熱ナレバ脾胃ヘモカマワヌ也。柴胡・黄芩二味ナラベツカフテ殊ニ功アルモノ也。(55)

まずA『薬性記』では、

① 日本には鎌倉柴胡と河原柴胡の二種類があるが、鎌倉柴胡を用いるべきである
② 気味が薄まるので水につけないほうがよい
③ 黄芩(56)と併用して寒熱往来に処方するとよい

という、柴胡を扱う上で最重要事項である三点を解説する。

続くB『本草摘要講義』でも、基本的には前述の三点を説明するが、特に処方について『本草綱目』を引きながらより詳しく解説する。

次の恕庵の弁に目を移す前に、①の〈柴胡には「鎌倉柴胡」と「河原柴胡」の二種類がある〉という説について、ここであらかじめ確認しておきたい。

○鎌倉柴胡

鎌倉柴胡は周璞が用いるべしと述べる通り、ミシマサイコにほかならない。その名は現在の標準和名としては

残っていないが、大正期の植物図鑑には確かに「カマクラサイコ」がミシマサイコの〈一名〉であると記されている。(57)

○河原柴胡

他方、「河原柴胡（カワラサイコ）」の名は現在もそのまま標準和名として使用されるが、これはミシマサイコではなく、バラ科（Rosaceae）の多年草 *Potentilla chinensis* Ser. を指す。

カワラサイコは本州から九州、東アジアにおいて、川原などの日当たりのよい砂地に生える。太い根茎を持ち、茎は高さ三〇～七〇センチメートルほどで長毛が生える。葉は羽裂した小葉からなる羽状複葉で、その裏には白毛が密生する。夏、六月から八月にかけて、茎頂に径一・五センチメートル内外の黄色五弁花を多数つける。(58)

両者はミシマサイコがセリ科、カワラサイコがバラ科と、異なる系統の植物であり、もちろん植物本体の形状も全く異なる。茎葉また花の形状からすれば到底混用は考えられそうもないが、生薬として根のみを用いる場合はそうとも限らないのであろう。

以上を確認したところで、恕庵の著作それぞれを見てゆきたい。

C『用薬須知』草一七、「柴胡」条

和漢共ニ可ㇾ用。但漢ハ多クハ陳旧ニシテ蠹蛀《ムシバミ》多シ、性味脱シテ不ㇾ堪ㇾ用ニ。

鎌倉ト称スルモノ真ナリ、可ㇾ用。

又河原柴胡ト称スルモノハ『本草原始』ノ翻白草、一名鶏腿児ト云モノニシテ非㆓柴胡㆒ニ。但和方久シク用ヒ来テ解熱ノ功ハ柴胡ニ彷彿《ニタリ》ス。

益気湯等ノ補薬ニ升麻ト並用ルタグヒニハ決シテ鎌倉ヲ可ㇾ用。河原柴胡ハ不㆓唯無ㇾ功ノミ而且ツ有ㇾ害慎メㇾ之ヲ。(59)

ここではまず、鎌倉柴胡と河原柴胡の違いについて先に掲げた養志堂講義よりも一層具体的に記す点が指摘できる。鎌倉柴胡を真の柴胡として用いるべしとの見解は同じであるが、他方、混用されてきた河原柴胡が実は何であるのか、そしてなぜ柴胡に混用されてきたのかという点にまで恕庵は言及している。それによれば、河原柴胡は柴胡ではなく李中立『本草原始』（一六一二）に言う「翻白草」であるが、解熱の薬効が共通するため日本において久しく柴胡に混用されてきたのであると言う。加えて、たとえ解熱の功に柴胡と通じるものがあっても、升麻と併用する場合それは有害となるので、そのような方に決して用いてはならないとしている。

連翹について「タニワタシ」の名を混同しないよう呼びかけていたことと考え併せれば、恕庵には、本書『用薬須知』において、定めて薬種の混用・混雑を排除せんとの意図のあったことが推測される。同時に、本書において恕庵が薬効を前面に出して記さないことは既述であるが、それが決して薬効に無関心であったということを意味するものでないことも、この記述は伝えている。恕庵はもちろん薬効をふまえた上で、正しく、またより良い薬材を選ぶための知識を教示するのである。

次に、『用薬須知』よりも一層踏み込んだ弁別を記す『本草一家言』に目を移そう。『用薬須知』と同様、句読点を補った上で次に引用する。段落改行も引用者による。

D『本草一家言』巻一草一、二、「柴胡」条[60]

本条はやや長いため、適宜区切りながら恕庵の言説を確認してゆきたい。まず言う。

　薬肆ニ所鬻ノモノ三種アリ。一種ハ鎌倉、一種ハ川《（ママ）》原、一種ハ赤熊、此外更ニ無シ。

すなわち、既出の①鎌倉柴胡、②河原柴胡のほか、③赤熊柴胡なるものを加えた三種が薬肆において「柴胡」の名のもとに売られていると言う。これに続けて、三種の「柴胡」について具体的な弁別が説明されてゆく。順に見てゆきたい。

まずは鎌倉柴胡についてである。

其鎌倉ト云モノハ即『綱目』ノ韭葉柴胡ナリ。又近来一種大葉ノモノヲ得、根茎気味全ク鎌倉ニ同シ。通用スベシ。即チ本草ノ竹葉ノ柴胡也。

先輩亦大葉ノモノヲ見ズ、『綱目』ノ集解ニ就テ韭葉・竹葉ノ二名ヲ以テ一物トシ、春時初生ノモノヲ韭葉トシ、夏時長大ナルモノヲ竹葉トスルト云ハ誤ナリ。分明ニ本是大葉・小葉ノ二種アリ。其大葉ノモノ、薬肆ニコレヲ鬻ガズ。諸山多ク有之。葉円大似紫鶴仙葉、而薄シ。茎ノ高サ三尺。細黄花ヲヒラク、敗醤花(＝オミナエシ)似テ細瑣。花ト根ト全鎌倉柴胡同シ、唯々大小ノ異ノミ。

鎌倉柴胡にはさらに大葉と小葉の二種があり、それぞれ『本草綱目』に言う竹葉、韭葉の柴胡に相当する。小葉(韭葉)はこれまでも薬肆に売り物として見られるものであったが、大葉(竹葉)は近年新たに得られたもので、まだ薬肆はこれを扱わない。諸山に多く生えており、花・根は全く小葉(韭葉)と変わらないので通用してよい、との弁である。ここに「近来一種大葉ノモノヲ得」た、とあるのが、具体的にどういった経緯を示しているのか——恕庵自身が山野で獲たのか、あるいは門人を通じてもたらされたのか——は、この記述のみからでは判定し得ないが、いずれにせよ恕庵による新知見として示されていることには相違ない。

『日本の野生植物　草本II　離弁花類』(平凡社)によれば、ミシマサイコ属は日本に四種生育する。そのうち、恕庵にも採集が可能であるような本州の山野に生えるものは、件のミシマサイコのほか、先にその代用品として言及したホタルサイコの計二種しかない。その葉の形状を同じく前掲書によって確認すれば、

ミシマサイコ　葉は長披針〜線形

ホタルサイコ　根出葉には長い柄があり、卵形〜長楕円形、茎葉は長く、基部は広がって茎を抱く

とある。つまり恕庵の言う「小葉」がミシマサイコ、「大葉」がホタルサイコを指すものではないかとの推測がここに成り立つわけである。ホタルサイコがいまなおミシマサイコに代用されることはすでに述べたが、それが

恕庵の時代に始まったものであることをこの記述は示唆している。

次に河原柴胡についてである。

ソノ川原《(ママ)》柴胡ハ『本草原始』ニ載ルトコロノ翻白草ナリ。近世『大和本草』等ノ書ニ、『綱目』ノ翻白草ヲ以テ之ニ充ル[61]ハアヤマレリ。

『綱目』ノ翻白草ノ時珍云「三葉ニシテ似地楡」ト。此モノ山中ニ生ス。一種数茎、茎頭必ス三葉、蛇苺ニ似テ長大、根ハ全鶏腿児ニ同シ。『綱目』翻白草根ヲ鶏腿児ト名ツク。

『原始』載トコロ翻白草、名全同シキヲ以テ混雑シヤスシ。宜シク弁別スベシ。

河原柴胡が『本草原始』に言う「翻白草」であるとは『用薬須知』にも述べるところであるが、ここではさらに、それが『本草綱目』の「翻白草」とは異なるものであるという弁別が詳細に述べられる。この河原柴胡と「翻白草」の同定は、本条において恕庵が最も説明を尽くす箇所であり、前掲引用箇所で一端それは途切れるが、三番目の柴胡、すなわち「赤熊柴胡」への言及を挟んだ後、再び詳説される。「赤熊柴胡」の解説を後にまわし、今ここに続けてそれを引けば次の通り。

再タビ詳㆓「翻白」之名㆒。川原柴胡、葉背白ク、風コレヲ翻ス時ハ皤々然タリ。能ク翻白ノ名ニ応ズ。時珍説トコロ三葉ノモノハ葉背白カラズ。形状又異ナリ、翻白ノ名ニ応ゼズ。唯根状ハ一ナルノミ。然ル時ハ翻白草ハ『原始』載ルモノニシテ、其鶏腿児者『綱目』載ルトコロ是ナリ。

然ルニ鶏腿児ハ二物ニ通ズルノ名トシテ可ナリ。根ノ状相似ヲルヲ以テ倶ニ鶏腿児ノ名アリ。『綱目』翻白草ヲ以テ鶏腿児ノ一名トスルモノハ誤ナリ。如是弁別シテ判然タリ。

然シテ其功柴胡減ゼズ、本邦医家常ニ用テ解熱ノ薬トス。屢《しばしば》奇功ヲ得。是亦日本ノ柴胡ト称スベシ。但補中益気湯等ニ升麻トナラベ用テ外□ノ功アルガ如キ、鎌倉ニ非レバ能セズ。鶏腿児ノ如キハ此功ナシ。方ニ従ヒ宜ク製シ、並行ハレテ悖ラザルベシ。

以上に示される、恕庵による河原柴胡と「翻白草」の同定を摘要すれば次のようになる。

① 河原柴胡は葉の裏が白く、風に吹かれて翻るとその白色がちらちらと見える様子が「翻白草」の名に適うものである。

② 『本草原始』に言う「翻白草」は、そのような河原柴胡の形状とよく符合する。河原柴胡は『本草原始』の「翻白草」である。

③ 『本草綱目』の言う「翻白草」(巻二七・菜之二・柔滑類、出典『救荒本草』)は「三葉で地楡(ワレモコウ)に似る」とあるように「翻白」の形状に符合せず、これは河原柴胡ではない。

④ ただし、『本草原始』「翻白草」は、『本草綱目』「翻白草」と根の形状が似ており、そのためこの二物は同様に「鶏腿児」と呼ばれる。

⑤ 両者を弁別するならば、『本草原始』「翻白草」こそが「翻白草」であり、『本草綱目』「翻白草」は「鶏腿児」であるとすべきであろう。

⑥ その根の形状から、『本草原始』「翻白草」は「鶏腿児」と通称され得るけれども、『本草綱目』のように「鶏腿児」がすなわち「翻白草」であるとする(=「翻白草」を「鶏腿児」の一名であるとする)のは誤りである。

⑦ なお河原柴胡は「柴胡」と同じく解熱効果があるため、「日本ノ柴胡」として通用してかまわない。

⑧ しかしながら、補中益気湯[62]など升麻と併用する方剤には用いてはならない。

まず『用薬須知』における記述をより詳しく解説していることはすぐに了解されるであろう。恕庵がここで主張するのは、河原柴胡(カワラサイコ)は『本草原始』の「翻白草」であって、『本草綱目』の「翻白草」ではないということである。そしてこの主張は、現在、カワラサイコとされる植物 *Potentilla chinensis* Ser. と、『本草綱目』の「翻白草」とされる植物 *Potentilla discolor* Bunge（標準和名ツチグリ）[63]とが、同属ではあるもののやはり異なるところから、一理あるのではないかと推知される。そこで以下では、恕庵が引用する各本草書の当該条を実際に比較しながら、恕庵がどのようにしてこの裁定を下すに至ったのかをたどってみたい。

○『本草綱目』「翻白草」＝『救荒本草』「鶏腿児」

恕庵によれば、『本草綱目』の言う「翻白草」はカワラサイコではない。時珍が『本草綱目』巻二七、菜之二、柔滑類に収録する「翻白草」は、その出典を朱橚『救荒本草』（一四〇六）とする。時珍は『救荒本草』の弁として次のように引く。

〔周定王曰〕翻白草　高さ七八寸。葉は硬くして厚く、鋸歯有り、背白、地榆に似て細長し。黄花を開く。根は指の如き大さ、長さ三寸許り。皮赤肉白、両頭尖峭。生食・煮熟皆な宜し[64]。（原漢文〔句点付〕）

では、出典である『救荒本草』の本文はどうなっているのか。恕庵和刻の『救荒本草』より次にそれを引き、確認したい。

鶏腿児　一名は翻白草、鈞州山野の中に出づ。苗の高さ七八寸、細長鋸歯葉は硬厚、背白し。其の葉地榆葉に似て細長く、黄花を開く。根指の大さの如し。長さ三寸許、皮赤く内白し。両頭尖艄、味甜し。

救飢　根を採り煮熟し食ふ。生食も亦可なり[65]。（原漢文〔訓点付〕）

『救荒本草』の引用としながらも、時珍が『綱目』においてその文の順序や表現の細部を変更し、さらに『救荒本草』ではあくまでも「鶏腿児」の〈一名〉とされている「翻白草」を標目の名として掲げていることが了解されるであろう。この「鶏腿児」という薬種は、その根の〈皮が赤く肉が白い〉ために〈鶏腿〉の名が付され、〈葉の裏が白い〉ために「翻白」の名が付されたという。

そして恕庵和刻本には、次のように頭註が加えられている。

按ずるに是物は二種有り、此の説く所の形状は正しく綱目李説に合ふ。是に別して、一物、『本草原始』図する所の如きは、乃ち今俗に「河原柴胡」と呼ぶ者なり。名に依りて実を迷ふべからず。(66)　（原漢文）

やはり、この『鶏腿児（一名翻白草）』がカワラサイコでないこと、そして『本草原始』の「翻白草」こそがカワラサイコであるという持論がここにも示されている。ではその『本草原始』は、「翻白草」をどのように説明するのか。

○『本草原始』「翻白草」

李中立『本草原始』（一六一二）は、『本草綱目』の追随書である。同書の要点を整理し、さらに独自の生薬図を付すものと言う。(67) その「翻白草」条は次のように言う。

沢と近き田地に生ず。高さ尺に盈たず。葉の尖り、長して厚す。鋸歯有り、面青く背白し。故に之を翻白草と謂ふ。「味甘微苦、平、無毒。吐血下血、崩中瘧疾、無名腫毒、疔毒疥癩、臁瘡潰爛を主にす。此の草、四月に小黄花を開きて子を結ぶ。胡荽子の如し、中に細子有り。其の根状は地楡に類す。赤皮を剥去せば其の内白色、鶏肉の如し。故に鶏腿根と名づく」(68)　（原漢文）

恕庵の述べるとおり、この『本草原始』の説明は『救荒本草』のそれとは少し異なっている。特に、

①　生育地　『救荒本草』では山野→『本草原始』では沢に近い田地

②　形状　『救荒本草』では〈葉〉が地楡（ワレモコウ）に似る→『本草原始』では〈根〉が地楡に似る

となっている一点は大きな差異であろう。とりわけ後者、形状の差異については、実は何より『救荒本草』および『本草原始』それぞれに付載される図こそがそれを如実に示している。『救荒本草』の鶏腿児（一名翻白草）図と『本草原始』の翻白草図は、特に葉の形状に大きな差異があり、それはおよそ同じ植物を指しているとは思わ

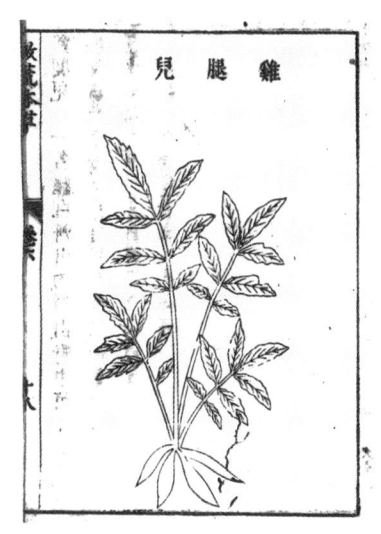

図１『救荒本草』「鶏腿児」
（武田科学振興財団　杏雨書屋蔵）

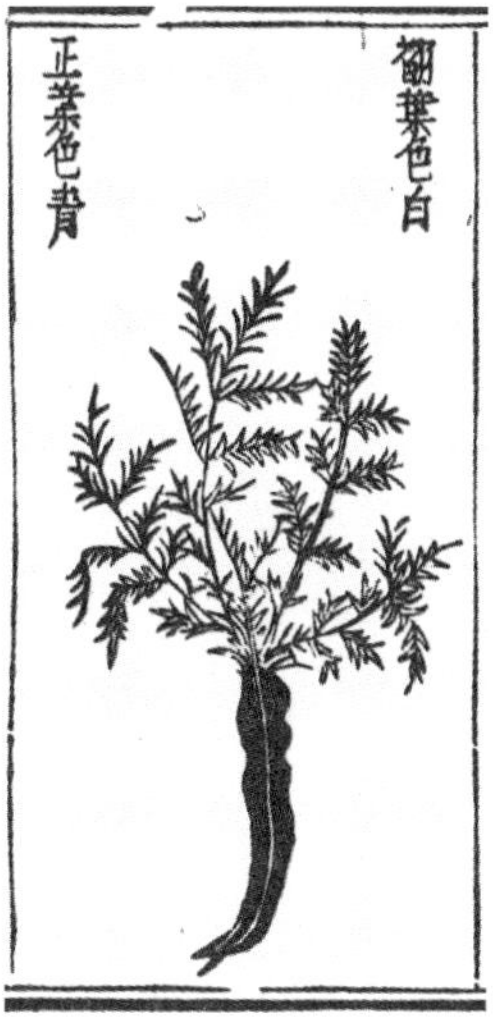

図２『本草原始』「翻白草」
（同右）

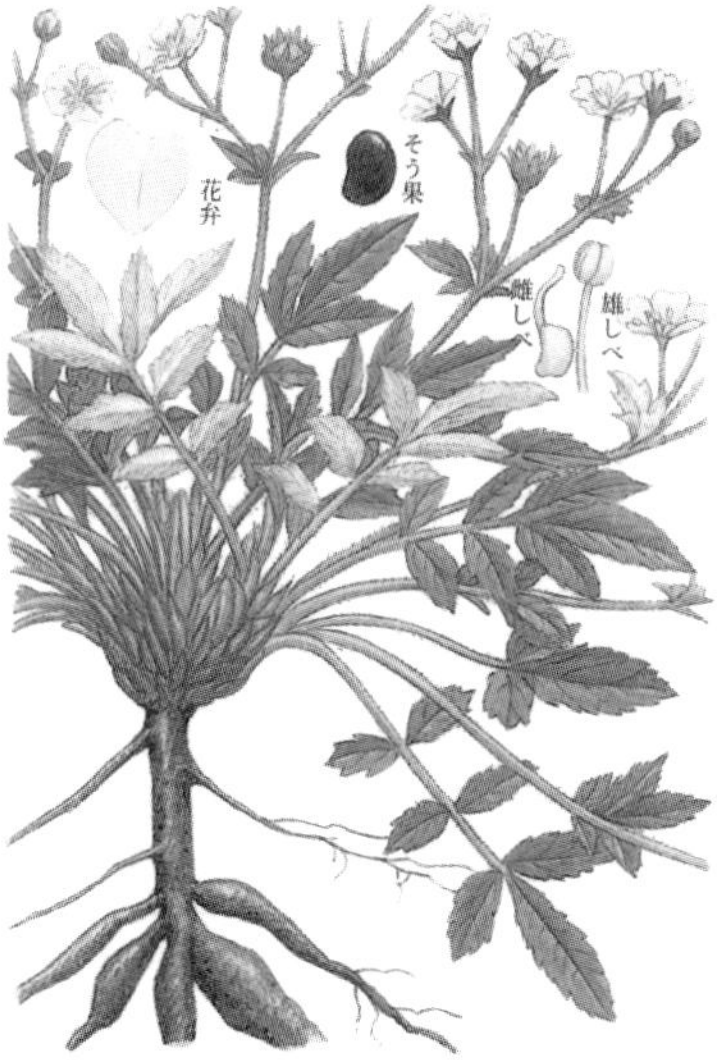

図３　ツチグリ *Potentilla discolor* Bunge
（『原色牧野植物大図鑑』、186頁）

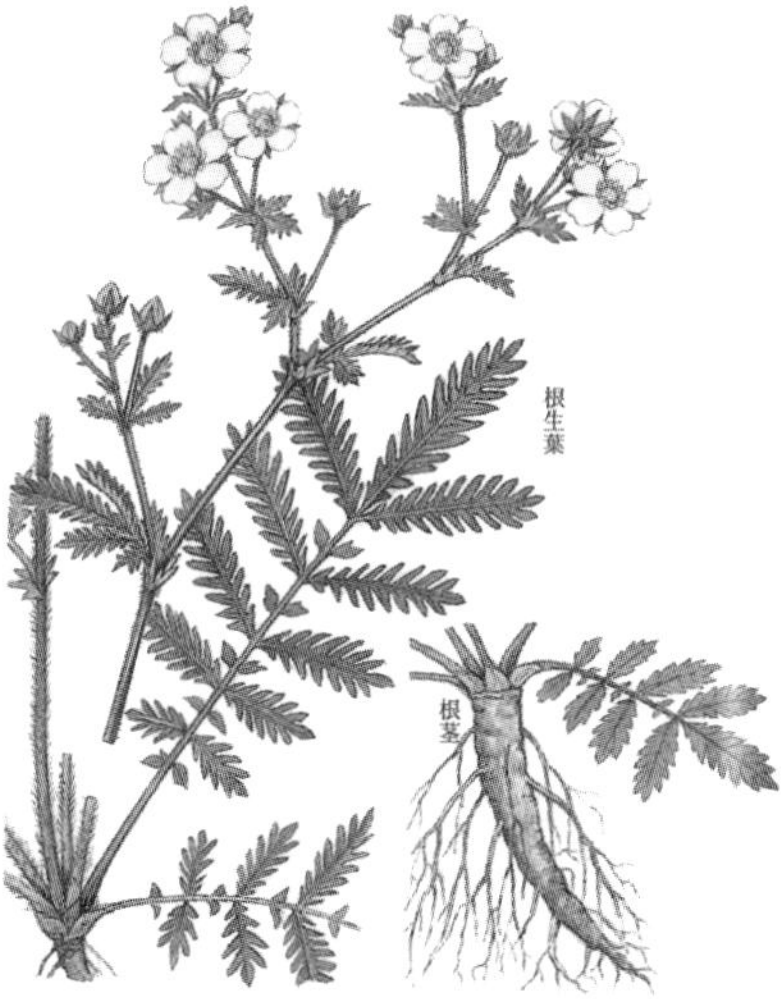

図４　カワラサイコ *Potentilla chinensis* Ser.
（同右、184頁）

れないほどなのである〔図1・2〕。この二図と、カワラサイコ、ツチグリをそれぞれ見比べたとき、『救荒本草』「鶏腿児」図はもちろんツチグリ〔図3〕の形状に、そして『本草原始』「翻白草」図はカワラサイコ〔図4〕の形状によく一致することが判明する。恕庵はこの点に着目したのではないだろうか。

以上のように見てくれば、恕庵が、その出典や関連書籍までを含めて丹念に『本草綱目』を読み、実物の形状を観察し、さらには国内で独自に認められてきたその薬効をも考慮に入れながら、当時柴胡に類するものとして通用されていた「河原柴胡」なる薬材の鑑定に腐心したことは明らかである。加えて薬効の認識については、周璞養志堂における医薬学の修得も大きく影響していたに違いない。自身は鎌倉柴胡を選択し、河原柴胡は用いないけれども、河原柴胡には鎌倉柴胡よりも強い薬効があり、医家のうちではそれを用いる者も在ると周璞ははっきり述べている。

最後になったが、三番目の柴胡「赤熊柴胡」にもふれておかねばならない。恕庵は次のように言う。

ソノ赤熊柴胡ト称スルモノハ、即白頭翁ニシテ柴胡ニアラズ。

赤熊も白頭翁も、現在までオキナグサ *Pulsatilla cernua* (Thunb.) Bercht. et C.Presl の別称として知られる。[69]オキナグサはキンポウゲ科 (Ranunculaceae) の多年草で、本州から九州、また東アジアに分布し、やはりその根を生薬として用いる。[70]『本草綱目』巻一二、草部山草類に収録され、出典は『神農本草経』下品であり、薬効は柴胡とは重ならない。恕庵がここに赤熊柴胡を記すのは、薬肆に「柴胡」の名を付して売られるからといって、真の「柴胡」と混同してはならないという注意を喚起するためであろう。

事実、『用薬須知』では「白頭翁」は「柴胡」の次に配されており、両者の混用を正そうとする意図がこの配列順にも表れている。「白頭翁」については次のように言う。

俗名赤熊《シャグマ》柴胡ト云者是也。

諸国方言《クニコトバ》最《モ》多シ、聚《メ》㆓于此《ニ》㆒以便《テス》㆓訪問《ニ》㆒。児花《チゴバナ》〔賀州〕、ケシ〱マナイタ〔同㆑上〕、猫草《子コグサ》〔筑前〕、チ、ンコ〔仙台〕、ウナイコ、ゼガイサウ〔京花肆所㆑称〕、ヒメバナ〔摂州大坂〕、ガクモチ〔濃州〕。此薬漢ヨリ不㆑渡《サ》。故《ニ》後世方用雖《トモ》㆑希《ナリト》、仲景ノ傷寒論有《ニ》㆓白頭翁湯㆒、医不㆑可㆑不㆑備《ヘ》。漢土ヨリ不㆑渡《サ》、医家欠《ク》㆑用《ヲ》。処々山中極テ多シ。

近来以《ヲ》㆑之充《ツルハ》㆓柴胡㆒誤也。与㆓柴胡㆒殊《タヘテ》別ナリ。(71)

ここに諸国の方言を種種掲載するのは、中国からの輸入品がなく、したがって医家が自らこれを調達せねばならないという本薬種の背景に即した恕庵の配慮であろう。

以上、養志堂講義と恕庵著作を並べ比べ、薬材に向ける視角の差異を具体的にたどった。これをまとめれば、恕庵本草学には、養志堂本草学に比して薬材への視角に次のような特色が指摘できる。

① 生薬として供される部位のみでなく、本体も含めた実物全体を積極的に観察する。

② 文献情報のうちでは、特に〈形体の描写〉を丹念にたどり、実物との対応を確認する。

③ 薬肆、花肆、また場合によっては方言など、通俗の呼び名に配慮する。

この三点のうち、すべての基準となっているのは①に挙げた〈実物の観察〉である。観察で得た知識があるからこそ、それを②のように文献と照らし合わせる執拗な姿勢が生まれるのであり、さらに③はそうした観察に付随して得られる知識と考えられるからである。これに、本草本来の薬効という観点を加え、総合的に薬名とその薬名の指す実物との対応関係を正すのが、恕庵の本草学であった。あらかじめ得られた薬材をいかに効果的に用いるかを考えるのが医家の本草の主眼であるとすれば、恕庵がここで主眼に据えているのは、まさに薬材そのものに関する情報を、文物共に蒐集・整理していく営みである。そうであればこそ、それは〈本草〉を超えた〈多識〉として、儒家が従事するに足るものと捉えられ得たのではないだろうか。

二　教養としての本草学

前節において、恕庵の門人であった浅井図南の人となりおよびその言説を軸にして、恕庵の時代に彼を取り囲んでいた学者社会の様子を垣間見た。儒学を基幹としながらも、和学から故実、本草また仏教にまで目配りする博学的教養を許容するある種の〈自由さ〉を備えた〈京都〉という学問の場は、図南に〈京都人〉としての自意識を植え付けるほどに成熟したひとつの社会であったと解することができる。加えてそのようななかで恕庵の本草学が、儒者の行う多識の学として、養志堂が講義するような医家の本草学とはやや異なる性質を持つものであることも指摘した。

そこで本節では、そうした恕庵本草学の薬学以外の側面についてより詳細に考えてみたい。すなわち、文物にわたる恕庵の〈多識〉は、いかにして当時の京都の学者・文人、しかも本草を専門としない者たちに受け入れられたのかという問題を、具体的な資料を通じて考えてみたい。

（一）本草知識の共有

本草学者の知識がどのように他分野の学者に頼まれ、また利用されていたかを示す具体事例は、恕庵の雑記『掛漏集』(72)中に次のように書き留められている（句読点は引用者による）。

○紺青玉《コンセウギヨク》。日本紀ニ、古ヘハ天子紺青玉《ギヨク》ヲ以テ玉帯《タイ》ニ用玉フ由見ヘタリ。何ノ代ヤラン公卿、紺青玉ヲ以テ石《イシノ》帯ニ用ラレタルヲ、僭上ノ譏アリシトカヤ、天子バカリ用玉フ故也。臣下ノ用ル例ナシ。此玉ノコト未見。或有職者ノ好事ナルアリ、ビイドロノ眼鏡ノ如キ紺青色ナル玉ヲ壺井氏ヘ見セ来ル。疑クハ是紺青玉ナランカト。壺井氏稲若水ニ示ス。若水モ始テ見タル由ナリ。此物自然ノ玉ナリ、ネリモノトハミヘズ、硝子ノ類ニ非、真ノ紺青玉ナラント話《（ママ）》レリ。[73]

ここに示されるのは、〈ある物好きな有職者〉と、同学の大家であった壺井義知、そして本草の大家であった稲若水という三者の間にあった知識のやりとりである。改めて摘要すれば次のようになる。

『日本書紀』に、天子のみがそれを用いて帯を飾ることを許された「紺青玉」なる玉が記される。しかしいまだかつてそれを実際に見たという者はなかった。あるとき、物好きな有職家が「ビイドロノ眼鏡ノ如キ紺青色ナル玉」を義知のもとへ持ってきて、もしかするとこれがかの紺青玉ではないかと問うた。しかしながら故実には通じても、〈物〉そのものに詳しいわけではない義知は、自身ではそれを判断し得ず、当時本草家として著名であった若水のもとにそれを持ち込んで判断を仰いだ。若水はそれを、硝子などの人工物ではなく天然の貴石であるから、定めて古来より用いられた真の紺青玉であろうと鑑定した。

些細な事例ではあるが、これは、諸学の大家が居並び、さらにそのもとに学徒が衆参する〈京都〉ならではの〈学術情報の伝達経路〉を如実に表わしているという意味で興味深い。

恕庵が本草の権威となることによって、そのもとへ諸国の門人からさまざまな情報が集まってきていた事実のあったことは、第一章に既述である。恕庵ほどの規模であったかはわからないが、それと似たようなことが他分野においても行われ、大小さまざまな知識が諸学の大家のもとに集まっていたのであろうことを、まずこの事例は示唆している。つまり、「好事ノ有職者」がこれはと思うものをその筋の大家である義知のもとへ持ち込んだように、である。さらに、そのようにして諸大家のもとに集められた知識が、互いに一目を置く学者同士の交流において活発にやりとりされていたことも確かに推知される。義知が、紺青玉とおぼしき物を若水のもとへ持ち込んだように、である。

前節に見たような〈京都人〉浅井図南の誇り高い自意識を考えれば、そのような図南が敬慕するに足る学者であると見定めた恕庵も、やはり、こうした〈京都〉において一定の地位を得ていたであろうことは間違いない。そうであるなら、いま義知と若水との間に確認したような知識の交換を、恕庵も同時代のさまざまな学者との間で行っていたのではないかという推測が成り立つ。すなわち、恕庵が京都において一廉の学者として認められていたということは、とりもなおさず、恕庵の学問知識――文物両方にわたる本草知識――が、彼の属した〈学者・文人の社会〉において、何らかの形で頼まれ、求められ、あるいは共有されたことを意味するのではないか。以下ではそれを具体的に明示する事例を、恕庵自身の仕事のうちに見出しながら論じてみたい。

（2）『蘭品』の編纂

『蘭品』（『怡顔斎蘭品』）は、恕庵が生涯にわたって多数を著す品類書のうちでも、最も早く著されたものである。初稿に近いと思われる写本『蘭品』[74]と、恕庵没後に改めて、書名にその号を冠して刊行された『怡顔斎蘭品』（明和八年刊）[75]の二種がある。両者ともに同じ恕庵自跋を持ち、そこに「正徳壬申五月」と記されるため、恕庵が編纂に着手したのは正徳二年（一七一二）以前のことであったと知られる。この写本と版本との間には本文に相当な差異があるため、正徳二年以降も恕庵が折にふれて本書の増補・改稿を重ねていた事実が明らかになる。[76]

編纂の発端は、版本の序文に次のように記される。

> 国朝正徳中、吾が恕庵松岡先生、上皇の密旨を辱奉し、蘭品二巻を謹撰す。上に今古同異を挙げ、下に花葉形色を説く。諸ゝ蘭の名を冒す者を別ち併列す。網の綱に在り、条有り紊れざるが若し。偽蘭已に弁れ、真蘭復旧するなり。初め国字を以て之を記すも、御覧を経た後、雅文を以て訳し、図絵を以て係《つな》ぐ。備はりかつ悉くすと謂ふべし。方将に上梓せんとするも未だ果せずして先生没す。[77]
>
> （原漢文〔句点付〕）

ここに言う「上皇」とは、正徳当時の霊元上皇（在位一六六三－一六八七）を指す。有職故実や宮中記録の整備を進めるだけでなく、自ら歌壇を形成するなど文芸にも秀でた人であった。当初は和文で記したものを、院の御覧を経た後に漢文に改めたと言う。写本『蘭品』の本文もすでに漢文に改められているから、正徳二年には御覧を終えていたのであろうか。

恕庵の本草著作のうちで最も特徴的な一群を形成するこの品類書の編纂が、このように〈上皇の依頼〉という外的要因に端を発している事実はきわめて興味深い。恕庵の本草知識が、医薬知識であるのみに止まらず、こうした上皇をはじめとする当時の文化荷担者との一種のコミュニケーションツールとなり得るものであったことを示唆しているからである。正徳二年当時、師である若水はまだ存命であり、恕庵自身への本草家としての注目はそれほど高かったとは言えないなか、こうした依頼があったという事実は、恕庵の学識が当時既に知る人ぞ知るものであったことの証左と言えるであろう。

上皇が恕庵にどのような依頼をしたのか具体的なことはいまに伝わらないが、以下、恕庵がどのような問題意識のもと、本書『蘭品』の編纂において何を行おうとしたのかを、ここに少しく明らかにしてみたい。

(a)蘭とは何か

前節において、『用薬須知』また『本草一家言』に確認した通り、恕庵にとって本草学とは、物名と実物との正しい対応関係を明らかにすることであった。したがって、本書『蘭品』が、〈蘭とは何か〉を明らかにするべく著されたものであったということはすぐに了解されるであろう。本書の筆頭に掲げられた「蘭草」条において、恕庵は次のように言う。

按ずるに、明李時珍『本草綱目』「芳草類」之を載す。其の他異称猶ほ多し、枚挙に勝へず。詳らかに本条及び『金漳蘭譜』[78]を見るに、『周易』繋辞、『詩経』、『礼記』、『楚辞』、『文選』等、凡そ古人の題詠する者は皆な此草を指す。是れ真蘭なり[79]。　（原漢文）

すなわちこの「蘭草」こそが、古典において縷々「蘭」と呼ばれてきた〈真の蘭〉であると言うのである。また言う。

中間幽蘭出づるに及び、而して真蘭隠る。医方中用ふる所の蘭葉、亦た此に拘る。……朱震亨(80)蘭草・蘭花を弁ぜず概して幽蘭葉を用ふる、考へに失すと謂ふべし。宋黄山谷(81)「幽芳亭記」〔山堂肆攷(82)中収之〕を検すれば、蘭蕙説亦た真蘭を識らず。幽蘭中に就きて強て之を分別す。其の説以為らく一幹一花なる者を蘭と為し、一幹数花なる者を蕙と為す。是れ幽蘭を誤認して以て蕙と為すなり。其れ云く一幹一花なる者は即ち今の独頭蘭、一名春蘭が是なりと。其れ云く一幹数花なる者は即ち今の幽蘭なりと。二物共に蘭類に係る。蕙に非ざるなり(83)。（原漢文）

ここで問題にされるのは「幽蘭」である。本来は「蘭草」が古典に言う真の蘭であるはずが、「幽蘭」なるものが出現して以来、往々にしてそれと混同されており、〈真の蘭を隠している〉と言う。ここでは元の朱震亨が「蘭葉」として幽蘭の葉を用いること、さらにさかのぼって北宋の黄庭堅が「真蘭」を知らないゆえに「幽蘭」のうちに無理やり「蘭」と「蕙」とを見て分類することを挙げ、批難している。「蘭」と「幽蘭」の混同は長らく中国でも問題にされてきたことで、ゆえに李時珍は『本草綱目』「蘭草」条に「正誤」項を設けてこれらの弁別を詳説するのであるが、事の顚末を、いま、青木正兒「蘭草と蘭花」（一九五三）に拠りながら説明すれば次の通り。

「蘭」の〈実体〉について初めて説明したのは三国時代（二二〇－二八〇頃）、呉の陸璣が『詩経』を注した『毛詩草木鳥獣虫魚疏』である。そこには蘭が「香草」であり、その香気を移す目的で白粉のなかに入れたり、またそれによって魚（紙魚）を避ける目的で衣類や書物に入れたりされる旨が記される。すなわちそれは、乾燥すればその茎葉から芳香を放つフジバカマ *Eupatorium japonicum* Thunb. である。ところが、これをいまのいわゆる蘭（ラン）、つまりラン科（Orchidaceae）の植物と混同することが、すでに五代の頃には行われるようになった。恕庵が「幽蘭」としてここに挙げているのもそのランのことである。その混同は、恕庵も引く通り、北宋の黄庭堅が、「幽芳亭に書す」と題した文章に明言して以降、いっそう堅固に世の中に広まったと言う。次いで南宋時代にはランの園芸栽培が盛んになり、これを〈蘭〉として詩文水墨中に扱うことが当たり前となった。こうした状況を受け、李時珍は『本草綱目』においていまのランを新しく「蘭花」として、真の蘭すなわち「蘭草」と区別したのである。(84)

恕庵が「蘭草」条に述べる見解もおおむね時珍に従うものであった。『蘭品』ではまずこのように「真蘭」すなわち蘭草（フジバカマ）の存在を詳らかにした上で、〈蘭の類〉を「蘭草類」、「蘭花類」、「木蘭類（モクレンの類）」、そして蘭の名を持つが蘭ではない「冒蘭類」に分けて収録、解説する。各条は漢籍からの関連記事を抜粋・引用した上で、適宜自らの見解を加える形で記す。

霊元院が恕庵にどういう意図で蘭の何を尋ねたのかは未詳である。和歌をよくした人であるというから、古くから和歌に詠まれてきたフジバカマについてその名実を問うたのかもしれない。あるいはフジバカマではなくランであれば、それは竹、菊、梅と共に〈四君子〉と称えられ、当時画題によく選ばれたものであった。いずれにしても、「蘭」字の指す植物が単なる薬材以上の文化的背景を持っていたことは間違いない。

なお版本『怡顔斎蘭品』には堀田（紀）正邦（一七三四 - 一七七二、近江宮川藩主）による題字「為王者香」が付される。これは蘭の香り高いことを指して言ったもので、孔子が自らの不遇な身の上を嘆いて作ったとされる琴曲「猗蘭操」（一名「幽蘭操」）に因んだ語句である。漢の蔡邕(85)『琴操』(86)に伝える。

孔子諸侯を歴聘す。諸侯よく任ずる莫し。衛より魯へ反る。隠谷中幽蘭独り秀づるを見、喟然として嘆じて曰く、夫れ蘭は当に王者の香と為すべし（当為王者香）、今乃ち独り茂り、衆草と伍と為ると。(87)（原漢文〈句点付〉）

すなわち、在野の自身を雑草に交って孤独に生える「蘭」に擬えたものである。この題字が恕庵の意向によるのか、没後の刊行に際した後人の考えによるものなのかはわからない。しかし「蘭」がどのように学者文人に愛されたのか、その背景をよく伝えるものとして注目に値するであろう。

(b)改稿

写本『蘭品』と版本『怡顔斎蘭品』の間には少なからざる異同があり、それが増補・改稿の跡を伝えていることはすでに述べた。たとえばその収録品数は、写本が蘭草類四、蘭花類八、木蘭類三、冒蘭類五、そして有名未識四三の全六三点、一方の版本が蘭草類三、蘭花類一二、木蘭類五、冒蘭類一一、そして有名未識一五の計四六点である。写本から版本に至るまでにかなりの増補と編集が加えられていることが了解されるであろう。この異同を逐一たどることは本章では行わないが、その大要のみ次に確認しておきたい。

(i)著録する漢籍記事の増大

たとえば「蘭花」条では、写本は『漳州府志』、『爾雅翼』、『福州府志』、『汝南圃史』を引くのみであるが、版本はこれに加えて『物理小識』、『花史左編』、『事物紺珠』、『潜確類書』「退居録」、『秘伝花鏡』、『行厨集』、『通雅』、『広西通志』、『遵生八牋』などを新たに著録する。

(ii)仮名の書き換え

和名を表記するにあたって、日本語の発音を示すために選ばれる漢字が、写本と版本ではまったく書き換えられている。たとえば次の通り。

「蘭草」和名　羅尼→辣泥（ラニ）
「山蘭」和名　鵯花→虚郁禿鳌発捺（ヒヨドリハナ）
「春蘭」和名　保久利→訶狐鳌（ホクリ）

同右　保久魯↓訶狐碌（ホクロ）
「木蘭」和名　阿良ゝ木↓渇辣辣伎（アララギ）
「林蘭」和名　久知奈志↓孤職捺識（クチナシ）

書き換えられる前のものはいわゆる万葉仮名であるが、後のものはそうではない。漢文への書き換えに合せて唐音を意識したものか。[88]

(iii)認識の変化

収録品数の変化からもわかる通り、考察が進むうちに恕庵の認識が変化したと思しき箇所が少なからず見られる。たとえば写本では「珍珠蘭」、「石蘭」、「紫蘭」、「煙蘭」は冒蘭類に収録されるが、版本ではそれが蘭花類に組み入れられている。このような事例のうち、恕庵の認識の推移が最も明瞭に表れている一例を取り上げて次に紹介したい。それは蘭草類に収録される「山蘭」、恕庵が「ヒヨドリハナ」と和名を充てるものである。

「山蘭」の名は『本草綱目』「蘭草」正誤に次のように記される。

蘭に数種有り、蘭草・沢蘭は水傍に生じ、山蘭は即ち蘭草の山中に生ずる者なり。[89]　（原漢文〔句点付〕）

これを受けて写本では、「李時珍曰山蘭則蘭草之生山中者」と時珍の説を引いた上で、続けて次のように考察を加える。

按ずるに、山蘭の状は全く真蘭と同じ。但だ其の葉之に比して狭長、燕尾形を作らず、且つ香無きを異と為すのみ。京北野の人の鵯花と呼ぶ者是なり。真蘭・山蘭、共に花に紫白二色有り。秋後に花を着く。山野在る処多し。[90]　（原漢文）

これは確かに、フジバカマによく似るがその葉を三裂しない（＝燕尾形を作らない）ヒヨドリバナ *Eupatorium makinoi* T.Kawahara et Yahara を指して言うものである。李時珍の〈山蘭は蘭草の山中に生えるもの〉という言を引き継いでか、恕庵はここでは「……を異と為すのみ」と、基本的に山蘭は蘭草と一物であるという認識を示している。それが板本では次のように改められる。

達按ずるに、此の種は蘭草中に別に是れ一種なり。意態甚だ蘭草に似たり。但だ其の葉、之に比するに狭長にして岐を作さず、且つ潤沢ならず、香無し。吾が州の野人 鵯《ヒヨドリ》花《ハナ》と呼ぶ。花紫白の二色有り。一種鉄幹蒿有り、亦此の類なり。皆秋後花を着く。近郊山中多く之れ有り。(時珍の字) 東壁の説の如きは則ち此種を知らざるに似たり。(91)

(原漢文〔句点付〕)

葉や花など植物本体についての叙述が大きく変わっているわけではないにもかかわらず、恕庵はここで蘭草と山蘭とを〈別の種である〉と認識を新たにしている。山蘭は山中に生えるフジバカマなのではなく、ヒヨドリバナという別種であると言うのである。またその和名の同定において「京北野の人」、「吾が州の野人」の呼び名を参考にしていることも重要であろう。『本草綱目』の記述に出発しながら、身近にある植生の実態を観察し、最終的にそれに即した新しい認識を獲得する過程がここに明瞭に表れている。

『蘭品』編纂以降、恕庵は『桜品』(享保元年自序)、『竹品』(享保二年自序) などさまざまな品類書を著した。それは一説に「七十二品」を著したとも伝えられるが、(92) その編纂の端緒が、上皇の命を受け、学者文人に詩歌・画題として愛された「蘭」を主題としたものであったという事実は、恕庵の属した学者社会の様態と、その本草学がただの〈医の方術〉以上の教養・学識と見なされていたことを意味するものであろう。それを受けて恕庵の著した『蘭品』が、蘭花、また真の蘭である蘭草に止まらず、なお木蘭、冒蘭など「蘭」の名の付く諸植物の弁別を怠らないことは、恕庵にとって本草学が、単に文人的教養を満たす以上の明確な目的意識――実物と物名の関係を明らかにする――に基づくものであったことをも示している。

（3）『歌仙海苔』から『苔品』へ

もう一点、その編纂経緯が具体的に明らかになる品類書が在る。ノリなどの藻類およびコケ植物を収録した『怡顔斎苔品』である。本書はやはり恕庵の没後に嗣子定庵および門人らが整稿の上で刊行せんと試みたようであるが、結局頓挫したのか、その版本はいまに伝わらない。序文は定庵が著すが、そこには本書の編纂経緯が次のように示される。

　不佞（定庵の名）典少ふして嘗て　先君子に侍り之を聞く。曰く、張玄随一巻の書を持し来て曰く、是れ愛宕の教学院主集むる所の海苔三十六種、各ゝ附するに古歌を以てす。名づけて「歌仙海苔」と曰ふ。予をして先生の正を取らしむ、請ふ其れ之を正せと。先君子是に於て為に之を正し、又益ゝ之を加へて九十品余種に至る。改名して苔品と曰ふと。[93]　（原漢文〔訓点付〕）

張玄随とは、恕庵の高弟の一人である熊谷玄随[94]を言う。この序文によれば『苔品』編纂の発端は、玄随が愛宕山教学院主[95]の編纂した『歌仙海苔』という一書を恕庵のもとに持ち込み、「之を正せ」と頼んだことにあると言う。その『歌仙海苔』とは三六種の海苔にそれぞれ古歌を付したものであったが、恕庵は後にそれを九〇種余りに増補し、『苔品』と名を改めた。

実はこのとき、恕庵が『歌仙海苔』を『苔品』へと増補してゆく過程の一形態を表すと思われる『海苔品』なる一書が、いま二点、国会図書館と東北大学附属図書館狩野文庫に伝わっている。その奥書には、恕庵が『歌仙海苔』を得てそれを増補編集する事情がさらに詳しく示されるため、引用の上詳しく考察してみたい。なお引用に際しては国会図書館本（一七二六年写[96]）を底本とし、それを狩野文庫本（成年未詳[97]）によって校訂した（句読点は引用者による）。

　恕庵先生跋曰。張玄随子携来一紙示予云、愛宕山教学院者京都町奉行所安藤駿河守従弟也。好学嗜詩風雅ノ

僧也。曽テ北村可昌及予ト常ニ会経史、其余暇好事之僻アリテ海苔三十六品ヲ集テ歌仙海苔ト号ス。各品考古歌附其後。此海苔漢名有之物ハ其傍ニ附録シテ得サセヨト、予ニ求ラルル由語リ、誠ニ僧侶ニ似合布好ミナリ。予漢名ノ可考ハ書付ヲツカハシヌ。又其遺タル物伝聞ニ得タル海苔ノ名ヲ其後ニ加増シテ、海苔譜ト名付事然リ。

この『海苔品』奥書によって『苔品』序文に述べられたことを補い、『苔品』編纂の経緯をたどれば次のようになる。

① 当時の愛宕山教学院主は、「北村可昌及予」と経史の読書会を設けるような「好学嗜詩風雅ノ僧」であった。ここに言う「予」とは恕庵、玄随のどちらを指すようにも読め、文脈からだけでは判断のつきかねるところである。ただ、享保三年（一七一八）に七二才で没する北村篤所と、少なくとも宝暦六年（一七五六）頃まで生きた玄随との年齢差を考慮すれば、彼らと会を設ける機会は玄随よりむしろ恕庵の方に多くあったと考えるのが自然であるように思う。ともかく、そのように風雅な趣味を持つ僧であった教学院主は、海苔の名を三六品集め、それぞれに和歌を付す『歌仙海苔』という一書を編んだ。

② 次いで教学院主は、恕庵の門人である熊谷玄随を通じて、この『歌仙海苔』に収録する海苔に「漢名」を付録して欲しいと恕庵に要望した。

③ 恕庵はその要望に応えて『歌仙海苔』に海苔の漢名を付して遣わしたが、そのまま さらに手元の『歌仙海苔』にさまざまな海苔の名を付け加えて『海苔譜』（『海苔品』）と名を改めた。この『海苔譜』は少なくとも享保一一年には成っていた。

④ しかも恕庵の増補はそれに止まることなく、「海苔」のほかに淡水藻「水苔」やコケ植物など「石苔」「樹苔」「地苔」を加えて九〇点余り（正確には有名未識を加えて一〇二点）にまで増補し、最終的にこれを『苔

品』と改題した。

以上の四点について、それぞれ詳しく解説したい。

(a)文化的会合

恕庵の時代、有志が集まり種種の会合[101]を開く営みが、伊藤仁斎の古義堂を中心に盛んに行われるようになっていたことはすでに述べた。[102]北村篤所や教学院主らが設けていた〈経史の会〉がそうした時流の上に捉え得るものであることは論を俟たないであろう。事実、篤所は仁斎の門人である。つまり、これに参会していたのが恕庵自身であったにせよ、玄随であったにせよ、やはり恕庵の周辺に古義堂の影響が濃厚であったことは疑い得ない。

さらに、そのような会合の参会者であった〈風雅な〉教学院主が、その余暇に『歌仙海苔』を編纂したということも、当時の儒者・文人社会の〈文化的雰囲気〉を伝えるものである。『歌仙海苔』に行われた三六の海苔を選定しそれに和歌を付すという行為は、文字通り三十六歌仙に擬えたもので、当時、海苔に限らずいろいろな物についてこれを行うことが流行した。たとえば貝では『六々貝合和歌』(一六九〇自序)がその様子を伝えており、ほかにも、『増補地錦抄』(一七一〇)巻四には「歌仙楓」と題して古歌を付した三六種の楓図を収録している。教学院主は〈僧侶に似つかわしくない好学・風雅の者〉と描写されているが、三六の歌仙海苔の選定はまさしく当時の〈風雅〉な営みであった。

(b)恕庵の学識——漢名の選定

そのように編纂された『歌仙海苔』であるが、恕庵はそれに〈漢名を付して欲しい〉と頼まれる。これはやはり『蘭品』のときと同様に、恕庵の学識が周囲にどのように意識され、どのように頼まれたものかを示唆していよう。すなわち、教学院主は海苔を詠んだ「古歌」は自ら選定することができたものの、その書の体裁をさらに整えようと「漢名」を選定するにあたっては、恕庵の学識に頼らねばならなかったのである。恕庵が物の名に詳しいと目されていたことは当然であるが、特に漢籍を広く渉猟して「漢名」に詳しいものと頼りにされていたことがここにうかがわれる。

(c)『海苔品』の編纂

ところが恕庵の関心は『歌仙海苔』に止まるものではなかった。三六を超えて、見聞の及ぶ限りの海苔の名を集め始めたのである。それは漢名ばかりではなく、むしろほとんどが「浅草海苔」、「和歌浦ノリ」、「紅葉ノリ」など国内諸国から恕庵のもとにもたらされた海産物としての「海苔」の情報であった。さらに恕庵は『海苔品』において、『歌仙海苔』にもともと付されていたはずの和歌をほとんどすべて削っている。[103] これは、恕庵の関心の在処が教学院主らの趣味的なものとは異なっていたことを示唆していよう。

いまに伝わる二本の『海苔品』は、国会図書館本が全五九点、狩野文庫本が全七二点と収録品数をやや異にする。これは一見、そのまま恕庵による『海苔品』から『苔品』への増補過程を反映したものかとも思われるが、記述の詳細をたどるとそうとは断定できないことが判明する。

国会図書館本の奥書では、先に引用した「恕庵先生曰」に始まる恕庵自跋を書写した上で、さらに書写者の山本紋六という人物が自らの知見を次のように書き加えている(改行および句読点は引用者による)。

水戸ノ玉海苔　形状浅草苔ノ形状ニ似テ色不紫。□コワク、味ハ浅草ノリニ似タリ。厚ミ浅草ヨリ厚。

安芸ノ仁保苔　此又格子ノタテ筋斗ニテ、品馬瀬苔ニ似タリ。其味馬瀬ヨリ好シ。砂少シ有。[104]

他方狩野文庫本には、この山本氏奥書の叙述を本文に組み入れたのではと思われる箇所があり、しかもそれは『怡顔斎苔品』にはまったく著録されない。該当部を(ア)国会図書館本本文、(イ)同本山本紋六奥書、(ウ)狩野文庫本、(エ)『怡顔斎苔品』の順で並べれば次のようになる(いずれも句読点は引用者による、以下同じ)。

①　玉ノリ

（ア）玉ノリ　水戸ニ出。
（イ）水戸ノ玉海苔　形状浅草苔ノ形状ニ似テ色不紫□コワク、味ハ浅草ノリニ似タリ。厚ミ浅草ヨリ厚。
（ウ）玉ノリ　水戸ニ出。形似浅草苔、色紫ナラズ、少ク厚ク味ハ同ジキナリ。
（エ）玉ノリ　水戸ヨリ出。

②　仁保ノリ
（ア）仁保ノリ　弘《(ママ)》嶋ノリトモ云。芸州広嶋ニ出。紫苔《(朱筆)》。
（イ）安芸ノ仁保苔　此又格子ノタテ筋斗ニテ、品馬瀬苔ニ似タリ。其味馬瀬ヨリ好シ。砂少シ有。
（ウ）仁保ノリ　広嶋ノリトモ云。芸州広嶋ニ出。紫苔。此又格子ノタテ筋ハカリニテ、品馬瀬ノリニ似タリ。
　其味甘、馬瀬ヨリ好シ。砂少有。
（エ）仁保ノリ　仁保ノリ芸州ヨリ出ツ。

（イ）山本紋六奥書が（ウ）狩野文庫本に反映される一方で、（エ）『怡顔斎苔品』には全く反映されていないことが了解されるであろう。このことから両『海苔品』が同系統にあることが知られると同時に、少なくとも、『海苔品』国会図書館本、同狩野文庫本、そして『怡顔斎苔品』が直線的な増補過程を反映しているとは考えにくいことも判明する。さらに言えば、狩野本における増補部が、転写の過程で恕庵以外の人物によってなされたものである可能性も否定できないのである。事実、狩野文庫本増補部と『怡顔斎苔品』では、和名・漢名の同定が全く異なるものがある。該当部を順に引けば次の通り。

【狩野】アヲミトロ　陟釐也。又名海粉、其状似髪。
【苔品】「陟釐」条（水苔類所収）
和名川モヅク。水中ノ石ニ貼シテ生ス。形海苔《アヲノリ》ニ似タリ。或ハコレヲ以テ海苔《アヲノリ》ニ偽リ貨ス。水禅寺ノリハコレヲ以テ製スト。先儒陟釐ヲ以テ青《アヲ》ノリ又ハアヲミドロトスルハ誤也。

したがって、特に恕庵自身の編集行為を検討しようとするとき、ひとまず狩野本は措き、『怡顔斎苔品』との本文比較には国会図書館本を対象とすることが適切であろう。以下、単に『海苔品』と述べる場合、それは国会図書館本を指す。

(d)『苔品』の編纂

『歌仙海苔』を端緒とした恕庵の蒐集・増補作業は、最終的には「海苔」に収まらず、それに「水苔」、「石苔」、「樹苔」、「地苔」を加えたより大きな「苔」という括りにまで到達し、書名も『苔品』へと改められた。収録するのは「苔」の字をもって表される種種の植物で、その分類はノリの他にコケも含むなど、近代的な植物分類に合致するものでは決してない。「苔」字は日本においては古くから「コケ」「ノリ」両方の意味で使用されており、[105]何よりその〈名〉すなわち〈字〉の示す〈物〉が何であるかという問題意識を持つ恕庵にとっては、両者を「苔」のもとに一括することは不自然ではなかったのであろう。各類の収録する植物について少しく解説を加えれば次のようになる。

(i)海苔類(付有名未識類)

計八四点の海生の藻類を収録する。「昆布(和名コブ)」、「組布(和名ワカメ)」、「蠣菜(和名アヲサ)」、「紫菜(和名アマノリ)」、「鹿角菜(和名トサカノリ)」、「羊栖菜(和名ヒジキ)」など、漢名に和名を同定するもの二二点、「マタベイ藻」、「ガラ藻」、「昆布ノリ」、「コガ子ノリ」など和名のみの和品六二点から成る。『海苔品』所収の五二点が、異名同物の統合などを経て四六点にまとめられた上で引き継がれる。また各品の解説はほぼ詳しく増補される。

有名未識類は「白花菜」(出典『食物本草』)、「苔垢菜」(出典『漳州府志』)、「藍菜」(出典『閩書』)、「鵞鳥菜」

(出典『漳州府志』)の四点を収録する。

(ⅱ)水苔類

漢名に和名を同定する「陟釐(和名川モヅク)」「水苔(和名アヲミドロ)」「牛尾蘊(牛ノ尾ト呼ブ)」の三点、および「富士川ノリ」「芝川ノリ」という二点の和品、計五点の淡水生の藻類を収録する。

(ⅲ)石苔類

「豆ゴケ」の一点のみを収録する。その説明は「一名青豆ゴケト云フ山中陰湿石上ニ貼ス青豆ヲ半開シテ貼タルカ如シ」とある。現在マメゴケの名で知られるのは、「マメヅタ」を標準和名としているシダ植物の一種 *Lemmaphyllum microphyllum* Presl で、岩上や樹幹に着生する。形状はまったく恕庵の描写に合致する。

(ⅳ)樹苔類

漢名に和名を充てる「白蘚(俗ニ銭ゴケ)」、漢名のみ掲げる「白翁鬚」の二点を収録する。「白蘚」条には「山中及寺院樹上ニ生ス蒼色俗ニ銭ゴケト云フ」とのみあるが、別に「白蘚」字に「マツノコケ」とルビを振る記述が同書海苔類「渓菜」条に見える。

和名青和布《アヲワカメ》　一名松海苔《マツノリ》　勢州及ヒ丹後宮津海中石ニ貼《ツイ》テ生ス。長サ一二寸ニ過ス。形ハ和布ニ似タリ。色青白ニ白蘚《マツノコケ》ニ似リ。末分レテ岐多シ、硬堅ナリ。[106]

したがって恕庵の言う「白蘚」すなわち「銭ゴケ」は、色が青、あるいは白みがかった青で、しかも「マツノコケ」の名から松などの樹幹に着生するものを指すと思われる。すると、いまのいわゆる「ゼニゴケ」すなわちゼニゴケ科ゼニゴケ属(*Marchantia L.*)の苔綱植物とは別のものである可能性も出てくる。というのは、管見によればゼニゴケの生育場所は人家や路地畑など湿った地面であり、樹幹ではないためである。[107]樹幹に着生するということと、「銭」という、〈平たく丸い〉形状を連想させる語を考慮すれば、あるいは葉状また痂状の地衣類を指すものかもしれない。

「白翁鬚」は「山中樹上ニ掛リ生ス細シテ色白シ」とあり、樹上から文字通り白髪の鬚のようなものが垂れさがっている姿を想起させる。こうした形状の植物には、たとえばシダ植物ヒゲノカズラ科の一種、ヒモラン *Lycopodium sieboldii* Miq.や、ヨウラクヒバ *Lycopodium phlegmaria* L. などがある。ただしこれらは常緑であるため、はたして白翁鬚にあたるかどうかは考察の余地を残す。[108]

（v）地苔類

漢名のみ記す「仰天皮」一点、漢名に和名を同定する「土馬騣（杉コケ）」「蜈蚣（俗ニ蛇コケ）」の二点、和名のみ記す「瑤珞コケ（一名岩コケ、タウゲシバ、キチガイシバ）」「ビロウドゴケ」の二点、計五点の主に蘚苔類（コケ植物）を収録する。

「仰天皮」は、「霖雨ノ後烈日ニ遇テ地上ノ苔起キ上リタル」ものと言い、これは『本草綱目』草部苔類「地衣草」集解にある記述に準ずる。

「土馬騣」は「俗名杉コケ陰湿ノ地ニ生ス茸々然トシテ馬鬣ノ如シ」、すなわちそれが馬のたてがみのように茂った高さのあるコケであることが述べられ、これはいまのいわゆる「スギゴケ」、スギゴケ科（Polytrichaceae）蘚綱植物の形態的特徴ともよく合致する。

また別に「瑤珞コケ」の一名「タウゲシバ」は、いまもシダ植物ヒゲノカズラ科の一種 *Lycopodium serratum* Thunb. の標準和名「トウゲシバ」として残る。これがすなわち恕庵の言う「タウゲシバ」であると即断はできないが、トウゲシバの外観はスギゴケと近似したものであり、恕庵がスギゴケのようなコケ植物を念頭に置いてこの「地苔類」項を立てたことを示唆している。

以上、当初は会読の場で話題に上るような『歌仙海苔』という風雅かつ趣味的な一書であったものが、恕庵によってまったく性格の異なる本草博物書『苔品』に作り変えられた様子を明らかにした。

恕庵が『歌仙海苔』中の海苔に漢名を付けるべく依頼を受けたということは、前掲『蘭品』編纂において上皇の依頼を受けたのと同じく、物の名、特に漢名の博識という意味合いにおいて、恕庵の学識が周辺の学者文人から特に高く評価され信頼されていたことを意味するものである。しかしながら、結果的にそうした文人的興味関心に応え得るものではあっても、『歌仙海苔』を『苔品』にまで改稿してしまう恕庵自身の関心は明らかに趣味的なものとは一線を画していると判断されよう。それはやはり〈物名と実物との対応関係を明らかにする〉という恕庵なりの明確な目的意識に支えられていたのである。

（4）　江村復所『聚芳帯図左編』

前項までに、恕庵の品類書（『蘭品』『苔品』）の編纂経緯を中心として、その学識が本草家以外の人間にどのように受け入れられていたのか、その一端を明らかにした。いずれの場合も、学者文人の趣味的関心に基づいて、恕庵に自然物（植物）に関する、特に文献上の知識を頼む姿勢が看取された。これはすなわち、恕庵の本草知識が、それを取り囲む学者文人の社会においては、往々にして文化的な教養と結び付いて受容されていたということを意味するものである。本項では、そうした恕庵本草学の特質を明確に引き継ぎ、自らの著書として結実させた高弟、江村復所（如圭）を取り上げて論じたい。復所の代表著作には『聚芳帯図左編』（一七二七）と、『詩経名物弁解』（一七三一）の二書があるが、いずれも本草知識の持つ人文教養的側面を強調した書物である。本項ではそのうち『聚芳帯図左編』を取り上げて、その本草書としての性格を詳しく考えてみたい。というのも、本書に付された三つの序文が、恕庵、また復所らが標榜した「本草学」の多義性を明示するためである。本題に入る前に、まず復所の略歴を簡単に確認しておこう。

江村復所（?－一七三二）、名は如圭、字は希南。別号に如亭。第一章において恕庵と姻戚関係にあったことにふれた丹後宮津藩儒江村毅庵の次子である。父毅庵そして長兄青郊（名は悰実）の後を継いで自身も宮津藩儒となったが、父兄に先んじて享保一七年に没した。(109) 先述の熊谷玄随、また甲賀敬元（後述）と共に『用薬須知』の校正にあたるなど、恕庵もその能力を高く買っていたと思われる高弟の一人である。

以下に扱う『聚芳帯図左編』は全九巻、写本で伝わり、その自筆稿本が現在、武田科学振興財団杏雨書屋に所蔵される。花卉を中心に観賞に供される植物を集め、漢籍からの引用を中心とした解説と共に、図を付したもので、その図は復所自身のほか、その郷友で図画に秀でた「楊汀氏」、またその門人「南畝氏」の三者によるという（復所自序）。まず総論を述べた後、漢名の判明する「已考品」一二三八品と、漢名が未詳である「未考品」一三三品を、それぞれ四季に分けて記述する。巻頭より堀南湖、石川麟洲、そして復所自身による序を付す。堀南湖は前節にも述べた通り当代の大儒、石川麟洲(110)はその南湖の門人であり、やはり儒者であった。それぞれの言説を順に確認してゆきたい。

（a）堀南湖「聚芳帯図左編序」（一七二七）

まず南湖は本序文を次のように始める。

花の香有るは、其れ猶ほ人の徳有るがごときなり。人の徳を与ふれば五、曰く仁、曰く義、曰く礼、曰く智、曰く信。花の香は五、温香有り、厲香有り、雅香有り、奇香有り、清香有り。温香は仁に近し、厲香は義に近し、雅香は礼に近し、奇香は智に近し。四者は皆な清気を以て之を配す、故に清香は信に近し。夫れ其の香有れば自然韻有り、自然色有り。夫子蘭を深谷に賞で、(111) 茂叔蓮を淤泥に愛す。(112) 蓋し香を以て花を称し、花を以て花を観るに匪ず。而るに後の花史氏、(113) 大抵花を以て花を観、色を挙げて韻を遺し、韻を挙げて香を遺す。是れ花史氏の陋なり。(114)（原漢文）

花の香を五常の徳に配当するといういかにも儒者らしい修辞を以て、南湖は花を称える。花の観（見た目、色）ではなくその香こそが人の見えざる徳と同じで真に愛でるべきものであると言うのである。また言う。

余は閑を好む者なり。毎に竹間水際に独行す。九泳(游)あれば乃ち欣然として遊び而して帰るを忘るるに在り。其れ桃李海棠なれば門を過ぎて入らず。間に亦た一両の花の芬郁として人を襲ふ者に逢へば、林を披き草に入り、徘徊留賞す。其の古、恨むらくは其れ名よぶ能はざるを。因りて自ら始め且つ嘆じて曰く、平生『爾雅』[115]を講ぜず、彭蜞已に誤ち、豹鼠未だ弁ぜず、尚ほ何ぞ異花珍卉の識るべきをやと。[116]

ここでは、閑暇に表をそぞろ歩き草花を愛でるという文人的な隠逸志向が示される。南湖はそのなかで芬郁と香を放つ草花に心奪われながらも、自分はかつてその名を言うことができなかった、つまり『爾雅』などいわゆる名物の学には詳しくなかったと言う。そこでいよいよ紹介されるのが、本書『聚芳帯図左編』の著者、江村復所である。

江子希南、治炎軒の術を専らにし、『本草』を闇記す。凡そ草木鳥獣蟲魚、類を推して多くを識り、真偽を核《ただ》し同異を験《ため》す。山産水書(処)、見るに随ひ弁ずるに随ひ、是を以て聞こへ有り。余と本より通家同巷、而して晨昏に居り従就す。書を共に読む有り、詩を共に吟ずる有り。其の花卉を談ずるに及ぶや、『詩』を問ひ、『爾雅』を問ひ、『本草』を問ひ、一を質して三を得たり。吾博達に期する所の者は幾ばくか之を得たり。然らば希南よりして之を観れば花は皆な薬なり、余よりして之を観れば薬も亦た花なり。……近く『聚芳帯図』一帙を以て、其の編四芳を以て春芳幾十種、夏芳幾十種、秋芳幾十種、冬芳幾十種に分類するを見視す。之を『花史』・『花鏡』・『群芳譜』・『画譜』・『画伝』[117]に比するに、数十品を多くす……希南は其の字なり。名は如圭、早く父兄の訓を奉じて松君成章[118]の門に遊び、濂洛の説[119]を与り聞くと云ふ。[120]

復所が本草に明るいこと、南湖と復所とがもともと親交のあること、したがってそれに草花の名を問い学ぶ機会の多かったことが述べられる。ただし、南湖がここで復所に本草学を〈授かった・学んだ〉とは言わないことは重要であろう。南湖は復所と〈共に〉、書を読み、詩を吟じ、花卉を談ずるなかで、その名を尋ね知った、と言うのである。つまり南湖は、詩書を共に読み花卉を談ずるような文人的営みのうちに包括されるひとつの教養・嗜みとして、復所の本草知識を捉え受容しているのである。それはまた、「復所にとって花はみな薬、そして自分にとっては薬もまた花である」という象徴的な文言にはっきりと表明されていよう。すなわち本序文は、『聚芳帯図左編』に対する、あくまで南湖の儒者文人的立場からの礼讃の弁なのである。南湖はここでやはり復所の師として恕庵の名を挙げるけれども、やはり、復所はそれに「本草」ではなく「濂洛の説」すなわち儒説を学んだものであると言う。

(b)石川麟洲「聚芳帯図序」(一七二七)

次の石川麟洲による序文に目を移そう。南湖に代わって、麟洲は復所を「神農氏の徒」すなわち本草家として称揚する。ただし、その修辞はやや変則的である(段落改行は引用者による)。

(前略)復所江希南、吾が畏友なり。夙に松岡先生に学び、博綜の誉れ有り。物を弁へ類を分かち、名を正し実を覈《あき》らかにすること、山条水葉を捜抉して隠れ無し。乃ち書を著して『聚芳帯図』と曰ふ。或は花、或は葉、凡そ玩《あじ》はふべく愛すべき者は則ち取りて備載し盡さざる莫し。殆んど詩人比興[121]の資を助く有るのみの者に似て、其の意は則ち然らず。

蓋し以為らく花実枝葉草木の文、寒熱温涼薬物の性、文は外に見えて視易し、性は中に存りて知り難し。是れ以て其の性を審らかにせんと欲する者、必ず先ず之を花実枝葉に験し、而る後に定め得べし。此に因りて之を言へば、則ち此の書、形状を図すを専らにして気味功能を説かざる所以は、其の心蓋し所在有り。豈其れ未だ神農氏の意に通ぜずして然りとする者ならんや。而も取る所は此の如きの博なり、考ふる所は此の如きの詳なり。則ち其の才以て神農氏の道を述ぶるに足るや、亦知るべし。嗚呼其れ神農氏の道をして以て天下に明かし、而して後世に伝ふべからしむ。而して人の神農氏の徒と称する所と為る者、吾れ其れ刮目して待つ。(122)

（原漢文）

つまり麟洲は、復所を本草家として称揚するために、なぜ本書『聚芳帯図左編』が草花の形状を図するのみに止まりその薬性を論じないのか、その理由を説明しているのである。本書は一見すると、単なる草花の図譜であり、詩作の資料のようにしか見えないけれども、薬性の弁別に先だってはこのような草花そのものの弁別が重要なのであるから、結果的に本書は本草学に資するものなのである、故に復所は後世まで本草家として称揚されるであろうと、そのように麟洲は述べるのである。したがって、この麟洲序文は、本書の二面性、すなわち〈詩作の資料に供される〉人文・教養的側面と、〈薬性を審らかにする第一歩〉としての実用・医薬的側面とを明瞭に指摘するという意味で、前出の南湖序文とその主意が共通すると言えるであろう。加えて、復所が恕庵（松岡君）の門人であることがやはりここでも言及される点は、南湖など当時の儒者社会に属した者らのうちで、恕庵・復所の師弟関係が確固たる学統として捉えられていたことを示しており重要である。

(c)江村復所「聚芳帯図左編自叙」（一七二七）

それでは最後に、復所自身が本書に対してどのような考えを表明しているか、その自序を見てゆきたい。復所はまず言う（段落改行は引用者による、以下同じ）。

山上の色・水中の味、自ら心に会ふ者に非ざれば与に言ひ易からざるなり。花卉の賞に於いても乃ち此くの如きこと無からんや。洛陽の牡丹、揚州の芍薬、其の名判白批紅(123)の中に最も表々たり。故に王と曰ひ相と曰ひ敢へて其の名を斥けず、敬愛の至りなり。及び愛者日く、衆く種うる者年弘めれば、則ち変幻狂劇し、奇態百出す。人則ち衒鬻を驚誇し(124)、檀価を争先すと。

乃ち徴香海棠の昌州に於ける、聘黄酴醾(125)の蜀都に於けるが若きは、奇を尚び新を競ひ、近きを賤しみ遠きを貴ぶ、之に過ぎ之に惑ふ。而して花を愛するを知るも真に愛するに非ざるに似るなり。花は亦た貴龍を獲るも真に貴なるに非ざるに似るなり。是に於いてをや、人と花と共に実を失ふ。風流社中の一厄なり。故に『詩』(126)に諷詠し『騒』(127)に佩紉する者は棄て擲ち、顧みざること邈かなり。伝無く牛羊鹿豕の躙藉する所と為るのみ。余嘗て窃かに惘む。

（中略）

故に有識の士は存じて論ぜず。必ず奇を尚び珍を索すに于《あづ》かるは、有識の為さざる所なり。其の跡或ひは髣髴たり、而して其の実大いに径庭有り。秖だ其の物を弁じ其の名を正し、一草一木をして各々其の所を得せしめんと欲するは、有識の置かざる所なり。……而して弁物正名の要は精審のみ。(128)　（原漢文）

すなわち復所はまず、牡丹や芍薬をはじめとした当代の花を取り巻いている、いわゆる園芸が盛んな状況、その花の「奇態」が「百出」し、しかも人がそれを争って買い求め、称賛し、珍重することを、「風流社中の一厄」と非難する。それは〈花の何たるか〉、そして〈花を愛する人の何たるか〉、その実を見失ったものであると言うのである。近世に百出する華美な花ばかりが珍重され、『詩経』や『楚辞』（「離騒」）などの古典に詠ぜられる〈真の花〉が軽んじられていることを憂慮するその姿勢は、古典に則った規範（＝聖人の道）を重んじるという意味では儒者的であると言えよう。そして真の有識の士は、そうした奇異が在ることを知識として知ってはいても、それを探し求め貴ぶことはしない。そうではなく、それぞれの物を弁え、その名を正そうとするのが有識の士というものであると言う。

では、そのような真の有識の士とはたとえば誰であるのか。もちろんそれは松岡恕庵その人である。

茲に誠に真識の人有り。山上の色・水中の味を与に言ふべきなり。恕庵松岡先生、講学の余、群籍を博照し、物類を綜覈す。謬誤を訂縄し、幽隠を捜羅す。其の事博にして其の言約、精にして審と謂ふべし。余之に師事す。其の言を聞き其の物を観、諸を紳に書し[129]、諸を心に銘ず[130]。（原漢文）

復所がどのような意味で恕庵を敬慕し学んでいたかが明瞭に表現される一節である。復所はやはり「山上の色・水中の味」、すなわち自然物の鑑定手法、鑑定能力において、恕庵を師と尊信した。ここで復所が特に「本草」の語を用いず、あくまでも弁物・正名という君子の行いの一端としてその仕事を賛美していることは興味深い。自然物の鑑定を医家の本草を超えたより根源的な学問作業として根拠づけようとする意図が、そこに見出されるためである。

次いで復所は、本書の編纂意図・経緯を次のように説明する。

夫れ植物の浩穣、名実誤り易く、真贋動もすれば錯《たが》ふ。図列せずして之を詳説せば、則ち的実精審を欲すれども得べからず。余嘗て『花史』[131]を読むに曰く、宗測谷間[132]に遊山し、奇花異草を見れば則ち帯上に係ぐ。帰りて其の形状を図し、「聚芳図百花帯」と名づくと。其の寄する所は測るべからざるも、恐らく徒だ珍奇を賞すの流には非ず。余窃に慕有り。其れ之を帯び之を栽へ、親しく自ら物を閲視する者は二子者と与に形状を模写す。……或は土産にして未だ稽考を経ざる者も亦た図工に救採し、以て訪問に備ふ。……自ら題して『聚芳帯図』と曰ふ。

其の模写の巧なる者は二子の手に出づ。拙なる者は余なり。二子誰と為せば、余が郷友にして能画の楊汀氏[133]、及び其の門下南畝氏[134]なり。品を図するは凡そ四百余種、種ゝ註を附するは若干種。是の書や、図有り説有り。図を按じ、説に依て之れを索せば、則ち名実・真贋頗る的証するに足れり。然りと雖ども掛漏信に多からん。人苟くも以て混沌を鑿ち蛇足を添ふと為さざれば、則ち余幸ひの甚しきなり。其の雑草・木・果・蓏・菜蔬の品、後編に俟つ有りと云ふ[135]。

奇花異草を帯にはさんで持ち帰っては図に描いていたという南斉は宗測の故事に寄せ、友人二子と共に草木を描き、それに解説を付し、本書を『聚芳帯図』と題して編集したのであると言う。本書の解説はほとんどが漢籍記事からそれを著録するもので、そこに復所自身の知見を直接見出すことは難しいとされる。ただしその図は紛れもなく本書の独自であり、なかには復所自身が描いたものも含まれることがこの自序において明確に示されている。そして何より、草花の名実・真贋を弁別するにあたって、文による説明だけでは心もとないため、これを正確に描いた図も併せて供することこそ肝要であると表明する点は、恕庵と比較しても復所の卓見であると言えよう。恕庵は自らの仕事において図画に、特に自身が植物を描くということについては取り立てて注意を払った形跡がない。(136)

加えて、この「左編」は花卉を主題としたものであるが、ほかに「雑草・木・果・蓏・菜蔬」を主題とした「後編」を編纂しようと言う意図が復所にあったことも重要である。たとえば復所が、先の堀南湖に代表されるような儒者・文人の社会のみに向けて本書を編纂したのであれば、「花卉」を扱うこの「左編」のみで事足りるはずである。(137) しかし復所はそれでは満足せず、「雑草」や「木・果」、さらには「蓏・蔬菜」などまでも、図画と解説によってその名実真贋を正し明らかにしようとした。そこには、人文的な教養、あるいは実用的な医薬からの要請のいずれにも止まることなく、むしろ両者を貫くような、より強い学問的使命感をもって彼が自然物の鑑定に従事していたことが示唆されている。本書の「後編(右編)」が今に伝わらないことはきわめて残念である。

以上、恕庵の本草の高弟であった江村復所『聚芳帯図左編』について、その三つの序文を中心に、この本草書の持つ性格を考えてきた。いま一度その特色をまとめると次のようになろう。

① 復所自身の意図は、植物の名実・真贋を正確に弁別することにあり、そのためには文献情報の整理・収集に加えて実物の図を付すことが有効であると考えていた。その結果、本書『聚芳帯図左編』がまとめられた。

② 堀南湖は復所の本草知識を自らの文人的な興味関心のうちに捉え、教養・嗜みのひとつとして受容した。「復所にとっての薬は私にとっての花である」との弁がそれをよく表している。

③ 石川麟洲は、復所を本草家として称揚した。ただし、麟洲は復所をそのように称えるにあたって、薬性を論じず花卉の図を付す本書『聚芳帯図左編』が、一見、詩作の資料にしか見えないにもかかわらずなぜ本草に資するものであるのかを、改めて説明する必要があった。

すなわち、本書『聚芳帯図左編』は、薬性以前にまず植物そのものの形状の把握と弁別に最も配慮するという点で、既存の本草学を逸脱したものであったと言える。復所にとってそれは「弁物・正名」という「有識の士」の行いとして根拠づけられていたが、他方、彼と平生やりとりのあるような文人的儒者らにとってはそれは、詩作・書画の資料ともなるようなひとつの〈教養〉として受け入れられていた。

三　他者との連帯

第一章に見た通り、小瀬復庵より『庶物類纂』編集の相続を持ちかけられた際、恕庵は〈鳥獣草木の学〉を行う上で重要なこととして次の二点を強調した。

① さまざまな人からさまざまな土地の情報を集める。

② 集めた情報について会席を設けるなどして多角的な検討を行う。

いずれも他者の協力を前提とする点が共通している。恕庵にあって本草学とは、ただ一人で文献のみと相対してなされるようなものでは決してなく、諸人に聞き取りを行い、また相互に意見を交換し合う、外界に開かれまた現実に根ざす学問であった。本節では、恕庵の本草学を支えるこの二つの重要な研究手法について、恕庵がそれをどのように捉え、またどのように実践していたかを、具体的な資料を通じてより詳しく考察してみたい。

(一) 諸方の風俗への関心

恕庵は物の呼び名について、特に諸国の方言、あるいはその通俗の呼び名に配慮した。たとえば先に紹介した『蘭品』や『用薬須知』などにおいて、「野人」の呼び名や「方名」などへの関心が明らかに表れていたことはすでに見た通りである。さらに恕庵の雑記、日記の類を通読すると、実はこうした関心を、恕庵が本草知識に限らず広く風俗全般について持っていたことが明らかになる。のみならず、そうした諸方の風俗への関心は、広く恕庵の周辺にあった学者・知識人の間に共有されたものでもあったらしい。恕庵の雑記『掛漏集』よりそうしたことを示す言説を拾い集め、その背後にある彼らの問題意識がどういったものであったのか、少しく考察を加えてみたい。

(a)出雲路信直の説

出雲路信直は、下御霊社祠官で山崎闇斎の高弟であった人。闇斎の没後はおそらく恕庵もこの信直に垂加の説を学んだものと推測されることは前章に既述である。その講義を受けていた際のエピソードであろうか、恕庵は次のように書き留める(句読点は引用者による、以下同じ)。

○雉小使《キジノコツカヒ》 神代巻ニ雉小使ト云コトアリ。(138) 古来神書ヲ講スルモノ闕レ疑不講、不識指何物。一日下御霊民部(139)講神代座中ニ、九州社司アリテ、「我国ニハ使ニヤリテ埒ヲ明ケテ不レ帰モノヲ雉小使ト云諺ニ云ナラワセリ」ト。カウヤウノコト田舎ニ残レルコト多シ。イナヲホセリノ名、芸州ノ婦女弁シ、嶂《ホキシ》ノ訓、八瀬(ノ)農人知之、トウサギノ訓、芸州ノ土人能解スル如シ。(140)

信直の「神代巻」講義中、長らくどのような意味かわからなかった「雉小使」という語句について、同講義に座していた九州の社司が「その言葉は自分の国の言い習わしに在る」としてその意味を明らかにしたというエピソードである。続けて恕庵が、このようにいま意味がわからなくなっているような古語でも、田舎の話し言葉にその意味と共にそのまま残っていることがよくあるとして、「芸州ノ婦女」「土人」、あるいは「八瀬（ノ）農人」などが話す言葉をその例として連ねている。

（b）並河天民の説

このいわば〈遺風の保管庫〉として地方の風俗を捉える視角について、恕庵が最も影響を受け、またそれを共有したと推測されるのが、やはり同時代の儒者、並河天民である。

並河天民（一六七九―一七一八）、名は亮、字は簡亮。通称は勘介。天民はその諡号である。京都の豪農の生まれで、元禄四年（一六九一）に兄の誠所と共に伊藤仁斎に入門するも、後に仁斎説に疑義を抱き、それを批判しながら独自の学問を形成した。仁斎没後の古義堂では、その門人が天民派と東涯派とに二分されたとも伝えられる。[141] 恕庵の雑録・日記には、東涯よりもこの天民とのやりとりの方が多く記されており、両者が親しかったことを伝えている。また天民は「国学」にも詳しかったと『近世畸人伝』に伝えるが、次に紹介するような〈田舎の風俗に古風を探る〉という姿勢も、そのような国学（和学）的興味関心の一環と捉え得るものであろう。恕庵はその説をたとえば次のように書き留めている。

○布串《フクシ》　並河氏ノ話ニ、万葉集ノ中、何ヤラン天子ノ御製ノ歌ニ、「フグシ」、「フグシコ」ト詠玉ヘルアリ。[142]「コ」ノ字ヲ付タルアリ。「コ」ハ「籠《コ》」ノ字ニテ、菜ナドヲツミ入ルカゴナルヘシトイヘレトモ、「フグシ」トイフコト不詳。歌学者ニ訪問スレトモ埒明ナラス。一日遠方ノ田舎翁来リテ万ツ物語スル次手ニ、田畠ノコトヲ咄ストテ、「大根牛房ハフグシニアラサレハ根折テ掘得ラレス」トイフ。「ソノフグシト云ハ如何」ト問ヘハ、「我等カ里ニテ木ニテ造リ、サキヲトカラシテ土ヘツキ立テサシコミ、物ヲホル棒ノ如キモノヲ、フグシト云フ。本ハ女ノハタヲ織ルニ、布ノタテヲハヘルトテ地ニ打クイヲ、布串ト云ヨリヲコレリ」ト云。此也。積年ノ疑頓ニ解タリ。カウヤウノコト田舎ニ残リテ、今人不レ知シテミタリニ説ヲ付ルコトアリ。今此古名ヲ唱失テ京人ハ大根ホリ、ハタケセ、リナトイフハ、無下ニイヤシキ名ナリ(143)。

『万葉集』中に見える「フグシ」という語句について、それがどのような物を指すのか天民は長らく疑問に思っていた。歌学者に尋ねてもわからないと言う。ところがある日、田舎の翁がやってきていろいろ話をしていた次いでに、ふと「大根や牛蒡はフグシでなければ掘れない」と言った。これをきっかけに、「フグシ」とはそのように畑仕事に使う先の尖った棒であるということが判明した、と言うのである。そうして、いまの人は田舎にこのように古語が残ることを知りもせずにあれこれ説を付会すると苦言を呈し、さらに京都ではフグシの名が消え去って、それを「大根ホリ」や「ハタケセセリ」など「イヤシキ」名で呼んでいると嘆くのである。

似たような説をもう一例示してみたい。屋根に設える建築部材である、千木および鰹木についてのものである。この千木・鰹木はいま一般には神社建築の一部として知られる。千木は屋根の両端でV字あるいはX字に交差させた木、鰹木は屋根の上に棟木に直角になるように何本か平行して並べられた木である(144)。天民はこれらが神社に設えられる由来について、やはり〈田舎に残る古風〉をヒントとして新たな独自の見識を摑んでいた。恕庵はこの説がよほど印象的であったのか、あるいは天民がこれを得意として重ねて恕庵に話して聞かせたのか、二箇所にわたってこの説を書き留めている。次に続けて紹介したい。

○千木・堅木《かつおぎ》ハ、古へハ屋造ニ柱ナクヤ子バカリ、竹ヤ木ヲ打チカヘテ、ワラ茅ニテソノ上ヲフキテ、ソノサキヲ不レ割遺制也ト神道者ハイフ。①非ナリ。堅木ハタ、茅フキノム子ノヲサヘ竹ト同ジ、処々ノシメ木也。カタムルノ義也。千木ハ風吹トキ風ヲ切リヨケテ、コクチヘツヨクアタラサラシメンタメノ風フセキナリ。並河氏話、曽テ『千木ノ記』(145)ヲ書ケリト語レリ(146)。

○並河氏カ話ニ、神社ニ千木・堅木トイヘルモノヲ上ル、古へハヤ子ノ風吹ク要心ノタメニスルコト也。風フセギニスルカ本来ノヲコリ也。②今神道者サマ〴〵秘シヨラシキコトヲイフハ、皆付会ノ説、杜撰ノコト也。

ソノ故ハ、去ヌル夏、(147)北山岩屋ヘユクトテ雲畑村ヲ過行ケルニ、(148)庄屋トヲホシキヨキ家ノカヤフキヤ子ニ、長キ竹ノヲサヘヲシタルカラスヲドシ(149)ノ上ニ、××如此千木ノナリシタル竹ヲイクラモ並ヘタリ。フシギニ思ヒ、折フシ農人ノ田ヲカヘスモノニ、「アレハ何ト云モノゾ、何ノタメニカクハスルゾ」ト問ヘハ、「風フセキナリ。カラスヲドシハカリニテハ、ムカフ風ニフキ切ラル、故ニ、ソノ上ニ如此モノヲシテ風ノ勢ヲ殺キ、ヤネヲ護スルナル」、「ヨキ名ヌシバカリノ家ニスルコトカ」トイヘハ、「庄ヤニカキラス、イツレモ古ヘヨリカヤ吹ニハ必モウクルモノニコソアリ。不レ珍コトヲトヒ玉フ」ト答フ。夫ヨリユク／＼サキ／＼ニ、アマタ所件ノ千木ヲモウケタル処ヲホシ。上古ハ板屋ハナクテ、皆ワラフキ・カヤ葺ナリ。于此暁レ之、千木ハ此ユヘナルコトヲトカタレリ。①或説ニハ、古ヘハ唐ノ諒闇ノ室(150)ノ如ク、風雨ヲフセクタメニヤ子ハカリシテ柱ハナシ。故ニ竹ヲ打チカヘテ地ニツキ立テ、ソノ上ヘワラヲフキワタシ、ソノ竹サキヲソロヘス、ソノマヽニシテヲケルハ、上古質朴ノ倍ニシテ、所謂茅茨不レ載トイフ是ナリ。此説ヤ、通ストイヘトモ、実ハ不レ然。風ヲフセクタメナラン、何ソナレハ古ヘ柱ナクヤ子ハカリ平地ニヒキクセントイフハ、土民ハカリナラン。『中臣祓』ニモ、「ミヤハシラフトシキ立テ、千木高智《タカシリ》リテ」トアリ、高キ殿閣ニモ必立ルコトナリ。高キ程設レ之クルハ、ワラ茅ニテ葺タルニハ此ニアラサレハ大風ヲフセクコト不能ユヘナリ。(151)

天民の主張は、いま神社建築とされる千木・鰹木は、いずれも〈茅葺き・藁葺き屋根の防風〉のための実用的な設えに端を発する、というものである。そして天民にその着想をもたらしたのが、雲ケ畑という〈田舎〉において、神社建築であるはずの「千木ノナリシタル」木材が、「風フセギ」という実用のために「ヨキ名ヌシ」でもない普通の家屋に設えられている様をまさにその目で目撃したという体験であった。X字状に交差させた重い栗材をいくつも棟に並べ置く形で屋根を抑え込むという設えは、「丹波棟」と言って丹波地方にはよく見られる建築であり、天民の見たものも恐らくはその丹波棟であったろうと言う。(152) つまり天民は、先の「フグシ」のような物の名前のみに限らず、家屋の設えのような風俗全般についてまでも、〈失われた古風が田舎に遺る〉可能性をもって捉えてしかるべきと考えていたのである。そうであれば、この「千木・鰹木」の説は、そのような着眼が天民にとっていかに重視されていたかを物語る証左とも言えるであろう。

さらにここにおいて天民が、丹波棟と神社建築とを関連づけてその意義を実用的・即物的に理解しようとするなかで、斥けるべき通行の誤説として二説、いずれも「神道者」の説を挙げていることは、それを仮にも神道者であった恕庵が書き留めているという事実と考え合わせていよいよ重要である。したがって、ここで説かれる天民の主張をいま少し詳察し、その意味の把握に努めてみたい。

天民が斥けるべく言及する二説については、先の引用箇所において傍線によって示しておいた。いまここにそれを改めて確認すれば次の通り。

① 千木を、柱がなく屋根ばかりであった上古の設えの名残とする説。古の家屋は神社も含めて地面に直接竹を突き立て打ち違え、それに藁を葺いた小屋のようなものであった。千木はその竹の先をそのまま切り揃えなかった名残であると言うのである。さらにそれは、上古には風俗がいまよりいっそう「質朴」であったことを意味する。つまり神社の千木はそうした上古の「質朴」さをいまに伝えるものであるというのが、ここに示される「神道者」の解釈である。

② 千木に何やら秘義めいたことを付会して言う説。これは主に伊勢神道などに唱えられていた千木観を指すものである。神道五部書の一冊として知られる『造伊勢二所太神宮宝基記』中には次のような一節がある。

千木は智義なり。搏風なり。義は則ち仁なり、天の如し。智は則ち霊なり、神の如し。[153]（下略）

つまり千木に建築的な意義を求める以前に、より遠大な宇宙論的意義を見出し論じようとする説である。

後者の②説については、天民は特に詳しい説明もなく「皆付会ノ説、杜撰ノコト」と切り捨てている。話にもならないでたらめである、と言ったところであろうか。他方前者①説については、二度とも自説と対抗させる形でそれを話題にしており、また「ヤ、適ス」とも述べているから、この説との差別化こそが天民の自説のひとつの主意でもあったことがうかがわれる。①説に対する天民の反論は次のようなものである。

①説が言うような〈柱もなく屋根ばかりの質朴な設え〉というのは、いくらそれが上古であっても「土民」に限られたものであったはずである。その証拠に『中臣祓』には「ミヤハシラフトシキ立テ、千木高智《タカシリ》リテ(154)」という一節があり、古来、柱を持った高い殿閣であっても千木が設けられなければならないものであったことが示されている。つまり、千木を〈上古の設えの名残〉と捉える点で①説は必ずしも間違いではないが、千木に残る〈上古の設え〉とは①説の言うようなものではない。それは、茅葺き、また藁葺きしかなかった上古の屋根の設えであり、そのような屋根には殿閣が高ければ高いほど、風を防ぐための千木・鰹木が必要不可欠だったのである。いまもまだ上古そのままに、藁葺き屋根に〈防風のための〉千木を置く家々が雲ケ畑に残っていることが、その何よりの証拠である。

恕庵は垂加の神道説を学ぶなかで、もちろん天民が「杜撰」と切り捨てるような神道書なども書写し所持していた。その一方で、このような説を天民から直接に聞き、書き留めているのである。恕庵がこの天民説について具体的にどのような見解を抱いていたかは、それを推し量るに資料が足りない。ただし、先の「フグシ」説などと併せて自ら雑記中に複数こうした天民説を収録するからには、それを決して否定的に捉えていたわけでないことはまず間違いないであろう。むしろ先に見た出雲路信直の言説その他と併せて考えれば、こうした〈古風・古俗を田舎のそれに認める〉という着眼に恕庵も全面的に賛意を示すが故に、天民は恕庵にこれを語り、また恕庵もそれを書き留めたと見るのが自然である。すなわち両者の間にそうした共有があったからこそ、天民と恕庵とは親しく交流を持ったのである(155)。

（c）その他

恕庵はほかにも、やはり神道・和学に関連して、京に廃れてしまった風俗が地方にはそのまま遺されていることを示す逸話を書き留めている。二つ続けて引けば次の通り。

○外面《トモ》　尾州・濃州ノ農人、田畠ノコトヲ「トモ」ト云。外面ト書。此古ヘノ詞ノ残レルナリ。古歌ニ外面《ソトモ》ノ小田《ヲダ》ナドヨメリ。田ヘ耕ニ往クヲ「トモヘ行ク」ト云、怪シミテ問ヘハシカ答ヘタリト濃客ノ話。(156)

○芸州厳島ノ楽人、京都ヘ楽稽古ニ来リタル時、京ノ楽人ニ件ノ絶タル楽ヲ伝授セリト厳島社家主膳話。(157)

このように見てくれば、恕庵がいかにこの着眼を重視したか、あるいは恕庵の周辺に在った学者らによっていかにその着眼が共有されたものであったかがいよいよ了解されるであろう。すなわちこの地方の風俗への着眼は、当時の恕庵の周辺にあってはひとつの思潮とも言うべきものであった。さらにこうした思潮を恕庵の本草学と関連させて捉えるのであれば、両者に共通する知的・学術的な志向として、次のようなことが指摘できるであろう。

①「野人」、「農人」、あるいは特に学問に明るくない在野の人の言説を積極的に学問の対象にする姿勢。

②古典に示される〈上古の在り方〉を〈眼前の現実〉と直結させて具体的に捉えようとする姿勢。

以下、順に少しく解説を加えてみたい。

まず①について、天民がこうした姿勢の持ち主であることは先に引いた諸説にすでに明白である。彼にとって田舎・在野の人々が語る言葉・風俗は、そこに古風が眠るかもしれないという意味で貴重な学問資料であった。もちろんそれは恕庵も承知するところであった。加えて恕庵の本草研究にとっては、それらは自然物が通俗に何と呼ばれているかという観点から、やはり重要な情報を提供する学問資料たり得た。というのも、恕庵の注意は自然物についての名称の混乱を斥けるということに特に向けられていたためである。恕庵は文献上の名称だけでなく、それが花肆で何と呼ばれるか、あるいは薬肆では何と呼ばれるか、あるいは野人がそれを何と呼ぶかなどに細かく配慮し、のみならず自身の著作にも積極的それを著録していった[158]。それは本章にこれまで取り上げた事例のうちでは、『用薬須知』において連翹の芸花屋での呼び名「タニワタシ」を取り上げ、『蘭品』において「山蘭」の和名として「京北野の人／吾州野人」がそう呼ぶ「ヒヨドリハナ」を採用することなどに確認できる[159]。

次に②について考えたい。天民が、遠方の農人が言う「フグシ」をすなわち『万葉集』の「フグシ」であると捉え、あるいは丹波棟の設えをすなわち上古の家屋の設えを保持したものであると捉える着眼の背後にあるのは、いま自分の目の前にある現実が、『万葉集』や『中臣祓』等に示される〈古〉と連続するものにほかならないとする強固な認識である。古典が示すような〈古〉の世界は確かに存在し、それはいま自分が生きるこの世と確かにつながるものである。そのような認識に裏打ちされてこそ、現実を具に観察することによって逆説的に上古の在り方を明らかにするという方法が導き出され得るわけである。この方法は恕庵の本草研究においても見出すことができる。

恕庵がその本草研究の端緒を、『詩経』中の名物（物と名との関係）を明らかにしたいとの思いに発すると公言していたことは先に述べた。その意味で、やはり恕庵の本草学も基本的には古典を志向するものであったと言える。それはたとえば、『蘭品』において恕庵が〈古典の指す「蘭」とは何であるか〉の説明に意を注ぐことにも表れていよう。ただし重要であるのは、その理解のために恕庵が採った手段が、決して字句の解釈ではなく、目の前の自然物、および自然物を取り巻く諸現象（人がそれを何と呼ぶかなど）の観察であったという事実である。その意味ではやはり、恕庵も眼前の現実の観察を通じて古の在り方を理解しようとした人であったと言える。天民と恕庵との間に思想的な通底を見ることは決して不可能ではない。

（2）同志の参集——本草会

前項に、並河天民との関わりを中心として、恕庵本草学の周辺にそれを取り巻く一種の思想的連帯のあったことを見た。本項では、より直接的に恕庵の本草学に影響を及ぼしたもうひとつの〈連帯〉を取り上げてみたい。それは薬材、主に植物を介した恕庵とその他の本草学徒との連帯である。

当時の京都において、経史の読書会から詩社の会まで、学者・文人らによる種種の会合が設けられていたことは、伊藤仁斎の古義堂に関連してすでに述べた。また、そうした営みから派生して『苔品』編纂のきっかけが作られたことも確認した。つまり、書物を囲んで会席を設けることそれ自体は当時さして珍しいことでもなく、恕庵の周辺に普通に行われていたことであった。恕庵自身もまた、そのような同学の士の集まりを重視していたことは前章の復庵書簡に既述である。ただしその内容は、文献のみならず、植物そのものを持ち寄り検討したという意味で特徴的であった。その様子を伝える資料を次に二点、紹介したい。

(a)江村毅庵宛書簡

まず見るのは、享保九年(一七二四)、恕庵が江村毅庵に宛てた書簡である。江村毅庵は前章において『用薬須知』の序文を撰した人物として既出である。いま一度説明すれば、毅庵は恕庵とほぼ同齢(二才年長)の儒者で、丹後宮津藩に仕えた。恕庵とは姻戚関係にあった親しい人である。さらにその子息らも恕庵に学び、特に次子の復所(如圭)が本草家としてその門下に頭角を表したことは前節に確認済みである、総じて、恕庵と最も親しく交わった人の一人としてよいであろう。本書簡において恕庵は、毅庵がその「用薬須知序」を浄書してくれたこと、さらにはその外題(題簽)をも書いてくれたことに礼を述べるほか、さまざまに近況を報告している。

そのうち、自身の学問活動について説明する箇所を抜粋して掲げれば次の通り。(160)

取カクレ草竹等モ此頃ノ会ニ顕レ申候。白薬子(161)ノ一二種并猩ゝ袴(162)等も顕レ申候間、珍重存候へ共、所獲零砕(163)ノ小草、大方ノ益ニ立申ハ顕レ不申候。気之毒存候。

（中略）

入老境候[164]故、歯牙動揺腫痛候。不足捨候得共、咽痛講習ニさまたけ難儀、さし当り致迷惑候。此頃ハ敬元[165]薬用候。少ゝハ快方御座候。倶覚気力軽少候、終日喋ゝ多言、夜分書写なと内外応接、書状等あまた認申候。昼夜不閣筆故、ケンベキ肩[166]□□□申筋と被存候。なを〳〵按摩なと自分ニも仕候。本草会不断有之、高森[167]、甲賀[168]、熊谷[169]相不易出席、各ゝも碎瑣ノ草共知申候も有之候。尚重而可受御賢断候。玄郁丈[170]折ゝ参会、其元御様子致承知候。

昼に講義を行うほか、夜分には書写、そして書状や訪問を介して寄せられる質問にそれぞれ答えるなど、年齢による体の不調をこぼしながらも、終日精力的に仕事をこなす恕庵の姿をこの書簡はよく伝えている。そして何より注目すべきであるのは、恕庵自身がここではっきりと「本草会」なるものの存在を語っている点である。その弁を総括すれば、恕庵は不断にその門人たちと「本草会」を開いており、そこでは各人が自ら「獲る所」の薬草類を持ち寄り検討するということが行われていた。恕庵にとって同学の士と集う会が単に文献を読み合せるだけのものではなく、一茗一菓ならぬ〈一木一草〉を持ち寄る本草に特化した会合であったことが、ここに明らかになる。

(b)江村復所『採覧随録』（一七一六）

次に見るのは毅庵の次子江村復所の編著書、『採覧随録』である。本書は先の毅庵書簡より以前、享保元年に成されたもので、復所が自身で行った薬草採集（採薬）・観察の仔細が日付とともに記録される貴重な資料である。伝存するのは復所による原本を後代の本草家水野皓山[171]が編次しなおしたもの、すなわち本来は書名に言う通り〈採集・観察に随って〉ばらばらに記録されていたものを、皓山が同一薬種の記述を統合するなどしてまとめなおしたものである。[172]復所自身による採集のほか、余人から薬種を貰い受けた記録なども含んでおり、もちろんそこには薬草を介した恕庵とのやりとりが散見される。その恕庵とのやりとりに焦点を絞り、抜粋引用すれば次の通り（読点は引用者による）。

真蘭　茎長生ス、淡紫葉対生段々……○葉不対生、細ク茎和シテ青紫色、小白花簇発、六月十四日御菩薩池ニテ採、恕庵ニ示ス、此モ真蘭花ト云、重示ニ山蘭ト云　（第一冊四オ）

木半夏　ナハシログミ……九月朔、木半夏ノ実ヲ勝軍山ニ採、恕庵ニ示ス、一年二度モナルナラント云、彼小樹ニ有実　（第一冊一〇ウ）

秦皮　ト子リコ二種アリ、一種丹波ヨリ来リ、恕庵前庭ニ所栽ノハ葉広シ太也……　（第一冊二〇オ）

天門冬……五月恕庵庭上物、六月廿七日御薬園（173）ノヲ見……　（第一冊二一ウ）

烏臼木……近来中華ヨリ来リ筑前ニ有、筑前ヨリ丙申五月恕庵ヘ来、庭ニ栽、曽六十六部ノ行脚僧清水弁才天ノ境内ニ栽、ソレヲ分ケ神戸景純モ庭ニ栽、今長紅葉甚可賞　（第一冊二四オ）

黄瓜菜又黄花菜　ニガナ　苦実ト同種ト見、恕庵葉地丁ニ似ルト……　（第一冊三六ウ）

一種蒣……上賀茂社ノ西渠辺ニテ採、私ニ臭蘇カト思ニ非ナリ、恕庵云貴船ノ一種ノイヌ香菜ハ是ヨリ臭シ、是気ハ野蘇ノ甚キ物也　（第一冊四五ウ）

田麻……上賀茂ノ入口堤河原ニ初生……実ノ形ニ因テ若水ノミ〳〵ト呼ヘリ、恕庵田麻ニアツ……　（第一冊三八ウ）

牛尾菜　御薬園ニテ馬兜鈴ニシテ五月木香也ト示ス、細蔓、恕庵牛尾菜ナラント云……　（第一冊四八オ）

孫升談圃香薷……貴布祢ニテ採来ヲ指テ孫升香薷トスル所ノ蒣也ト恕庵云ヘリ……　（第二冊一ウ）

山茵蔯　山薄荷　ヒキヲコシ……同日恕庵庭上ニ有ルヲ見ル　（第二冊六オ）

蓬虆　七葉一大葉ヲ成ス、面緑背淡細歯アリ、茎梗小細倒刺アリ、一大葉ノ大サ覆盆子ノ如シ……是ハ対生可憐、覆盆子ハ円、是ハ時珍如云実如椹長シ、珍ハ寒苺ヲ如椹ト云、恕庵越前ノ種ノ実ヲ見ルベシ、七月十五日恕庵庭上物ヲ採……　（第二冊六ウ）
地笋　シロ子　決蘭根也……供膳食大明宮嗜食之、同日恕庵賜之、即栽之後庭　（第二冊九オ）
火麻……同日恕庵庭上ニシテ見　（同前）
斑豆　チリメン豆　ウツラ豆……七月廿五日、雲カ畑山辺ニテ採、後圃ニ栽、本草ニ紫背ト云、俟重考……七月廿二日、飯山ヨリ来、木曽方言聞之、立珉恕庵席上、七里香ハ香豆ナラント、恕庵又云豆ニ廿品ホド有　（第二冊一一オ）
瓦韋　軒ノシノブ……岩屋茅屋上ノ物ヲ朽茅ヲ併テ採来、前庭ニ栽、三分二六寸許、八月廿四日恕庵ニ示ス、山シノブハ烏韭也　（第二冊二〇ウ）
楡　ニレ……久世渡東ニ採、私云向採者白楡ナレバ、是ハ榔楡ナラン……九月朔日採、後採ハ恕庵モ榔楡ト云……　（第二冊二一ウ）
光沢葉沙参……恕庵云薺苨ノ下葉有光沢ト云方ハ是ナラン……同日長岡天神路傍ニ採……　（第二冊二三オ）
胡頽子　グミ……九月四日恕庵席上ニ書生採来ル葉ヲ乞……　（第二冊二三ウ）
都夷香　九月十日置恕庵見之　（第二冊三一オ）
合子草……同十五日御菩薩池ノ南路傍西ノ方ノ溝中……城山御殿屋敷ニ多ト恕庵説　（第二冊三一ウ）
真夏枯草……十月恕庵白川山ニ採来、恵之　（第二冊四〇オ）

これらの記述から判明する復所の薬草採集・観察に関連する学問活動は、おおよそ次のようなものに集約される。

①　京都の内外で積極的に植物（薬草）を採集する。

②　採集した植物を持ち帰って自庭に栽える。
③　採集した植物を恕庵に見せに行き、その判断を仰ぐ。
④　恕庵が採集した植物を譲ってもらう。
⑤　御薬園、また恕庵庭などで植物を見学する。
⑥　「恕庵席」に列してそこに集う諸人と情報を共有する。

復所はほかにも、「大仏東路傍」、「真如堂東北籬」などかなり具体的かつ限定的に自分が当該の植物を採集した場所を記録している。これは、後日再び同じ場所を訪れて同じ植物を採集しようと考えてのことであったかもしれない。復所のこうした活発な採集活動は、先に恕庵の書簡に確認した「本草会」なる集まりの存在に、一層の信憑性を与えるものである。あるいは、復所がここで「恕庵席」と言うものこそ、その「本草会」であったかもしれない。こうした採集・観察活動を行っていたのは復所のみに限らないはずであるから、恕庵を中心として、その門人たちの間で、このように薬草を媒介とした活発なやりとりが行われていたことはまず疑い得ないであろう。

以上、恕庵書簡、および江村復所『採覧随録』を併考することで、恕庵が門人たちと連帯・協力して、各人が得た一木一草を持ち寄り検討する「本草会」なる集まりを開いていたことを確認した。彼らは、たとえば後に幕府の命を受けて活躍する採薬使のように、諸国を歴遊しながら広く採集活動に従事したわけではないが、それでも自らの足の及ぶ範囲内において、かなり積極的かつ日常的に薬草の採集を行い、会を設けることによってその情報を共有していたものと見える。

また採集した薬草を持ち帰って自庭に栽培していたことも重要であろう。恕庵書簡からは、そうやって持ち寄られた薬草が、実際に薬として実用に足るものであるか否かを検討していたこともうかがわれる。定期的に本草会を設けることで、彼らは洛中・洛外のどの場所でどのような薬草を入手することができるかという情報を蓄積し共有した。前節に確認したように、恕庵がまだ薬肆の扱わない「大葉の柴胡」について、「近来」「諸山」に得ることができると『本草一家言』中に明確に示し得たのも、背景にこのような活動があったためと考えれば納得がいくものである。すなわち、彼らを結びつけていたもののひとつに、より確かな薬材を、自分たちの身近な場所に日常的に採集・栽培できないだろうかという、きわめて実用的な問題意識のあったことが推知されるのである。

小　括

以上、本章では恕庵が平生どのような環境に身を置いて本草研究を行っていたか、すなわち恕庵と当時の京都の学者社会との関係という側面から恕庵本草学の特色を考察した。

第一節は「儒者の本草学——医家浅井家との関わりから」と題して、恕庵の門人のうち、〈京都の儒医〉であるという確固たる誇りと自意識を持っていた浅井図南の言説を手がかりに、図南また恕庵の周囲に、何よりも儒学を基盤に、和学などの幅広い文化的教養を重んじる学者・知識人の社会があったことを確認した。その上で、恕庵の本草学が、ただ医薬のみに供され得る既存の本草学とは異なり、薬材を含めた自然物（植物）の、より基礎的な弁別に意を注ぐものであったことを明らかにした。

第二節は「教養としての本草学」と題して、そのように医薬学を逸脱した恕庵の本草学が、特に同時代の文化的知識人らによっては人文教養の一環として捉えられていた側面を、具体的な著作資料『蘭品』および『茝品』の編纂経緯から明らかにした。恕庵が、画題や詩作の材料となるような植物の「漢名」についてしばしば問い合わせを受け、また頼られていたこと、『蘭品』や『茝品』の編纂も元々はそうした依頼に端を発するものであったことに、それは指摘し得る。ただし、恕庵自身の関心は単に漢名を博識することのみに注がれていたわけではなく、あくまでも〈文献上の名称と実物とを一致させなければならない〉という明確な目的意識に支えられたものであった。したがって最終的にそれらは「蘭」字、また「苔」字のもとに該当する植物を収載するという品類書と呼べる形にまで整えられ得たのである。加えて、恕庵の高弟である江村復所の著書『聚芳帯図左編』についても、復所自身が「弁物・正名」という確固たる目的意識を持っていたことはもちろん、医薬知識でありかつ人文教養でもあるという本草知識の多義性を、堀南湖・石川麟洲の両人が明白に認めていることを、各人の序文において確認した。

第三節は『他者との連帯』と題して、恕庵が門人、また同学の士らと平生どのようなやりとりを行っており、それがその本草学とどのように関係していたかを明らかにした。まず、恕庵が本草知識だけでなく、広く風俗一般について、〈京都で失われた古風が田舎に残る〉という着眼のもと、方言や、地方から京都を訪れる者たちの言説に注意を向けていたことを指摘した。この着眼において、恕庵が特に並河天民と緊密にやりとりをしたことも併せて明らかにした。天民と恕庵は、上古の在り方を探る手立てとして、自らの眼前にある現実の観察を重んじるという点で、一定の思想的連帯を有していたと言うことができる。さらにもうひとつの連帯として、恕庵が本草の門人らと共に、自らが採集した薬草を持ち寄り検討する会、「本草会」を設けていたことを指摘した。同志の間で会を設けることは当時の京都にあっては珍しいことではなかったが、そこに実物の薬草を持ち寄ったという点が、恕庵の「本草会」の特色であった。またこうした活動をさらに裏付けるものとして、江村復所による採集記録『採覧随録』の記述中に、復所が洛外・洛中で積極的に薬草を採集し、恕庵らとともにその検討を行う様子を指摘した。

（1）たとえば高橋博巳『京都藝苑のネットワーク』（一九八八）、渡辺憲司『近世大名文芸圏研究』（一九九七）などを参照。
（2）蒹葭堂について、また蒹葭堂と恕庵との資料上に見える関わりについては、第四章第三節において少しくふれた。
（3）正確には「成章」は字である。
（4）大谷雅夫校注『日本詩史』（新日本古典文学大系65所収）、九九頁。
（5）尾藤正英「江戸時代中期における本草学——近代科学の生成と関連する面より」、上野益三『日本博物学史』など。
（6）東方朔（前一五四－前九二）、曼倩は字。武帝に仕え、博学を以て鳴らした。
（7）張華（二三二－三〇〇）、茂先は字。『博物志』の著者。
（8）髫齔　垂れ髪をして、歯の抜けかわる頃。七、八才の子供。
（9）洙泗　中国山東省曲阜県を流れる泗水とその支流の洙水。流域で孔子が弟子たちに道を講じたことから、転じて孔子の学問、またその学統を言う。
（10）関閩　濂洛関閩の学、すなわち宋学を言う。
（11）原文は資料編目録七〇を参照、以下すべて同じ。
（12）浅井国幹遺稿『浅井氏家譜大成』、二二頁。
（13）未詳。儒者か。
（14）堀南湖（一六八四－一七五三）、儒者。京都に住み、広島藩に仕えた。名は正修、字は身之、別号に習斎。詩文をよくし、易にも詳しかった。堀景山（儒者、本居宣長の師）の従兄。図南が撰した『怡顔斎蘭品』の序文も、はじめは南湖が著すはずであった。「令嗣子勑欲追成先志。乞序于南湖屈君。君欣然下筆。叙致数百言。未及脱藁。君亦逝。」（浅井図南「怡顔斎蘭品序」）。
（15）柳川滄洲　第一章注(91)を参照。
（16）未詳。著書に『神授仏三貫栢』（一七三二）など（江戸出版書目による）。
（17）壺井義知（一六五七－一七三五）、故実家。字は子安、鶴翁はその号。また鶴寿、温故軒とも。河内の生まれであるが、京都に出て故実について一家を為した。本章第二節に詳述。

(18) 香川宣阿（一六四七 - 一七三五）、歌人。通称は堯真、号は梅月堂。周防岩国の老臣であったが辞したのち京都で歌学を修めた。
(19) 里村昌億（一六六〇 - 一七二六）、連歌師。里村昌陸の長子。元禄八年に家督を継ぎ、同一〇年より法眼。
(20) 前掲注(12)、二三 - 二四頁。
(21) 日本における「多識」の語は、林羅山が『本草綱目』の収載品に和訓を付して著した『多識編』（一六三〇）をその嚆矢とする（島田勇雄「近代の語彙II」、二五七頁）。
(22) 安西安周「伊藤仁斎の儒医辨」（『日本儒医研究』前編第三章第二節）。
(23) 杉立義一「稲生恒軒・若水の墓誌銘について」参照。
(24) 並河天民（一六七九 - 一七一八）、儒医。名は亮、字は簡亮。儒においては古学派、医においては古方派に属する。幕府に蝦夷開拓意見書の提出を試みるなど先駆的な側面があった（山田重正「儒医並河天民とその周辺」）。
(25) 同前山田、一六六頁。また伴蒿蹊『近世畸人伝』（一七八八）にも言う。
天民の説に、儒は医を兼べし、しからざれば、貧にして学卑陋に落つといへりとぞ。〔私按ずるに、仁斎文集には儒医の説ありて、儒を名とし、利を医にはかることを誚れり。所見異なり。〕（東洋文庫二〇二、二〇五頁）
(26) 第一章注(123)参照。
(27) 北川四良「谷川士清覚書――その師葦斎・怡顔斎および宗武」、また資料編目録一四三を参照。
(28) 伊勢貞国（一三九八 - 一四五四、室町時代の武将）の著作。
(29) 第一冊、九ウ - 一〇オ。資料編目録一一六参照。
(30) 神宮文庫所蔵［一門五七〇号］。恕庵の口伝を小野（佐伯）職秀が記録したもの。本章第四節後述。資料編目録一一二参照。
(31) 石田一良『伊藤仁斎』、二九頁。
(32) 『閑散余録』巻二、一一ウ - 一二オ。
(33) 遠藤正治『本草学と洋学――小野蘭山学統の研究』、五七 - 六四頁。
(34) 山岡生幸　未詳。

(35) 大梅湛江玄　未詳。
(36) 前掲注(12)、二五頁。
(37) 同前、二四頁。
(38) 同前、二五頁。
(39) ただしこの後、図南は、藩の書物奉行であり、やはり博覧強記で知られた松平君山（一六九七－一七八三）に引き会わされ、「羞與村儒為隊伍」という詩を残している（同前、二八－二九頁）。
(40) 滕　すなわち藤。浅井家がその祖を藤原鎌足にまでさかのぼることに由来するものであろう。
(41) 磯野直秀『日本博物誌年表』、二二七頁。
(42) 佐竹義輔ほか『日本の野生植物　木本Ⅱ』（一七七－一七八頁）、『原色中国本草図鑑』二（一八〇頁）を参照。
(43) 同前『原色中国本草図鑑』、同頁。
(44) 二〇オ。なお翻字に際しては龍谷大学電子図書館貴重書画像データベースを参照した。
http://www.afc.ryukoku.ac.jp/kicho/html/9826S/98260024.html（二〇一〇年一〇月四日閲覧）
(45) 四九ウ。龍谷大学電子図書館貴重書画像データベース参照。
http://www.afc.ryukoku.ac.jp/kicho/html/9832S/98320052.html（二〇一〇年一〇月四日閲覧）
(46) 巻三、四オ。
(47) 木村陽二郎『図説草木辞苑』、二七三頁。
(48) 増淵法之『日本中国植物名比較対照辞典』、八三頁。
(49) 佐竹義輔ほか『日本の野生植物　草本Ⅱ』（二八〇頁）、『原色中国本草図鑑』四（二九八頁）を参照。
(50) 寒熱往来　寒気を催したり熱気を催したりする症状。
(51) 一三ウ－一四オ。龍谷大学電子図書館貴重書画像データベース参照。
http://www.afc.ryukoku.ac.jp/kicho/html/9826S/98260016.html（二〇一〇年一〇月四日閲覧）
(52) 「苦、平、無毒」（『本草綱目』「柴胡」根、気味〔『神農本草経』〕）。
(53) 「除虚労、去肌熱、去早晨潮熱、寒熱往来……胸脇痛」（『本草綱目』「柴胡」根、主治〔張元素『潔古老人珍珠囊』)。

(54)「柴胡能去臟腑内外倶乏……又言婦人産後血熱必用之薬也」(『本草綱目』「柴胡」根、発明〔王好古『湯液本草』〕)。

(55) 二三オ - ウ。龍谷大学図書館電子図書館貴重書画像データベース参照。http://www.afc.ryukoku.ac.jp/kicho/html/9832S/98320026.html および、http://www.afc.ryukoku.ac.jp/kicho/html/9832S/98320027.html(二〇一〇年一〇月四日閲覧)

(56) 黄芩 シソ科コガネバナ *Scutellaria baicalensis* Georgi の周皮を除いた根(『日本薬局方』)。

(57)「ミシマサイコ 北柴胡 一名かまくらさいこト称シ多ク原野ニ自生スル」(村越三千男『大植物図鑑』、二八四頁)。

(58) 前掲注(49)『日本の野生植物 草本Ⅱ』、一八〇頁参照。

(59) 巻一、七オ - ウ。

(60) 杏雨書屋所蔵[杏六二三六]、第一冊二ウ - 四ウ。

(61)「鶏腿児(=『本草綱目』の「翻白草」)ヲ用ヒテ河原柴胡ト称ス形状性味大異不ㇾ可ㇾ用可ㇾ謂ニ習《テ》矣而不ㇾ審也旧習故陋ニ泥ムベカラズ」(白井光太郎校注『大和本草』一、二〇六頁)。

(62) 出典は『内外傷弁惑論』三巻(一二三二)。人参、白朮、黄耆、当帰、柴胡、陳皮、大棗、生姜、甘草、升麻で構成する。

(63)『原色中国本草図鑑』二、四一四頁。

(64)『本草綱目』「翻白草」集解、一六六三頁。

(65) 草部、巻六、一八ウ。

(66)「按是物有二種此所説形状正合綱目李説別是一物如本草原始所図乃今俗呼河原柴胡者不可依名迷実」。

(67) 真柳誠「中国本草と日本の受容」、二二四頁。

(68)「生近沢田地高盈尺葉尖長而厚有鋸歯青背白故謂之翻白草〔味甘微苦平無毒主吐血下血崩中瘧疾無名腫毒疔毒疥癩臁瘡潰爛此草四月開小黄花結子如胡荽子中有細子其根状類地楡剝去赤皮其内白色如鶏肉故名鶏腿根〕」(『本草原

始』和刻本、九如堂板〔刊年未詳〕、巻四草部、五九ウ、京都大学薬学部図書室所蔵［九六八―一二四／Ｈｏ／二三］）。

(69) 木村陽二郎『図説草木辞苑』参照。

(70) 中国では同属である *Pulsatilla chinensis* (Bunge) Regel. の根を白頭翁として用いる（前掲注42『原色中国本草図鑑』二、一一八頁）。

(71) 巻一、七ウ‐八オ。

(72) 写本四冊、国会図書館所蔵［一六三‐一〇五］。

(73) 第一冊、三〇オ。

(74) 一冊、都立図書館加賀文庫所蔵［加四一二九］。資料編目録五三参照。

(75) 二巻付図。資料編目録五四参照。

(76) もちろんこの増補改稿が恕庵本人ではなく別人によるものである可能性も検討する必要がある。ただし、門人奥田万による版本『怡顔斎蘭品』跋文の日付は、恕庵存命中の延享三年二月であり、恕庵の生前にはすでに本書が版本の形にまで整稿されていたことが明らかである。必然的に、初稿本『蘭品』から板本『怡顔斎蘭品』に至るまでの増補改稿も、すべて恕庵自身によるものと判断し得るであろう。

(77) 浅井図南「怡顔斎蘭品序」（一七七一）、一ウ‐二オ。原文は資料編目録五四を参照。

(78) 趙時庚『金漳蘭譜』。

(79) 「按明李時珍本草綱目芳草類載之其他異称猶多不勝枚挙詳見本条及金漳蘭譜周易繋辞詩経礼記楚辞文選等凡古人題詠者皆指此草是真蘭也」（二オ）

(80) 朱震亨（一二八一‐一三五八）、丹渓と称す。震亨はその名。元代の医家で、金元四代家の一人。

(81) 黄庭堅（一〇四五‐一一〇五）、号に山谷道人、北宋の文人。その「書幽芳亭記」に「至其発花、一幹一花而香有余者蘭、一見幹五七花而香不足者蕙」の一節がある。

(82) 彭大翼『山堂肆考』。

(83) 「中間及幽蘭出而真蘭隠焉医方中所用用之蘭葉亦此拘也……朱震亨不弁蘭草蘭花槩用幽蘭葉可謂失於考撿宋黄山

谷幽芳亭記〔山堂肆攷中収之〕蘭蕙説亦不識真蘭就幽蘭中儀強分別之其説以為一幹一花者為蘭一幹数花者為蕙是誤認幽蘭以為蕙也其云一幹一花者即今独頭蘭一名春蘭是也其云一幹数花者即今幽蘭也二物共係于蘭類非蕙也」(二ウ-三オ)。

(84) 生薬としての「蘭草」は『神農本草経』上品を出典とする。

(85) 蔡邕(一三二-一九二) 後漢の文人、学者。琴の名手としても知られた。

(86) 『琴操』 現存する最古の琴曲解説書。

(87) 「孔子歴聘諸侯、諸侯莫能任、自衛反魯、隠谷之中見幽蘭独秀、喟然嘆曰夫蘭当為王者香、今乃独茂、与衆草為伍。」(漢魏遺書抄本『琴操』、四頁)。

(88) 和音と唐音の差異を恕庵が気にかけていたらしいことは、雑記『掛漏集』中の次のような記事に表れている。

○南京 北京 北ノ字ノトナヘホツキントイヘハ和音ト唐音ト雑ハリテアシシ、ポツキント唱フヘシト長崎訳官玄秦ノ話ト或人話レリ　(第一冊一六オ)

(89) 『本草綱目』草部巻一四、「蘭草」正誤、九〇四頁。

(90) 「按山蘭状全同真蘭但其葉比之狭長不作燕尾形且無香為異耳京北野人呼鶺花者是也真蘭山蘭共花有紫白二色秋後着花近郊山野処在多」(五オ-ウ)。

(91) 「達按。此種於蘭草中別是一種。意態甚似蘭草。但其葉比之狭長不作岐。且不滑沢。無香。吾州野人呼鶺花。花有紫白二色。一種有鉄幹蒿。亦此類也。皆秋後着花。近郊山中多有之。如東璧之説。則似不知此種也。」(巻上、五ウ-六オ)。

(92) 熊谷醇「題広参品後」(『広参品』跋)に言う。資料編目録七三参照。

(93) 松岡定庵「苔品序」。原文は資料編目録六五を参照。

(94) 熊谷玄随については第四章第一節に詳述。

(95) 教学院 愛宕山白雲寺にかつてあった宿坊のひとつ。

(96) 写本一冊、記号〔四九九・九-M三九二n〕。資料編目録六三参照。

(97) 写本一冊、記号〔八-二一五八〇-一〕。資料編目録六四参照。

(98) 北村篤所　第一章注(39)参照。
(99) 宝暦六年に『広参品』序文を撰することによる。玄随の生没年は明らかではない。
(100) 国会図書館本の書写年による。
(101) 同志の間で催される研究会、詩社や読史会、あるいは茶話・夜話など純然たる社交の会などがあった（石田一良『伊藤仁斎』、三三頁）。
(102) 第一章第一節。
(103) 唯一「石ノ毛衣」に西行の歌として「日向ナル石ノ毛衣キテミレハサナガラノリノスガタナリケリ」の一首が記されるのみである。
(104) 奥書の全容は資料編目録六三を参照。
(105) たとえば『和名類聚抄』二〇巻本（九三一―九三五年頃成、室町中期写）には、「苔」について「音臺　和名古介（コケ）」（草木部第三十一苔類第二百四十三）と記すが、その一方で「紫菜」について「和名無良佐木乃里（ムラサキノリ）俗用紫苔」（菜蔬部第二十五海菜類第二百二十七）と記す。
(106) 国会図書館所蔵［二二八―九九］、一〇オ―ウ。
(107) 岩月善之助『日本の野生植物　コケ』、中村俊彦ほか『〔野外観察ハンドブック〕校庭のコケ』など参照。
(108) 岩槻邦男編『日本の野生植物　シダ』参照。
(109) 恕庵は如圭の没したことを次のように書き残している（句読点は引用者による）。

　享保十九甲寅四月十九日江村宗実死ス。皷脹ヲ病。同六月十三日八ツ於江戸、江村義庵（＝毅庵）六十九才水腫吐血ニテ相果ツ。去々年弟如圭果、今年兄宗実父義庵果、江村氏断絶。（『橘泉居雑抄』、一四オ）

(110) 石川麟洲（一七〇七―一七五九）儒者。京都の人。向井滄洲、堀南湖に学ぶ。著書『弁道解蔽』で荻生徂徠をはじめて批判したことで知られる。
(111) 蔡邕『琴操』にある「猗蘭操」に由来する。「猗蘭操」は本文に先述。
(112) 周濂渓（一〇一七―一〇七三）、茂叔はその字。「愛蓮説」を著し、君子の花として蓮を愛でたことで知られる。
(113) 花史　花卉のことを記載した書。

(114)「花之有香其猶人之有徳也与人之徳者五焉曰仁曰義曰礼曰智曰信花之香者五焉有温香有厲香有雅香有奇香有清香温香近乎仁厲香近乎義雅香近乎礼奇香近乎智四者皆以清気配之故清香近乎信夫其有香自然有韻自然有色夫子賞蘭於深谷茂叔愛蓮於淤泥蓋以香称花匪以花観花而後之花史氏大抵以花観花挙色遺韻挙韻遺香是花史氏之陋也」（京都大学附属図書館所蔵［九－一五〃シ〃五］第一冊、二オ）。

(115)『爾雅』中国最古の字書。現在一九編が伝わるが、そのうち釈草、釈木、釈虫、釈魚、釈鳥、釈獣、釈畜において動植物を取り上げる。前二世紀には成立したと言われる。

(116)「余好閑者也毎独行竹間水際九泳者乃在欣然遊而忘帰其桃李海棠過門不入矣間亦逢一両花芬郁襲人者披林入草徘徊留賞其古恨其不能名因自咍且嘆曰平生不講爾雅彭蜞已誤豹鼠未弁尚何異花珍卉之可識也哉」（第一冊、一ウ）。

(117)それぞれ王路『花史左編』（一六一七）、陳扶揺『秘伝花鏡』（一六八八）、王象晋『［二如亭］群芳譜』（一六二一）、黄鳳池『八種画譜』、王概『芥子園画伝』（一六七九）を言う。

(118)恕庵のこと。成章はその字。

(119)宋学のこと。濂洛関閩の学。

(120)「江子希南専治炎軒之術闇記本草凡草木鳥獣蟲魚類推而多識核真偽験同異山産水書随見随弁以是有聞与余本通家同巷而居晨昏従就有書共読有詩共吟及其談花卉也問詩問爾雅問本草質一而得三吾所期於博達者幾乎得之矣然自希南而観之花皆薬也自余而観之薬亦花也近以聚芳帯図一帙見視其編以四芳分類春芳幾十種夏芳幾十種秋芳幾十種冬芳幾十種比之花史花鏡群芳譜画譜画伝多数十品……希南其字也名如圭早奉父兄之訓遊于松君成章之門与聞濂洛之説云」（前掲注114、第一冊、一ウ－三オ）。

(121)『詩経』六義（詩の六分類）のうちの比と興。比は、類似のものを取り出しそれにたとえて述べる詩体。興は、自然界の事物などをたとえに引いて出し、それから本旨を述べる詩体。

(122)「復所江希南吾畏友也夙学於松岡先生有博綜之誉弁物分類正名覈実山條水葉捜抉無隠乃著書曰聚芳帯図或花或葉凡可玩可愛者則莫不盡取而備載矣殆似有助詩人比興之資而已者而其意則不然蓋以為花実枝葉草木之文寒熱温涼薬物之性文見乎外而易視性存於中而難知是以欲審其性者必先験之於花実枝葉而後可得定焉因此言之則此書所以専図形状而不説気味功能者其心蓋有所在焉豈其未通神農氏之意而然者乎而所取如此之博也所考如此之詳也則其才足以述神農

氏之道也亦可知爾嗚呼其所使神農氏之道可以明於天下而伝於後世而為人所称神農氏之徒者吾其刮目而待焉」（前掲注114、第一冊、四オ－五オ）。

(123) 判白批紅　花木を接木したり移植したりすること。出典は李格非『洛陽名園記録』。

(124) 衒鬻　実物の価値以上にほめ上げて売ること。

(125) 酴醾　ときんいばら。バラ科の落葉低木。

(126) 『詩経』。

(127) 屈原『離騒』。『楚辞』に収められる。

(128) 「山上之色水中之味自非会于心者不易与言也於花卉之賞無乃如此哉洛陽牡丹揚州芍薬其名最表々乎判白批紅之中故曰王曰相不敢斥其名敬愛之至也及愛者日衆種者年弘則変幻狂劇奇態百出人則驚誇衒鬻争先檀價若乃徵香海棠於昌州聘黄酴醾於蜀都者尚奇競新賤近貴遠之過之惑而似知愛花而非真愛也花亦似獲貴龍而非真貴也於是乎人与花共失実風流社中之一厄也故諷詠于詩佩紉于騒者棄擲不顧邈焉無伝為牛羊鹿豕之所躙藉而已余嘗竊悯焉（中略）故有識之士存而不論必于尚奇索珍者有識之所不為也然其跡或髣髴而其実大有逕庭秖欲弁其物正其名使一草一木各得其所者有識之所不置也……而弁物正名之要精審焉」（前掲注114、第一冊、六オ－ウ）。

(129) 諸れを紳に書す…『論語』衛霊公。（忘れないように）広帯のはしに書きつける。

(130) 「茲誠有真識之人可与言山上之色水中之味也恕庵松岡先生講学之余博照群籍綜覈物類訂縄謬誤捜羅幽隠其事博而其言約可謂精而審焉矣余師事之聞其言観其物書諸紳銘諸心」（前掲注114、第一冊、七オ）。

(131) 王路『花史左編』（一六一七）。あるいは単に花卉を記した書か。

(132) 宗測　字は敬微。南斉の画家。

(133) 楊汀氏　未詳。

(134) 南畝氏　未詳。

(135) 「夫植物之浩穰名実易誤真贋動錯不図列而詳説之則欲的実精審不可得焉耳余嘗読花史曰宗測遊山谷間見奇花異草則係于帯上帰而図其形状名聚芳図百花帯其所寄不可測恐非徒賞珍奇之流余竊有慕焉其帯之栽之親自閲視物与二子者模写形状……或土産未経稽考者亦救采図工以備訪問……自題曰聚芳帯図其模写之巧者出于二子之手拙者余也二子為

誰余郷友能画楊汀氏及其門下南畝氏也図品凡四百余種種附註若干種是書也有図有説按図依説而索之則名実真贋頗足的証雖然掛漏信多人苟不以為鑿混沌添蛇足則余幸之甚也其雑草木果蓏菜蔬之品有俟於後編云」（前掲注114、第一冊、七オ－八オ）。

(136) もちろん図の存在自体をゆるがせにしたわけではない。それは前節に見た「翻白草」の同定作業に明らかであろう。

(137) たとえば本書とほぼ同時期に編纂された花卉の図譜に近衛家熙『花木真写』三巻がある。近衛家熙（一六六七－一七三六、号に予楽院など）は恕庵や復所と同時代の公家で、茶の湯、立花、香、書画などをよくした当時の代表的文化人であった。恕庵の能力を高く買っており、積極的に本草知識を問い合せる様子がその言動を記した『槐記』に伝わっている。自らも草木に造詣が深く、観賞用の珍奇な花木一一五図を描きまとめた『花木真写』は、その観察・描写の精緻さから高い科学的価値を認められている（北村四朗「植物学的解説」〔『植物画の至宝　花木真写』〕）。ただし予楽院の関心はあくまでも書画、立花などを背景としたものであったから、その『花木真写』にはもちろん蔬菜などは含まれない。

(138) いまは一般的に『古事記』に従って「雉《きぎし》の頓使《ひたづか》い」と言う。葦原中国に下った天稚児（あめわかひこ）が帰ってこないので様子を見るために雉を遣わしたところ、天稚児はこれを射殺してしまった。ここから、行ったきりで戻ってこない使いを言う。なお、いま手元にある『日本書紀』神代巻（岩波文庫）を見る限り、「雉小使」なる語句は見当たらない。

(139) 民部。信直の通称。

(140) 『掛漏集』（国会図書館所蔵「一六三－一〇五」）第一冊、二四ウ。

(141) 「仁斎没後、其徒、東涯に従ふものと、天民に属するものと分れたり。」（『近世畸人伝』巻五）。

(142) 「籠《こ》もよ　み籠持ち　掘串《ふぐし》もよ　み掘串《ふぐし》持ち　この丘《をか》に　菜摘ます子　家聞かな　名告《の》らさね　そらみつ　やまとの国は　おしなべて　吾こそ居《を》れ　敷きなべて　吾《われ》こそ座《ま》せ　我こそは告《の》らじ　家をも名をも（巻一雑歌）」（佐佐木信綱編『万葉集』、一七頁）。

(143) 前掲注(140)、第二冊、一六オウ。

(144)　井上章一『伊勢神宮　魅惑の日本建築』、一五頁。
(145)　これは天民の説としてその全文が『近世畸人伝』の天民項に収録される『かたそぎの記』を指すものと推測される。「かたそぎ(片削ぎ)」とは、先端を水平または垂直に切り落とす形状に由来する千木の別名。『かたそぎの記』については本文後述。
(146)　前掲注(140)、第二冊、一七ウ。
(147)　なお前掲注(145)に示した『かたそぎの記』においては、天民は雲ケ畑を訪れたのは「正徳三年長月」のことであると言う。
(148)　岩屋山志明院を指すか。洛中から岩屋山へ行く際にはその手前に雲ケ畑の里を通ることになる。
(149)　鳥威し(カラスオドシ)　鳥のとまるのを防ぐためという、茅葺き屋根の棟に渡した竹や木のこと。鳥おどり、また雀おどしとも。
(150)　諒闇の室　天子が喪に服する部屋。
(151)　前掲注(140)、第四冊、三六ウ－三七オ。なおこの『掛漏集』は、第四冊のみの零本ではあるが、その恕庵自筆稿本が京都大学文学部図書室に伝わる。よって第四冊のみ翻刻・引用の底本にはこの自筆稿本を用いた。資料編目録一一六参照。
(152)　前掲注(144)、一七頁。
(153)　「千木者。智義也。搏風也。義者則仁也。如天。智者則霊也。如神。」(『造伊勢二書太神宮宝基本記』(国史大系所収)、三五頁)。
(154)　「宮柱太敷《ミヤハシラヲヒロシキ》立テ高天原《タカマノハラニ》千《チ》木高知《キタカシリテ》」(『中臣祓』(影印)、三一八頁)。
(155)　ほかにも『掛漏集』には、恕庵が天民の説く『中臣祓』の読解に賛意を示す旨が記されている。抄録して掲げれば次の通り(句読点は引用者による)。

並河氏カ話ニ……中臣祓ノ詞……此ハ臣子ノ高祖ノ徳ヲ賛嘆スル詞ニシテ、于今厳然トシテ天ニマシマスコトヲイヘリ。神霊留マシマスノ義ナリ。イカニモ〳〵ハナチテヨムヘシトイヘリ。予按、尤トモ此処ハハナチテヨムヘシ……ツ、ケテハナチヨムヘカラス。

(前掲注140、第二冊、二四ウ－二五オ)

つまり恕庵と天民との交流は儒学よりむしろこのような和学を軸にしたものだったのではないかとも推測され得る。

(156) 前掲注(140)、第一冊、一二オ。

(157) 前掲注(140)、第二冊、三二オ。

(158) これを享保元文全国産物調査の影響と見る向きもあるかもしれないが、『用薬須知』も『蘭品』も共に正徳二年(一七一二)に成されており、産物調査に先んずる。

(159) 「ヒヨドリハナ」の名は恕庵以前の貝原益軒『大和本草』(一七〇九)にはもちろん著録されない。

(160) 本書簡は武田科学振興財団杏雨書屋の所蔵であり[佐伯五九]、多治比郁夫氏による釈文・校注を経た全文が『杏雨書屋所蔵書簡集 一』に収録される(一七四-一七六頁)。引用はすべて本書に拠った。

(161) 白薬子 生薬。『本草綱目』巻一八、蔓草三八、出典『新修本草』。

(162) 猩〻袴 ショウジョウバカマ *Helonias orientalis* (Thunb.) N.Tanaka。ユリ科ショウジョウバカマ属の多年草。

(163) 零碎 零散細碎。ばらばらで小刻みであるさま。

(164) 恕庵は享保九年当時、五七才である。

(165) 敬元。甲賀敬元(第四章後述)か。

(166) ケンベキ 痃癖。首から方にかけて筋肉がひきつって痛むこと。肩こり。

(167) 高森 未詳。

(168) 甲賀 甲賀敬元(第四章後述)か。

(169) 熊谷 熊谷玄随(第四章後述)か。

(170) 玄郁 未詳。ただし「坂口玄郁」の名が江村如圭『採覧随録』(本文後述)中に見える。

(171) 水野皓山(一七七七-一八四六)、名は広業、字は士勤。別号に観生堂。山本亡羊らとも相携えて本草研究に邁進した。

(172) 伝存するのは西尾市岩瀬文庫所蔵本、および武田科学振興財団杏雨書屋所蔵本の二点。本書が扱うのは杏雨書屋所蔵本[杏三五六六]である。資料編目録一四一参照。

（173）　鷹峯御薬園を指すか。幕府は寛永一七年（一六四〇）、京都鷹峯に京都御薬園を開いた。これは幕府医官藤林道寿綱久が薬園を預かり、以後代々藤林家が管理して幕末まで存続したという（前掲注41、一一四頁）。

第三章　学問観

はじめに

前章では、恕庵の周囲に在った学者や知識人、門人たち、また彼らが織りなす社会との関係において、恕庵の本草学がどのように存立し、認められ、また受容されたかという視角をもってさまざまに検討を加えた。翻って本章では、恕庵自身の内面に目を向けることで、その本草学の在り様を捉える一助としたい。

すでに幾度も指摘した通り、恕庵は本草の大家であると同時に、生涯、儒学および神道をも考究して已むことがなかった。したがって、恕庵の内面に目を向けるということは、必然的にそうした恕庵の本草以外の学問を視野に入れることを意味しよう。神、儒、本草という異なる領域の学問が、なぜ松岡恕庵という人にあって併存し得たのか。それらのうちに何らかの連関は見出し得るのか。そうした問題を明らかにするための第一歩として、本章では、恕庵が自身の本草学に対して行った儒学的根拠づけと具体的な儒説、および神道説の一端を取り上げて見てみたい。

一　本草の学問的意義――「格物」と「正名」

（一）「題重訂本草綱目後」（一七一三）

まず題材とするのは、師である稲若水が和刻した『〔新校正〕本草綱目』（一七一二–一七一四）に恕庵が寄せた跋文「題重訂本草綱目後」である。本跋文は恕庵の仕事がいよいよ本草学に傾注してゆくようになるちょうど転換期の頃に著された[1]。そのためであるのか、恕庵はここにおいて、なぜ自分が本草研究に従事するのか、なぜ本草研究は従事するに足る学問であるのかを、雄弁に語る。煩瑣を承知の上で、全文にわたってその言説をたどり、恕庵が『本草綱目』研究すなわち自然物一般について考究することをどのように考えていたのか、確認したい。

恕庵はまず言う。

> 本草は蓋し炎皇より肇む[2]。而して陶[3]・蘇[4]・陳[5]・寇[6]の諸賢相ひ継ぎ、漸次論を増広し品物を撰すること益〻精し。終に明に至りて李東璧[7]、古今の大成を集め『綱目』一書を著作す。材を取ること富に至り、物を増すこと甚だ多し。部類を区別すること六十条、薬品を収載すること一千八百九十二種、備はれりと謂ふべし。此の書一たび出づれば旧説悉ぐ廃し、永く青嚢秘籙[8]、枕中鴻宝[9]、必用不可欠の具と為る。天下の名物を談じ薬性を論ずる者、皆な斯に於て法を取る[10]。　（原漢文）

まず恕庵は、中国における『本草綱目』（以下『綱目』）に至るまでの本草学の沿革を説明した上で、いまこの『綱目』こそがその集大成であると述べる。さらに『綱目』が「名物」「薬性」、いずれの観点からも権威と目されることを指摘する。

次いで言う。

> 本邦に及び伝播既に広く、飜刻愈〻多し。而して字画訓点多く差訛を率ゐ、薬物の和名往々にして杜撰無稽の説より出づ。其の人に害を遺すこと少なからず。此の本乃ち最初第一刻に係り[11]、中間、西峰松下翁[12]曽て之を較訂す[13]。爾来模印すること年久しく[14]、復た漫漶に就く。頃ろ書肆某、稲若水先生曽て点竄塗採する所の本、之を重梓せんことを請ふ。旧図誤写し其の真を失ふ者は一一命じて之を改図し、参攷するに諸家本草及び稗

官小説を以てす。又綱目収めずして世用に関はる所の者数十種を表出し、以て其の後に附す。[15] 倭名の謬呼・文字の舛差は悉く是正を加ふ。是に於て又一新を得、前諸刻に比較するに燦然爽眼たり。

本書『〔新校正〕本草綱目』が刊行されるまでの経緯である。松下見林本をはじめとしてすでに『綱目』が日本で盛んに和刻・研究されている旨を説明し、その上で、若水の校訂を経た本書がいかに優れているかを称賛する。

次いで言う。

先生は当代の博物君子なり。物性を明察し真贋を旌別すること、東壁諸子の右に迴出す。嘗て『綱目』の書の遺漏尚ほ多く、未だ承襲の謬有るを免れざるを病む。修経の余暇、寓ゝ昆虫草木の学に意あるを以て、群品を平章するを以て己が任と為す。[16] 兀兀として[17]倦まず纂輯すること多年、累稿は堆《うずたか》きを成し、殆ど千巻に盈つ。古今を網羅し品彙を籠架す。一家の言を勒成し、他日緒に就けば則ち群言の得失定むる所有り、而して庶物の真贋攷ふる所有るなり。其れ旧と著す所の『炮炙全書』二巻[18]、既に世に行はるること久し。其の余『採薬独断』[19]、『食物伝信』[20]が如きは、猶ほ未だ脱稿せず。予素より本草癖有り、曽て説に従ひ受く。此の刻の新たに成るを喜び、遂に数語を述ぶ。

本書の校訂者であり自身の師でもある若水の紹介である。若水が儒を修める傍ら、本草学に関心を持ってその研究に邁進した旨が語られる。加えて恕庵もまた自らの「本草癖」によって、若水に本草説を学んだのであると述べる。つまりこれは、恕庵がもともと本草知識すなわち鳥獣草木など自然物を学ぶことが好きであったということの表明である。

次いで言う。

夫れ格物・正名は聖学の先にする所なり。而るを学ぶ者往往にして性理を高談して而も名物の一事に於いては則ち以為へらく微事末枝と視、未だ嘗て此に心を注がず。故に偶ゝ毛詩[21]の名物一二を挙げて以て之を試問すれば、茫然として弁ぜざること夢の如く痴の如し。[22] 既に眼前至近の者と雖ども猶ほ且つ通暁能はず、何をか其の余を問はん。此の書独り医家の一経と為すのみに非ず。実に格物究理の一端、読まざるべからず。

ここからいよいよ、恕庵は自身が思う〈『本草綱目』の研究意義〉を滔々と述べ始める。この箇所におけるその主張はひとまず次のように集約することができよう。

○「格物」「正名」＝名物の事

「格物」は『大学』の一節「致知在格物、格物而知至」に由来する術語で、本来は「知能すなわち道徳的判断を明断にするには事物について〔善悪を〕確かめることだ[23]」といったほどの意味であったとされる。朱子がこれを「所謂知を致すは物に格るに在りとは、吾の知を致さんと欲すれば、物に即きてその理を窮むるに在るを言うなり」（『大学章句』[24]）、すなわち「知識をおしひろめるためには、個別の事物に内在する理を一つ一つ窮め尽くすべきである」と解釈し、「格物」とはつまり「窮理」と同意であると掲げた。[25] よって、恕庵がここで「格物究理」の語句を用いることは、その「格物」解釈がもちろん朱子に拠ったものであったことを示している。『大学』本文では、

物格りて后《のち》知至《きわ》まる。知至まりて后意誠なり。意誠にして后心正し。心正しくして后身脩まる。身脩まりて后家斉う。家斉いて后国治まる。国治まりて后天下平らかなり。[26]

として、「格物」こそが「平天下」に至る道の第一歩であると説かれる。

他方「正名」は『論語』に由来する術語で、これはそのまま「名を正す」の意味である。その意義は『論語』において次のように説明される。

名正しからざれば則ち言《げん》順《したが》わず、言順わざれば則ち事成らず、事成らざれば則ち礼楽興《お》こらず、礼楽興らざれば則ち刑罰中《あた》らず、刑罰中らざれば則ち民《たみ》手足措《お》く所なし。故に君子はこれに名づくれば必らず言うべ

きなり。これを言えば必らず行なうべきなり。(27)

民が〈手足のおきどころがないほどの〉不安に見舞われるようなことがない世の中にする、つまりはやはり天下を平らかにする、そのための最初になすべきこととして「正名」を位置づける謂である。

恕庵が冒頭に「夫れ格物・正名は聖学の先にする所なり」と述べるのは、このように、『大学』『論語』の両書において、「格物」「正名」がそれぞれ〈まず行うべきこと〉と明瞭に示されていることを念頭に置いたものであろう。そしてこの両者――事物について理を窮めること・事物の名を正しくすること――を併せ行うこととは、すなわち物と名の対応関係を考究する「名物の事」に他ならない。(28)したがって、『綱目』を研究することもまた、聖人の学問の一翼を担うに足るものであると規定され得るわけである。

○学者は「性理」を高談するばかりで、「名物」を軽んずる

ところが、世間の学者は「名物の事」を瑣末なこととしてしか見ず、「性理」を高談するばかりであると恕庵は不満を述べる。

「性」とは人間の持って生まれた本性を言い、特に朱子学においては、「性即理(性は即ち理なり)(29)」の命題をもって、具体的には仁義礼智信の五常であり、つまり天理に他ならないとされた。またそのように、世界の根源的な存在に関わる「理」を追究し、人間の本性を明らかにしようとする姿勢をもって、宋学は一般に性理学とも呼ばれる。恕庵がここで「性理」と言うのも、そのような人間の本性および万物の存在原理としての理を指して言うものであろう。朱子学者としては、〈性理〉を論じることこそが学問であると唱え得るにもかかわらず、ここでは恕庵はそうは言わない。多くの学者がそうした高尚な議論に気を取られて、具体的な事物を明らかにすることを軽んずると非難するのである。先に見た「格物」「正名」の強調をふまえれば、恕庵にとってそのような「高談」は、まず「格物」をせよ、まず「正名」をせよと言った聖人の示す順序を無視した振る舞いであったと

いうことなのであろう。そして、試しにそのような者に『詩経』の名物を尋ねてみても、ちっとも答えることができない。目の前のことですら把握できていないのに、それ以上に遠大なことなど問えるはずもないであろうと言うのである。

次いで言う。

或もの曰く、「夫子多識を鳥獣草木の名に言ふも、未だ嘗て其の実を研究するを言はざるなり」と。予以為らく然らず。聖人の言は従容として迫らず、(30)詩を読む者但だ其の名を多識するに止まるを言ふに非ず、而して必ず其の実を究むるを要《もと》めざるなり。

先の〈性理を高談する者〉への不満に続いて、今度は、「孔子は『鳥獣草木の名を多く識るがよい』とは言ったが、その〈実〉を研究せよとは一言も言っていないではないか」という言説に対する反論である。「夫子多識を鳥獣草木の名に言ふ」とは、『論語』の次の一節に由来する。

子の曰わく、少子、何ぞ夫の詩を学ぶこと莫きや。詩は以て興すべく、以て観るべく、以て群すべく、以て怨むべし。迩くは父に事え、遠くは君に事え、多く鳥獣草木の名を識る。(31)

すなわち、詩を学ぶことに、心を奮い立たせる（以て興す）、物事を観察させる（以て観る）などのほか、「鳥獣草木の名を多く知ることができる」という意義を見出すものである。したがってこの「多識」の語は、特に儒者による名物・本草研究の意義を説明するものとして、日本においては林羅山『多識篇』（一六一二）(32)以来よく用いられてきた。浅井図南が恕庵の『綱目』講義を「多識」と表現したことは前章に先述である。恕庵がここで相手とする言説は、そうした状況を受けて発されたものだったのであろう。

対する恕庵の反論は、「確かに孔子は鳥獣草木の実体を必ず研究せよとは言っていないが、だからと言ってただ名を知ることのみに止まっていればよいと言っているわけでもない」というものである。そもそも聖人のことばというのはゆったりと構えており慌てるところがなく、そうであるからこそ、ひとまずはその名を多く知ることを言ったまでであって、その名を知ったのであれば、次はその実を明らかにするのが当たり前であろうと恕庵は言うのである。

そうして恕庵は、名実をないがしろにする者を具体的に例示しながら、彼らの誤りを非難してゆく。

近ごろ清江汪鈍翁[33]の集作せる「蘭室記」を読むに云く、「家蘭を芸ふこと数本、何ぞ必ず其の孰れが真蘭、孰れが贋蘭を弁へん」と。予を以て之を論ずるに、汪説と菽麦を弁ぜざる者[34]と相ひ去ること幾《ほと》んど希なり。皆な是れ説を掩ひ辞を飾るのみ。

まずは清の汪琬が「自宅に蘭を植えるが、それが偽蘭か真蘭であるかなどを弁ずる必要はない」と言うことについて、それでは豆と麦との区別がつかない愚か者と同じであると言う。古典の蘭（フジバカマ）がいつしかランと混同されるようになり、『綱目』において時珍がそれを「蘭草」「蘭花」と改めて区別したこと、恕庵もまた両者の弁別に意を注いだことは、恕庵『蘭品』の編纂に関連して前章に既述である。次いで言う。

韓子[35]儒宗たり、猶ほ曰く「『爾雅』蟲魚を注す[36]は定めて磊落の人[37]に非ざらん」と。其の著す所の「原道」、『大学』八条目[38]を挙げて格致一項を遺す。[39]先儒已に其の聖経の旨を失するを議すれば、則ち其れ『爾雅』を貶むるも亦た宜ならずや。

韓愈は儒の大家でありながら、『爾雅』の「釈蟲」「釈魚」篇を注することを、まるで細かいことにこだわる志の小さい者の仕事であるように言った。これに対して恕庵は、韓愈がその「原道」において、『大学』八条目を掲げようとして「格知（物格りて后知至まる）」のみを落としていることを指摘し、そのように『大学』の主旨を損なって議論するから、『爾雅』を貶めるような誤りを犯すのであると喝破する。その名物研究を擁護する姿勢は徹底していると言えよう。

恕庵はさらに本草研究の意義について次のように念を押す。

夫子云はざらんや「必ずや名を正さんか、名正しからざれば則ち言順はず事成らず[40]」と。苟も名実乖戻せば則ち玉石混淆・美悪無弁、人適従する所を知る莫し。其の害為るや細故に非ず。豈格物を云はんや、豈正名を云はんや。若し夫れ無用の弁を誇り、不急の察に務め、実学を遺して空文を騖《か》り、天下後世に無益なる者なれば、則ち固より君子の戒むる所なり。予好む所に阿るに非ず。読者小技を以て視ること勿れば而ち可なり。

つまり恕庵にとっては、名を正すことは必然的にその実を研究することと対になるものであった。なぜなら、「正名」とはすなわち〈名とそれが指す実体とを一致させる〉ことに他ならないと恕庵が理解していたからである。事実、その本草学が〈名と実物との一致〉を強く意識したものであったことは、すでに前章においてその幾ばくかを確認した通り、著作の端々に看取されるものである。したがって、いくら詩を学ぶことについて孔子が〈名を多識する〉としか言ってなくとも、また別に〈名を正す〉ことが言われている以上、その実を研究しなくてよい理由はどこにもない、むしろそれは積極的になされるべきものであるというのが恕庵のここでの主張なのである。

加えて恕庵は、自分がこのように名物研究・本草研究に対して一種の弁護を縷々述べてきたことについて、自分が本草を好きであるから、それをよく言おうとして説をねじ曲げているわけでは決してないとも釘を指す。そうではなく、『綱目』が収載するような自然物について、その名を多く知り、実体を把握し、両者を正しく結び付けてゆくことは、まさしくひとつの聖人の学問なのである。読者がそれを理解し、本草を単なる小技と看做さなければそれでよいと、そう恕庵は締めくくっている。

以上、「題重訂本草綱目後」における恕庵の主張を、その文脈に沿って逐一確認した。全体を通じてまず指摘

し得るのは、

①本草研究の端緒として、恕庵自身に自然物への生来的な関心（本草癖）があった。

②名物研究、特に具体的な事物の把握が学者の間でなおざりにされてきたことについて、恕庵は強い不満を持っていた。

という二点である。恕庵自身はわざわざ「好む所に阿るに非ず」とことわっているが、とりもなおさずその弁こそが、恕庵が平生本草学を好んで行っていたという事実を示すものである。そうであればこそ、そうした研究が疎かになっている現状が、恕庵にはいっそう鋭敏に察知され得たのであり、またそれに伴って、恕庵のなかでその現状を許し難いと思う気持ちもいよいよ大きく育ったはずである。この二つの感情は、恕庵を本草研究へと駆り立てた原動力であった。

さらに、恕庵は儒者であり、儒者の社会に生きた人であったから、そのように本草研究へと注力してゆく過程において、そこに「格物」また「正名」と言う儒学的根拠を見出すことも必要とされた。恕庵によって本草研究がいかに学問的に意義づけられていたか、その大略をいま改めて整理してみれば次のようになろう。

①「格物」「正名」は聖人のまず行うべきことである（『論語』『大学』）。

②「格物（物に格る）」とはつまり「窮理」であり、個別の事物についてそれに内在する理を明らかにすることである（朱子学の命題）。

③「正名（名を正す）」とは、個別の事物についてその〈名〉と〈実〉とを一致させることである。

④本草研究とは、特に自然物について「格物」と「正名」とを実践することに他ならない。

してみれば必然的に、恕庵にとって「窮理」ということがほとんど〈具体的な物の実を明らかにする〉ことと同義と捉えられていたらしいとも推知されよう。

加えて恕庵は、これにもうひとつ別の意義を加えて本草研究を根拠づけることがある。次に確認したい。

（2）「用薬須知自叙」（一七一二）

『用薬須知』は、すでに本論に幾度も言及する恕庵の代表著作である。本書において恕庵が、特に日用の薬材に限ってその国産品の有無、呼び名の混同、形状および用法、そしてその薬効といったさまざまな点に配慮しながら、その名と実とを正しく結び付けようとしていたことは前章に確認した通りである。このことは、恕庵自身によってはどのように説明されているであろうか。自序において恕庵は言う（段落改行は引用者による）。

（前略）僕答て曰ふ。[41] 凡そ物は未だ名実相須《マツテ》用を為さざる者有らざるなり。故に名を正すは聖賢の先にする所なり。故に曰く「名正からざる時は言順はず事《ワザ》成らず[42]」と。又曰く「工其の事を善くせんと欲すれば必ず先づ其の器を利くす[43]」と。薬性食宜の如きは固より医家の先務と為すと雖も、而も亦た格物窮理の一端、日用切近の事と為す。豈に之を度外に置きて諸を講ぜざるに委すべけんや。親を養ひ君に事ふる者の必ず当に意を注《ツケ》て弁明すべき所なり。蘅辛・精吻[44]は之を疑似に失し、羊芋・杕杜は之を疎昧に誤まる。苟し冥捜妄投[45]する時は、其の害を貽すことや細故に非ず。豈軽忽すべけんや。[46]

（原漢文〔訓点付〕）

恕庵はやはりここでも、物の〈名〉と〈実〉とを一致させることの重要性を説く。その意味で、「薬性食宜」を考究することもまた、医家の仕事でありながら、格物の一端であると言うのである。ただし本序文には、先の「題重訂本草綱目後」には見られない新たな語句が付け加えられる。「日用切近の事」というのがそれである。恕庵は続ける。

顧ふに夫れ天下の事物は浩渺汗漫にして、人心の識量は限り有り。限り有るを以て涯り無きを究めんと欲す。嗚呼難かな。然りと雖も吾之を聞く。格物の法、近よりして之を推す。近き者已に明なる時は、則ち遠き者亦従ひて知るべし。多きを貪ぼること無かれ。速ならんことを欲すること無かれ。其の要は、近を先にして遠きを後にし、浮末を略して本実を存するに在るのみ。……是に於て医治切要の品類凡そ数百条を表章し、質すに平昔の聞く所を以てし、参ふるに臆断を以てし、国字を用て之を訓釈す。……題して『用薬須知』と曰ふ。姑らく其の需めを塞ぐ。第《タダ》恐らくは掛漏を免れざらんことを。且つ告て曰ふ、夫れ名を正すことも亦た豈に草木昆蟲のみに止まらんや。……子復た以て之を拡充する所を思へ。

まず本箇所の冒頭において、恕庵は、天下万物の無限性とそれに対する人心の有限性とを対比させ、後者が前者を窮めようとすることの難しさを「嗚呼難かな」と嘆く。その上で、「近よりして之を推す」という「格物の法」にその突破口を見出そうというのである。この「格物の法」は、朱子によっては次のように説明される。

格物は盡く天下の物を窮めんと欲するに非ず。但だ一事の上に於て窮め盡くして、其の他は類を以て推すべし。……若し一事の上窮まることを得ざれば、且つ別に一事を窮む。或は其の易き者を先にし、或は其の難き者を先にし、各〻人の浅深に随ふ。[47]

又た其の大なる者を先にすと曰ふは、則ち其の近き者を先にするの切なるに若かざるなり。[48]

（原漢文〔訓点付〕）

すなわち、このような朱子の言葉を前提として、恕庵は、本草は何よりも「日用切近」のことなのであるから、天下諸事のうちでもまず格物の対象としてしかるべきものであると言うわけである。一事について理を窮め尽くし、それによってまた他の理を類推するという方法によって理の探究を重ねていくと、ある時点で広がり突きぬけた境地になり、万物に内在する個別の理のみならず、純粋かつ普遍的な理そのものが全体として把握されるようになるというのが、朱子が説き、また目指すところであった。[49] これをふまえてみれば、先の「題重訂本草綱目後」において恕庵が〈性理を高談する〉者を非難した意味もすんなりと理解されるであろう。具体的な物を明らかにし得ないにもかかわらず、いきなり性理を論じようとすることは、恕庵にとってはまったく〈其の大なる者を先にせんとする〉振る舞いであったのである。

恕庵が「格物」を唱えるとき、そこには〈より近くの、より具体的な物を〉という即物性への志向が明確に表れている。

以上、恕庵が本草研究にどのような学問的意義を見出そうとしていたか、「題重訂校正本草綱目後」、および「用薬須知自叙」を手がかりに詳しく見てきた。そこから明らかになったのは、恕庵があくまでも朱子学者として本草研究を根拠づけようとした姿である。恕庵にとって本草研究とはつまり、「格物(窮理)」の実践に他ならなかった。

加えて、恕庵が必ず「格物」と「正名」とを並べ言うことは、ひとつの大きな特徴と見てよいであろう。この特徴は、前章に見た堀南湖や江村復所らが恕庵ときわめて近しい関係にあったにもかかわらず、恕庵の学問を形容するのにもっぱら「弁物正名」なる語を用いるばかりで、なぜか「格物」の語を絶えて用いないこと[50]と考え合わせた場合、いっそう意味深長である。恕庵がこれほど「格物」を強調しているにもかかわらず、なぜ彼らはその語を用いなかったのか。古義堂とも深い交流を持ったらしい彼らが[51]、朱子学を想起させる「格物」という表現を嫌ったのであろうか。事実、先行研究においては、「正名」が『論語』に由来することから、それを主張する恕庵（および若水）の学統に、『論語』『孟子』を重視した古義学派の影響を見る向きもある[52]。恕庵が「格物」と「正名」を並べ言うことに、朱子学と古義学の融和・折衷を見るのは可能であるか、否か。それを考察することは今後の課題としたい。

ともあれ恕庵は、常に「格物」「正名」を並置することによって自らの本草研究を意義づけた。これによって、自然物の〈名〉を多く知り、それぞれの〈実〉をもとにその〈名〉を整理し正してゆくという自身の本草研究に、恕庵がさらなる具体的かつ確かな根拠を与えていたことは疑い得ない。

二　理気説

(一)『太極図説管見鈔』

前節において、恕庵が本草研究を〈窮理の一端〉と捉え、あくまでも朱子学者の立場からそれを根拠づけていたことを確認した。そこで問題となるのが、恕庵にとって「理」とは結局どのようなものであったのかということである。したがって本節では、恕庵が遺した周濂渓「太極図説」(および朱子によるその注釈「太極図解」「太極図説解」)の講義草稿、『太極図説管見鈔』(龍谷大学大宮図書館写字台文庫所蔵、以下『管見鈔』[53])を資料として、その内実を少しくうかがってみることとしたい。

本書『管見鈔』は、すでにその奥書を第一章に示した通り、恕庵が一八才の頃に初稿をしたためたものである。以後いくらかの補足、語句の修正を行いながらも、基本的に恕庵は晩年に至るまで、これに則って「太極(=宇宙の本体、万物生成の根源)[54]」の在りようを講じた。その意味で本書は、松岡恕庵という人の朱子学に立脚した宇宙論、世界観を反映する重要な資料であると言える。

朱子は周知の通り、万物の生成を気の陰陽の働きによるとしながら、一方その働きの根拠に太極としての理があるとする理気二元論を主張した。その図式は、感覚し得ない形而上の理=太極があり、その太極をすべての根拠として、形而下に気の陰陽、陰陽が変合した五行の質、そして五行が組み合わさった万物があるというものである(図5参照)。

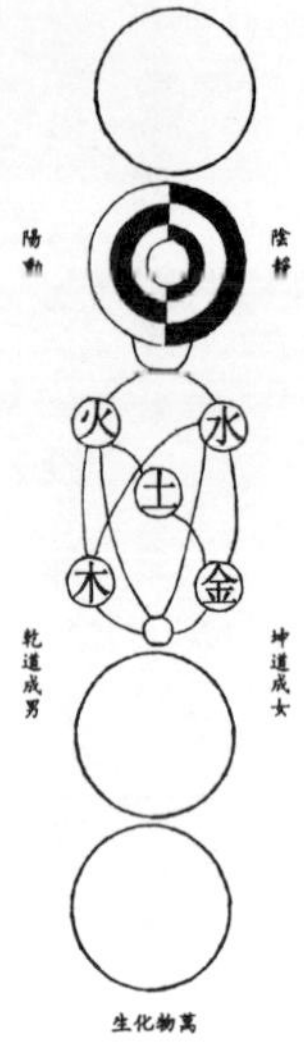

図5　「太極図」
(上海古籍出版社『朱子全書』第13冊)

加えて朱子は、「理一分殊」という命題をもって、存在の根拠として理はひとつでありながら（理一）、万物にも散在する（分殊）という理の二つの側面を提示した。「理一」とは理の普遍的側面を表し、「分殊」とはその特殊的側面を表すものである。

理一の理、すなわちその普遍的側面を重視すれば、それは万物の存在の根拠として理の超越性を強調することとなり、逆に分殊の理、すなわちその特殊的側面を重視すれば、万物に具有される個別の理として、その内在性を強調することとなる。[55]「理」とは朱子においてすでにそのような二面性を持つ概念であった。したがって、同じように朱子を奉じ、理気の別を重視した後継の朱子学者らであっても、理のどちらの側面に着目するかによって、その説にはさまざまな差異が生じることとなる。理の超越性を強調すれば、気である現実世界を〈理によって統御されなければならない対象〉と見る視角が強まり、他方、理の内在性を強調すれば、理は常に気と共に在るとして現実世界の在り方をそのまま肯定的に捉えようとする視角につながる。前者の代表者には朝鮮の李退渓（一五〇一－一五七〇）が挙げられ、後者の代表には明の羅整庵（一四六五－一五四七）が挙げられる。[56]

そうしたなかで恕庵の師である山崎闇斎が採ったのは、「際立って現実の気を重視し、理・太極の超越性を警戒する」[57]という羅整庵に近い立場であった。理は気を離れて超越的に宇宙を支配するのではなく、あくまでも気と共に在ってこそ、その働きを発揮するものである――そのように理気の関係を捉えたのである。この姿勢は、闇斎が何より理気の「妙合」を強調して説いたことに顕著であるとされる。[58]

以上をふまえて恕庵の『管見鈔』に目を移すと、そこには紛れもなく闇斎が強調した理気の〈妙合説〉、もしくはその恕庵的展開の在ることが看取される。本節ではそれを具体的に指摘した上で、恕庵の説く理気の妙合説について、少しく考察を加えてみたい。

(2) 無極而太極

まずは恕庵の理気説が、その内実はどうあれ、恕庵の主体的意思においては、確かに朱子のそれであったことを確認しておきたい。注目するのは「太極図説」冒頭の「無極而太極」という一節、太極図においては最上部の白円の意味を説く箇所である。朱子はこれについて、「無極」とはその下に続く「太極」すなわち「理」の性格を指すにすぎないのであって、「無極」が最初に在り、そこから「太極」が生ずるといった意味では決してないとした。これは理気二元論を説く朱子説の根幹にかかわる重要な解釈であるが、もちろん恕庵もこれに従って次のように説く(句読点は引用者による、以下すべて同じ)[59]。

サテカノ無極トイフモノハ、天理ノ至極ニシテ無色無臭トコロソト也。理ハ実ニキット存シテアレトモ、形体ハナイモノ也。色臭トイフモノハ至テカルイモノ也。コレサヘナイ也。無色臭トイフカラハ、形ノナイコトハイワスシテ可レ知[60]。

〇無極而太極……サテコノ無極ニシテ太極トハ、易ニアル也。易ニ太極アリ、コレ両儀ヲ生ズトマヅモトヅカレタル也。……サテ易ニハ「易有太極」トイフニ、コ、ニハ「無極而」トイフハ、ウラハラチガフタルコトノヤウナレドモ、ソウデハナイ也。易ノハ理ノアルコトヲイフ也。コ、ノハ形ノナイトイフコトヲイフタモノ也。老荘ハ真無ヲ説ニ有ヲイヤシミヲトシテ無ヲタットブゾ。儒ニハ有無一致ニシテミルコト也。孔子ノ太極アリトヲウセラル、ハ、陰陽変易スルウヘニ理ノアルコトヲイフ也。コノ無極トイフハ、ソノ理ハ無ノ至極ナルコトヲイフ也。タヾ虚無也トイヘバ、ソレハ老荘ニナガル、也。サヤカニ無ニアレドモ、シカモ太極也。カタチハナケレドモ理アル也。実ニアルトコロヲモッテイヘバ太極也。形体方処ノナイトコロハ無極也、ヲナジコト也[61]。

すなわち恕庵が強調するのは、「無極」とは万物の存在根拠たる「理」の形而上性を指すものであり、したがって同じく「無」を言うとはいえ、老荘の言う「虚無」と周子・朱子の言う「無極」とはまったく異なるものであるということである。しかし朱子によるこの「無極而太極」解釈は、反朱子学の立場にあった伊藤仁斎からは、まさしく老荘と同じであるとして非難されたものでもあった。仁斎は次のように言う。

　而るに朱子は太極を以て万理の尊号と為し、而して無極二字を解き、無窮極まると為す。而も謂ふ太極の外復た無極有るに非ざるを。……蓋し陰陽二気天地に充満し、相推し相盪き、万古已まず。誰が然らしむるを知らず。即ち所謂道なり。倘し一陰一陽往来已まざるの前に理を求むれば、則ち老荘虚無の説、聖人の旨に非ざるなり。朱子の学、本より禅・荘より来る。故に理を以て本と為し、而して気を以て粗と為し、善悪雑と為す。……而して太極を以て理と為すは乃ち其の臆見なり。易の本義に非ず。(62)　（原漢文〔訓点付〕）

すなわち、仁斎においては万物生成の根源に形而上の「理」を置くことさえすでに「虚無」を尊ぶ行いであり、その意味で朱子は老荘、また禅宗と何ら変わらないと受け止められたのである。この仁斎説はもちろん恕庵も意識するところであったようで、先に引いた箇所に続けて、恕庵は次のようにも説く（《　》内は書入れであることを示す）。

　ワルフコ、ロヘレバ無極ト太極ト二ツニコ、ロヘル也。陸象山ナドモ《気ノ上ニ理ヲ説クコトヲ疑フタゾ、我邦ノ仁斎翁モ此見ニ随ラレタゾ》ワルフコ、ロヘラレタゾ。ユヘニ周子ノ太極図説ヲモ同心セズ、マタ朱子ノ註ヲモ同心セヌゾ。ソレハモトニ無極一タンアルトイフコトニヤト見タユヘニ、コレガ気ニイラヌ也。シカレドモ周子ノコ、ロハソウシタルコトニアラズ。形体ノナイトコロヲモツテイヘバ無極也、理ノ至極スルトコロヲ以テイヘバ太極ゾト也。此段ニ至テ理気ヲ打合セテ説ルナリ。(63)

ここに説かれる恕庵の説が的を射たものであるかどうかは検討の余地を残すとしても、(64)恕庵がこと理気説において、古義学ではなく朱子学の立場に身を置くものであったことは明白である。

加えて傍点によって強調した通り、恕庵は「太極」を説くに際してそれを「理ノ至極スルトコロ」、また「理、気ヲ打合セテ説ル」ものとして、すでに理のみならず気の存在をも喚起している。これは、恕庵が理と気とを常に離れてあるべきではないものと捉えていたことを示唆しており、先にふれた闇斎の理気妙合説と併考すればいっそう重要であろう。

いわゆる〈理気不離〉の関係について、恕庵は別の箇所でも次のように説く。

凡シテ理気ノ二ツハ相因テハナレヌモノ也。気ガナケレバ理モヤドルトコロナク、理ガナケレバ気モナイ也。モトヨリ渾然タルトコロノモノ也。モト理ハ気ニヤドリナガラ気ニハマジハラヌモノ也。シカレバ別ノヤウナレドモ、シカレドモ別ニカク〳〵ニハナレテアルモノニ非ラズ、ヒツキヤウ混然トシテ一マロメナルモノ也。(65)

これによれば、理はあくまでも気に「宿る」ものであって、決して「まじわる」ものではない。しかしながら強調されているのはあくまでも理気が離れず「混然トシテ一マロメ」であるというその状態である。そしてその状態こそ、闇斎が「妙合」の語をもって表し重視したものであった。

(3) 理気妙合

「妙合」の語は、「太極図説」中の一節、「無極之真、二五之精、妙合而凝(66)」に由来する。「無極之真」は形而上の理、「二五之精」は陰陽五行の気であり、両者が合わさって万物として凝るという謂である。これを闇斎は次のように説いた。

○周子所《の》レ謂——真ハ理ヲ以《て》云《う》名也。精ハ気ヲ以云名也。妙合ノ妙ノ字ガ、能言出セルモノ也。理ト気《と》相合ト云ハ、合ノ神妙ナルゾ。蛤蚌《こうほうの》殻ヲ両手ニ持テ之ヲ合タル如《き》ハ妙合ニハ非ズ。水ト湯トノアフテアルガ如シ。

正シク理ト云《い》気ト云テ云ワケテカラガ、理アレバ斯《ここ》ニ気アリ気アレバ乃《ち》理存ス。□(67)カト思ヘバ一、一カト思ヘバ二。カウシタナリガ妙合也。ソレガコリカタマリテ如レ此ソレ〳〵ノ人・物ゾ。(68)

ここにおいて闇斎は、理と気との「妙合」が単なる合一ではないことを、「蛤蚌」と「水湯」の対比をもって効果的に説こうとする。すなわち、蛤や蚌（いずれも二枚貝）の殻をそれぞれ右手と左手に持ち、さながら貝合わせのように合わせてみて、たとえ合わさったとしても、それは「妙合」ではないと言うのである。というのも、それらが簡単にもとの二枚の貝殻に戻ってしまうからであろう。二枚の貝殻をひとつに合わせるのではなく、水と湯とを合わせ、一度合わされればもう二度ともとの二つには戻れないような状態、そうした合わさり方こそが「妙合」であると闇斎は説くのである。そうして万物――人や物といった現実の世界を構成する具体的物象――は、このような理気の妙合から成っているというわけである。

では恕庵は当該箇所をどのように説くであろうか。まず当該箇所に対する朱子の注、「夫れ天下に性外の物無く、而して性在らざる無し、此れ無極・二五の混融して間無き所以のものなり、所謂妙合なるものなり」(69)を取り上げ、恕庵は次のように説く。

○無極之真二五――注夫天下――天下ハ一物モ性ノ外ナル物アラズ。「無性外之物」トハ万物統体スルトコロヲ云、「性無不在」トハ一物太極ヲイフ也。モトハ太極ニモトヅイテメイ〳〵ニコノ性アラズトイフコトナシ。コレハ無極ニシテ太極ノ道理ト。「二五」トハ陰陽五行也、「混融」トハ雪霜ノトケテ一ツニナルコト也。ヒツタリト一ツニアフコトヲイヘリ。無極二五ハワカレテハアレドモ混然トシテマツタクハナレハセヌモノ也。ソツトモヘダテナイモノ也。ホドニ「所以混融而無間」トイヘリ。陰陽ハ五行ニヤドリヲリ、五行ハ陰陽也。ドコガ陰陽ジヤ、ドコガ五行ジヤトイフヘダテハナイ也。妙合也。タヾカレトコレト別ナルモノノ、一ツニアフトコロハ、タヾ合トイフモノ也。コノ無極ト二五トノアフトコロハ本カラ混然トシテヘダテハナイモノ也。コレガアイアフ、コレハ妙合也。[70]

闇斎が「水湯」の合わさることをもって喩える理気の「妙合」を、恕庵が「雪霜ノトケテ一ツニナルコト」と喩えていることが了解されるであろう。これは「妙合」をよりよく説くための、いわば恕庵なりの工夫と言ってよく、彼がいかに「妙合」の意味理解とその講説とに腐心していたかを伝える言辞と解することができる。

恕庵の妙合説への傾注は、「太極図説」本文を解説する段になっていよいよ明確に看取される。

○無極之真——無極之真トハ太極ノ真実ノ理ヲイフ也。二五之精トハ陰陽五行ノソノイタツテ純一ニシテクワシイトコロ也。二五トハ陰陽五行也。妙合トイフガヲモシロイ字也。コレハ陰陽五行ト太極ノ理ハモトヨリ別ノモノニアラズ、渾然トシテヘダテナシ。水トシホトヲアワセテ、ソノトケヤウテ水ニナルトコロハ、一ツナルヤウナレドモ、モトガシホト水トベツ〳〵也。スレバ妙合ニアラズ。コノ無極ノ真ト二五ノ精ガアル也、二五ノ精ノ中ニ太極ガアル也。コヽガ妙合也。太極ノ理ト二五ノクワシイトコロト妙ニアフ、ソレガコリアツマリイロイロ万物ヲ生スル也。[71]

ここにおいて恕庵は、闇斎よりも踏み込んだ形で理気が「妙合」することの意味を説く。

まず「無極之真」であるが、恕庵はそれを「太極ノ真実ノ理」とし、単なる「太極＝生成の根源」ではない、よりいっそう根源的な究極の理として提示する。対する「二五之精」についても、やはり陰陽五行の「イタツテ純一ニシテクワシイトコロ」と説く。つまりこれは「無極之真」と「二五之精」とを、理気のそれぞれ極点と説いているものと解せよう。そうして恕庵はその「妙合」を、それら理気の極点が「妙ニアフ」ことであるとし、のみならず、そうした「妙合」を可能にする理気とは「本から別のものではない」とまで述べる。理と気とがそれぞれ形而上、形而下とまったく別の存在であるにもかかわらず、その極点においてはなぜか「モトヨリ別ノモノニハアラズ、渾然トシテヘダテ」無い状態であること、そこに妙合の「妙」があるのだと、恕庵は説くのである。

また恕庵がここで、一見妙合のようであるが実は妙合ではないことの比喩に「塩水」を持ち出している点も重要である。先に恕庵が「妙合」の喩えとして「雪」と「霜」とが溶け合う様を挙げていることに触れたが、これら雪霜と塩水という二つの比喩の差異を考察すれば、恕庵の言おうとした「妙合」の意味はいっそう明確に了解される。

まずは雪霜の意味から考えよう。雪は天から降ってくるもの、かたや霜は地に生ずるものである。その意味で両者は決して同じではなく、存在としては寧ろ真逆である。しかしながら実は、共に融けてしまえば「水」であるという意味で、その本質はまったく同一である。その同質性は、雪と霜とが溶け合って水となった際に、初めて明らかになるものであろう。そうやって水として雪と霜が溶け合った状態は、雪霜の双方の本質の姿でありながら、しかももともとの雪霜へは不可分な、そもそもそれが雪と霜から成ったものであるという推測すら許さない程にまったく新しいひとつの水という存在となっているのである。

対する塩水はどうであろうか。確かに水に塩が溶けたものは、見かけはまったくひとつの液体であり、塩と水とはひとまず不可分な状態にも思われる。しかしながら雪霜の場合と異なるのは、その合わさった塩水が、塩の本質でも水の本質でもあり得ないという点であろう。すなわち塩と水とが根本的に同質ではないゆえに、いくら両者が綺麗に合わさったところで、それは塩とも水とも違うただの塩水――そこから塩・水という別々の存在から成るという形跡を完全には拭い去ることができない塩水――にすぎないのである。それでは妙合と言うに足りない。恕庵にあって「妙合」とは、それほどに混然として隔てがない状態であらねばならなかった。

恕庵が用いたこの「雪霜」「塩水」の比喩は、闇斎が用いた「湯水」「蛤蚌」の比喩と比較して次のような特徴を指摘できる。

① 妙合の比喩に用いられる湯水と雪霜では、湯水より雪霜の方が、生ずる場所が天地と真逆であることから、存在としての理気の〈別〉が強調される。

② 妙合でないことの比喩に用いられる蛤蚌と塩水とでは、前者より後者の方が、少なくとも表面上は二つの物がまったくひとつに溶け合っているという意味で渾然一体な様が強調される。それを否定し、さらなる完全な一体をこそ「妙合」とするのであるから、蛤蚌よりも水の比喩の方が、理気の〈合一〉を強調する謂となる。

すなわち恕庵は、雪霜と蛤蚌の比喩を用いることによって、理気の別と、それが妙合したときのまったく合一である様とを、効果的に講説しようとしたのであった。

以上、「妙合」という術語を手がかりに、恕庵の理気説に一部分ではあるが光を当てた。いま一度それを確認すれば次のようになろう。

まず恕庵は、その「無極而太極」理解において、明白に朱子説を採る。したがって、本文中には「師」とあるのみで明確にその名が言及されないものの、恕庵がここで奉じているのは、やはり彼に朱子説を授けた山崎闇斎その人であると断定してよいであろう。さらに、恕庵が理気の「妙合」を説くことに極めて腐心している点にも、「妙合」を重視した闇斎説の承述を見ることができる。その言説からは恕庵が闇斎以上に「妙合」という術語の意味にこだわったことさえうかがわれ、恕庵が「妙合」を説くべく用いた「雪霜」と「塩水」の喩えは、闇斎が示す「湯水」と「蛤蚌」の喩えよりも、一層、理気の「別」と、その「妙合」とが強調されるよう工夫されたものであった。

ここに説かれる恕庵の妙合説について、朱子本来の説、また闇斎自身の説と厳密に比較してその当否を検討する準備は、いま筆者にはない。したがって、このような妙合説を包括する恕庵の太極・理気説全体が、闇斎や、あるいはその他の朱子学者と比較して、どのように位置づけられ得るものであるのかもここでは評定し得ない。ただし、闇斎に始まった「妙合」重視の着眼が、恕庵に受け継がれ、確実に伸張したということは事実として指摘し得るであろう。

三　心神説

(一)　幸魂と奇魂——人の心の二つの働き

これまで二節にわたって、恕庵の本草研究を背後で支えた儒説の在り様を考察した。したがって本節では、本草・儒と共に恕庵の畢生の学問であった神道（垂加神道）にも目を向けてみたい。本節に扱うのは、その心神説、すなわち、人の心が持ち得る霊妙な働きを、恕庵また闇斎がどう捉えたかという問題である。理由は闇斎によるその定義にある。

○幸魂《サキミタマ》奇魂《クシミタマ》、此ガ大事ノ伝也、サキミタマハ、何ンデモムカヒテ物ヲ見テ、アレハシロイト見ルガ、サキミタマ、クシミタマトアレハ、桃ノ白ノジヤ、梅ノ白ノジヤト、トクトワケヲ見分ケテ知ルガ、クシミタマ也、魂魄ソ、人ノ心ノコトジヤ、スベテノ事皆カフゾ[72]

これは闇斎による『日本書紀』神代巻講義の一節である。前後の文脈は後述するが、闇斎はここで「人ノ心」を「幸魂」「奇魂」から成るものと説明する。さらにそれぞれには説明が付されており、「幸魂」とは物を見たときにすぐに「あれは白である」などと直感する働き（「アレハ白イト見ル」）、「奇魂」は直感の後、その「白」を「桃(の花)の白」、「梅(の花)の白」などと有意味な対象として把握する働きであるとされる。換言すれば、幸魂とは感覚、あるいは直感的な認識の働きであり、奇魂とは知覚、あるいは分析的な認識の働きである。別の箇所で闇斎は、人の心が持つこの二つの働きを「心神」の語をもって表している。

闇斎のこの文言は、素朴ながら明確に、「人ノ心」を人間の認識の本体として定義する。眼前の事物を観察することを重んじた恕庵の本草研究の内実を考えるとき、このように提示される垂加の心神説はとりわけ重要であろう。恕庵はこれをどのように理解し、自らのものとしたのであろうか。

（2） 資料

具体的な論述に入る前に、本節で扱う資料を確認しておきたい。

恕庵が師承した山崎闇斎の神道説は、『日本書紀』神代巻と『中臣祓』、そしていわゆる「神道五部書」を根本とする。本論が扱うのはそのうちの『日本書紀』神代巻であるが、現時点で筆者が確認する神代巻関連の恕庵の著作資料は四点ある。いずれも恕庵の神道説をうかがうに重要であるばかりでなく、垂加神道の道統全体においても深い意義を持つ。

（i）『垂加霊社伝神代巻講義』（成年未詳）

二巻。享保五年（一七二〇）松岡恕庵写本。一冊。神宮文庫所蔵［皇四三五門七六号］。巻末の本奥書に「延宝五年丁巳九月十一日／山崎敬義考」とあるものの、本文の内容から闇斎自身の著述とは考え難いと言う。[73] ただし垂加派の説を記すことは明白であり、享保五年当時自らも神道講義を行うことのあった恕庵がわざわざ書写・所蔵した本であるから、然るべき来歴と内容を持ったものであろうと推測される。

同内容の『神代巻鈔』と題された写本が別に複数伝存する。[74] 本書にも上巻柱題の位置に「神代鈔」との墨書があることから、恐らく原題が『神代巻鈔』であったものを、書写に際して恕庵が改題したのであろう。

京都大学文学部図書室がこの謄写本を所蔵する。書写奥書に、

大阪市東区安土町四丁目　鹿田静七氏提出　昭和二年六月二十二日謄写

とあり、昭和二年当時、本書が古書肆鹿田松雲堂のもとに在ったことを示している。

(ii)『垂加霊社神代巻講談記聞』(一六七七―一六八〇頃)

原三巻二冊のうち、第二冊、二巻半ば以降のみ伝存する欠本。一冊。浅見絅斎の筆録になる闇斎神代巻講義録の伝本のひとつ。寛保三年(一七四三)松岡恕庵写本。内藤記念くすり博物館所蔵[五一六五四]。恕庵最晩年の写本である。本書の伝来はやや交錯するため、次に詳説する。

○『神代巻講義』と『神代巻記録』

浅見絅斎(一六五二―一七一一)筆録の奥書を持つこの闇斎講義録は、闇斎自身による講義の様子を直接伝える数少ない資料のひとつとして史上に重視される。筆録者である浅見絅斎は闇斎の高弟であったが、神儒兼学の姿勢に疑問を持つなど闇斎と意見を違い、師門を去った。したがって本講義はそれ以前になされたものと推定されている。(75)

本書には二系統の本文の存在が指摘される。ひとつは岡田盤斎(一六六一―一七四四)の書写奥書を持ち、内題を『神代巻講義』とする系統で、『続山崎闇斎全集』(日本古典学会、一九三六年)、また『近世神道論』(平重道校注、日本思想大系三九、岩波書店、一九七二年)にも収録される。(76)いまひとつは谷川士清の書写奥書を持ち、内題を『神代巻記録』とする系統で『垂加神道(上)』(神道大系一二、一九八四年)に収録される。(77)両系統の異同についてはすでに近藤啓吾氏の研究があり、同氏は検討の結果、後者『神代巻記録』こそが本来の本文を伝えるものであり、前者『神代巻講義』には余人による意図的な「改変」が加えられていると推定する。さらにその改変を行ったのは玉木葦斎であろうと論断しておられる。(78)

本論が問題にする『垂加霊社神代巻講談記聞』は、恕庵が自らの門人であった谷川士清から借写したものであり、つまり後者『神代巻記録』の系統に属する。関連資料の転写関係をその奥書に沿って整理すると図6のようになる。

これをふまえて、各転写過程の詳細を順に確認したい。

ⓐ　絅斎から甥安直を経て若林強斎へ

この過程は『神代巻記録』のみに伝わる強斎の本奥書において示されている。絅斎の蔵書がその甥の安直に移り、享保一一年（一七二六）九月一五日、強斎がこれを借写し終えたというものである。

強斎は絅斎のもとで儒を学び、その高足であったが、すでに述べた通り絅斎その人ははじめ垂加神道に同調しなかった。晩年に漸くそれを改め神道に思いを致すようになったが、時すでに遅く、結局満足に垂加説を修めることなく亡くなったという。こうした師・絅斎の無念を受けて強斎は、神儒にわたる闇斎学の総体に接近すべく神道研究にも積極的に従事したのであった。先行研究にも、強斎を垂加神道の発展的継承者として重視する見方が有力である。強斎が本書を借写した絅斎の甥安直は、強斎の門人であった。

ⓑ　強斎から沢田一斎へ、および強斎と玉木葦斎との関係

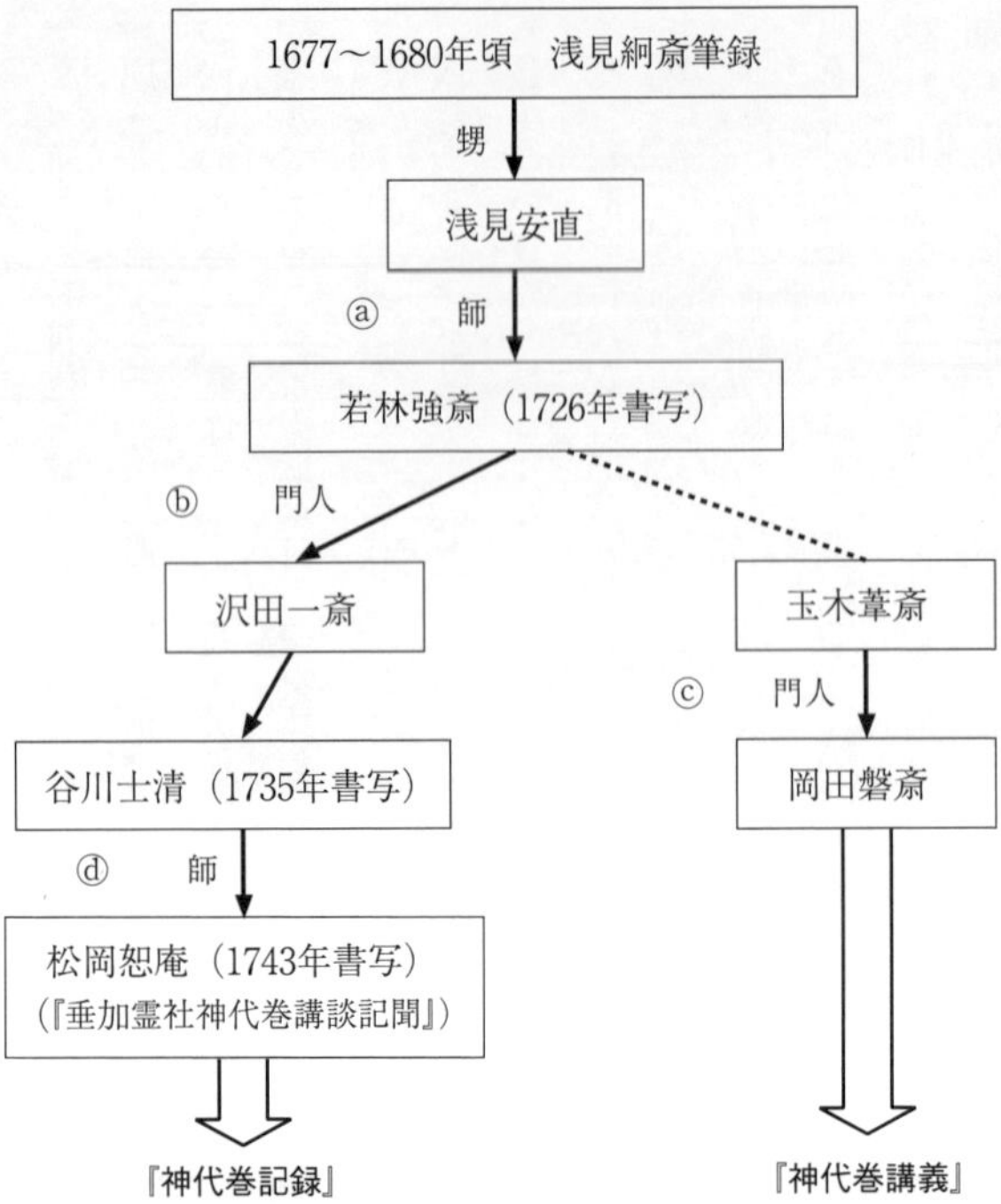

図6　『神代巻講義』と『神代巻記録』の転写過程

強斎が入手したこの講義録は、以後二系統に分かれる。沢田一斎を経て谷川士清へ伝わったものが『神代巻記録』の系統であり、玉木葦斎を経て岡田磐斎へ伝わったものが『神代巻講義』の系統である。ここで玉木葦斎によって改変が加えられたとするのが近藤啓吾氏の説である。それぞれ確認しよう。

まず強斎が、門人であった沢田一斎に本書の書写を許したことは、やはり『神代巻記録』にある谷川士清の書写奥書に示されている。すなわち士清はこれを「守中翁(＝強斎の号)門人沢田重淵(＝一斎の名)本を以て謄写せり」(原漢文)と明言する。

他方、強斎がいつどのようにして本書を玉木葦斎へ伝えたのかは、残された奥書からだけは判然としない。岡田磐斎による『神代巻講義』の書写奥書には、「本書は絅斎筆録の闇斎講義録が強斎に伝わったもので、自分はその玉木葦斎所持本を書写した」と記されるのみである。磐斎は葦斎の門人であった。

ここで問題となるのは若林強斎と玉木葦斎との関係であろう。年齢では葦斎が八才年長であり、また享保当時、垂加神道の正統後継者として秘伝整備に注力していた葦斎に、強斎が学ぶところは確かに大きかったとされる。(79)しかし両者は単順な師弟関係にあったわけではない。

強斎が垂加神道の諸伝を直接に授かったのは、葦斎ではなくその門人の祇園社祠官、山本主馬（憲蔭、一六九一－一七三二）であったという。(80)強斎の学才に期待をかけた主馬が、彼を自らの師である葦斎に引き合せたことが、両者の交わりのきっかけであった。葦斎もまた強斎を評価し、惜しみなく彼に協力したが、一方の強斎はというと、垂加派の先人として尊敬しながらも、葦斎の学識、またその学問姿勢について、いささか不満・疑問に思うところがあったとのではないかと指摘されている。強斎が「師」として仰いだのはあくまでも浅見絅斎一人であって、葦斎を師と仰ぐことはあり得なかったはずであるとも言われる。その関係の複雑さは、享保一二年（一七二七）、葦斎が自ら垂加説を大成すべく編纂した一連の秘伝書を、強斎の助言によって焼却したという一件に集約される。[81] すなわち、積極的に著述を成し秘伝を切紙として顕わにする葦斎の姿勢が、強斎にはやや軽々しいものと感じられたらしいのである。[82] 近藤氏が『神代巻記録』を『神代巻講義』へ改変した張本人を玉木葦斎と断定する理由も、強斎のこの見方に準ずるものに他ならない。すなわち、葦斎は自らによる秘伝の集成・整備を優先させ、その整合性を図ろうとするあまり、闇斎の説あるいは旧来伝わってきた諸説・諸書について私に改変を加えることがあったのではないかというのである。では、『神代巻講義』にはいかなる改変が加えられていたのか。

ⓒ　玉木葦斎から岡田磐斎へ（『神代巻講義』）

『神代巻講義』巻頭に付される磐斎書写奥書に、本書が葦斎所持本を祖本とする旨が示されることは先述である。また葦斎が磐斎へ本書を与えたことは、両者の師弟関係に鑑みればごく自然の成り行きと言ってよいであろう。

本文の詳細な異同はいま措き、近藤氏の説に従って、その「改変」がいかなる性格のものであったかをまずは確認したい。注目すべきは巻末に付された識語である。諸本によっては署名を欠く場合もあるが、巻頭の奥書と同様にそれは岡田磐斎の手になるとされる。その冒頭に言う（句読点は引用者による）。

垂加霊社神道之講談、初重、再重、及三種相伝以上之門人へ読キカセ給フト各差別アル事也。其聴衆ノ徳義相応ニ合点ノユク様ニヨミ給ヘリ。此講義ハ至テ初門ヘノ御示シトミヘタリ。[83]

すなわちここでは、当該の神代巻講義が「初門」へ向けられたものであり、つまり初歩的な教えにすぎないという見解が示される。果たしてそれは妥当なものなのであろうか。

確かに講義の筆録者である浅見絅斎は、闇斎が存命のうちには結局、神道に開眼することがなかった。その意味で絅斎を初学者とするのも、まったく故ないことというわけではない。しかしながら絅斎は単なる〈初学者〉

だったわけでは決してなく、少なくとも儒においては当時から相当の学識を誇った人であり、したがって闇斎が特に期待を寄せた門人の一人であった。そうした状況を考慮し、さらに実際に本講義の内容を検討した上で、「本書は初学者向けの簡単な講説を超えたものであり、葦斎がこれをわざわざ初歩と位置付けた背景には、読者の意識を、より高度な教えとして自らが整備・集成した秘伝書へ向けさせたいとする意図がある」とするのが近藤氏の推論である。

これについて、具体的な講義内容を検討した上で新たに議論を加えるなどは、いま筆者のなし得ないことである。しかしながら、この『神代巻記録』が決して「初門」用のものなどでなく、またこれこそが闇斎講義の本来の姿であり、『神代巻講義』には余人による改変があったという説に、筆者は別の観点から同意を示したい。というのも、特に恕庵がこれを書写するに至った事実関係に、そうした事情が示唆されているためである。

ⓓ　谷川士清から松岡恕庵へ（『神代巻記録』）

谷川士清が強斎門人である沢田一斎からこの講義録を借写したのは、奥書によれば享保二〇年（一七三五）である。士清書写の『神代巻記録』に連なる写本は、先にふれた神道大系『垂加神道(上)』所収本（『神代記垂加翁講義』、一七五三年石井正道書写）のほか、『慶應義塾図書館和漢貴重書目録』によれば、同図書館幸田文庫にもう一点、士清の書写奥書を持つ『神代巻記録』が所蔵されるとある（原本未見）。加えて大阪府立中之島図書館石崎文庫にも、士清の書写奥書のみを持つものが一点、『神代巻講録』の書名で所蔵されている。これについては資料編目録（四六）も参照されたい。

恕庵がこの『神代巻記録』を士清から借写したのは寛保三年（一七四三）、すなわち士清が本書を落手した享保二〇年より八年後のことである。当時恕庵は七六才、対する士清は三五才であった。両者の関係を考慮すれば、この資料伝播は、門人である士清が師である恕庵へわざわざこれを伝えているという意味で特異である。

士清と恕庵との関係は、少なくとも士清の父の代にまでさかのぼる。父順端がすでに恕庵に学んでいたことが縁となり、士清もこれに師事したと言われている。士清が修学のため郷里の伊勢より上京したのは享保一五年(一七三〇)、二二才のときであり、その年の五月にはすでに恕庵の他ならぬ神代巻講義を筆録している(後述『神代巻埴鈴草』を参照)。その受講から一〇年以上を経て、神道家としてのみならず儒、本草を兼ね合わせ、学者としてまさに大成を遂げた感のある七六才の恕庵に対して、俊英とはいえ恕庵にとってはまだ若く、門生の一人にすぎなかった士清が、なぜ本書を伝える必要があったのであろうか。その理由としてはまず、恕庵が当時、本書を所持していなかったことはもちろん、本書が恕庵に所持を許さないほどの非常な貴重書であったという可能性が考えられる。寛保三年まで恕庵が本当に本書の存在を知らなかったとすれば、それはつまり、恕庵が同じ垂加門にあっても若林強斎とはさほど深い交友を持ち得なかったという可能性までをも示唆する。(84)

また別に、玉木葦斎と恕庵とは近しい学友であったから、この『神代巻記録』を見る前に、葦斎所持本すなわち『神代巻講義』の系統にある講義録を、恕庵が葦斎から伝えられていた可能性も考えられる。士清が遺す恕庵伝来資料には、葦斎から恕庵へ、そして恕庵から士清へと伝えられたものが複数存在するため、(85)これに鑑みれば本講義録も、『神代巻講義』の形で葦斎を経て恕庵へ、また恕庵から士清へと伝えられることがあったと推測して決して不自然ではない。しかしそうした事実は資料上に不分明である。もしも葦斎所持の『神代巻講義』が両者へ伝えられていれば、士清による『神代巻記録』の落手と恕庵への伝達はなおさら意味深長であるし、そうでなければ、闇斎自らによる講義というこの貴重資料を葦斎がなぜ恕庵・士清の両者へ伝えなかったのか疑問が残ると言えよう。

ともあれ、士清に本書を示された恕庵は、感激をもってこれを書写した。そのことは、何より恕庵が本書に与えた題名に表れている。

○『垂加霊社神代巻講談記聞』

本書の書名は、表紙中央にある恕庵自筆の題簽より採る。先述の通り第二冊のみ残る欠本であり、したがって巻頭の内題は確認する手立てがないが、巻三の冒頭にやはり「神代巻記録三」とある。『垂加霊社神代巻講談記聞』なる書題は恕庵が書写に際して本書に与えたものと断定してよいであろう。

先に挙げた『垂加霊社伝神代巻講義』もその好例であるが、恕庵は落手した諸本に、自ら考案した相応しい題名を与え直す習慣があったらしい。本草書から神道書まで広範に蒐書せねばならなかった故の蔵書管理術のひとつであろうか。ともかく、恕庵がなぜ本講義録にこの題名を与えたのか、そこに込められた意味は、その書写奥書を読めばたちまち了解される。

寛保三癸亥秋七月、門生谷川生、一日携へ来り予に示す。予謹んで誦を為す。垂加霊社神道の談話、絅斎翁の筆記する所、詳読せば深味津々、談義尋常人の能く及ぶ所に非ざる者なり。儼然たること霊社講筵に侍し親しく耳提面命[86]を受くるがごとし。親切に至ると覚ゆ。謹んで書写し、以て他日の考拠に備ふ。且つ庶乎くは一段工夫を添へ侍らんことを。以て敬信服膺すべし。嗚呼▨（一字抹消）平哉。平安恕庵松岡成章埴鈴書[87]（原漢文）

すなわち恕庵は本書を読み、内容の深さはもとより、本文の伝える臨場感や生々しさを鋭敏に察知し、まさしくこれこそ師闇斎の講義であると感激したのである。「講談記聞」という語には、内題にある「記録」、またその他の写本が用いる「講義」「講録」といった語と比較して、いっそう〈闇斎による講話をその目前において書き留めたもの〉というニュアンスが加えられる。こうした恕庵の見解はもっともであり、『神代巻記録』には、闇斎が目前で講話している様をありありと伝える次のような節が散見される。

一大事ノ神道ノ入派ノ伝ガアル。コレヲシライデハ、神代巻ヲ読トキニ、ソレハソレ其事ヨト云トキニ、一度々々デ合点カユカヌ。……サテコレハ神道ノ入派ト云カラニ、ヤツハリモハヤコレデ神道ノ始終ハスムコトゾ。マヅカフ合点セヨ。[88]

サテアノ土ノバラ〳〵トシタ処ニハナニモ物カ出来ヌモノゾ。土ノジツトカタマリタ処デナケレバ物ノ生ズルト云コトハナイゾ。ソレデ、ツ、シミト云訓ハ、土ヲシムルト云コトゾ。土ト云モノハ、ヂツトシマル（リ）タモノゾ。ヂツトニギリタモノゾ、コノトキ、ヂツト両手ヲニギリテ御見セ被ㇾ成候。[89]

土金ノコトニツイテ甚深ノコトアリ。ソレハマダ、ソチガ様ナ者ニ云テキカサル、コトデハナイゾ、マダソレホドノ徳義ガナフテハ云テキカサレヌコトジヤゾ。[90]

盟珠誓約ノ段ニ大事ノ伝アリ、云テキカスコトガアル。コ、ハ中々カリソメニ云コトデハナイ。大事ノ所。マタ初学ノ者ナドニハ云コトデハナイケレドモ、コ、ヲ云テキカサネハ、コ、ガトント大事ノコトヲシラヌホドニ云テキカスゾ。アダニ思タラバ罰ガアタラフゾ。[91]

また絅斎による次のような追加も見える。

私ニコレハシカト存ゼヌコトドモアレドモ、先承リタル通リ書付ル也[92]

『垂加霊社神代巻講談記聞』という題名には、本講義録にふれ、時を隔てて闇斎の講義に列席したかのような感覚を覚えた恕庵の感慨が込められていると見てよいであろう。

もちろん恕庵とて、門人の一人として闇斎に受講する機会はあったはずである。それでもなお、この講義録を「深味津々」とするということは、やはり本講義録に単に〈初門向けの講義〉では済まされない何がしかの深い内容が含まれていると見るほかはない。あるいは実は、闇斎が没する時分に若干一五才にしかすぎなかった恕庵にとって、このような闇斎直々の力のこもった講義は、受けることの叶わなかったものであったのかもしれない。

近藤啓吾氏は本講義について「当然、文章は煩瑣であり字句には重複があって、整理されていない。しかしその為の第三者の手に入らぬ新鮮さがあり、親しく闇斎の講座に列してその講義を聴くの思ひを生ずる」と評価しておられるが、これは奥書に見える恕庵の感慨とまったく同質のものである。この恕庵書写本の存在は、『神代巻記録』の伝来に新たな判断材料を与えるという意味で貴重であろう。

なお本講義で闇斎が最も言葉を尽くして解く説のひとつに、本節の主題である「心神」の解釈がある。

(iii)『神代巻辺津鏡』(一七一七以降)

原二巻、巻二(坤冊)のみ伝存する欠本。恕庵による自筆講義草稿。享保三年(一七一八)成。写本一冊。四五丁。内藤記念くすり博物館所蔵[五一六五三]。第一章第二節においてすでにふれた通り、恕庵はこの講義草稿を、ひとまずの成稿後も余白および付箋・貼紙を用いて増補・改訂し続けており、したがってそこには恕庵の神道説のすべてが反映されていると言っても過言ではない。

書名は表紙中央に貼られた恕庵自筆の書題簽より採る。巻頭の内題には「垂加翁神代説私淑記」とある。先述の通り闇斎存命時に恕庵はいまだ若年であったため、神道説は実質的にその没後、闇斎の神道筋の門人であった出雲路信直や正親町公通より授かったともされる。[93]ここに「私淑」とあるのは、そうした状況を受けての恕庵の一種の謙遜と、ただ闇斎のみを師承すべしとの決意の表れであろうか。この点については第五項(恕庵の「心神」説)において再び取り上げ詳述する。

書名にある「辺津鏡」とは『先代旧事本紀』[94]中に伝わる十種神宝のひとつを言う。十種神宝は天神御祖が饒速《にぎはや》日命《ひのみこと》に授けたとされるもので、鏡二種、剣一種、玉四種、比礼三種から成る。したがって本書の巻一に相当する第一冊は、おそらく、辺津鏡と対応するもう一種の鏡「沖津鏡」の名を冠されていたのではないかと思われる。また本書にそうした神宝の名が与られている点も、恕庵が本書を重んじていたことの表れと解せよう。

(iv)『神代巻埴鈴草』(一七三〇)

上巻のみ伝存する欠本。松岡恕庵講義、享保一五年(一七三〇)谷川士清筆録。一冊。神宮文庫所蔵[五門五

三八号」。「埴鈴（埴鈴翁）」とは恕庵の別号であり、ここから本書が恕庵の神代巻講義筆記録であると知られる。内容は垂加説に則ったものである。

以上の書誌的検討を経て、恕庵と闇斎の神道説を比較するにあたっては、闇斎講義・浅見絅斎筆録の『神代巻記録』（『垂加霊社神代巻講談記聞』）と、恕庵講義草稿『神代巻辺津鏡』とを比較することが最も適当であると判断される。

（3） 大已貴神の幸魂奇魂

（a）『日本書紀』神代巻

それではいよいよ、「心神」、あるいは「幸魂奇魂」の解釈を具体的に検討してゆきたい。闇斎、恕庵の資料を見る前に、まずその前提である『日本書紀』神代巻における当該箇所を確認しよう。神代巻に「幸魂奇魂」の語が表れるのは、巻一神代上・第八段・第六の一書に言う、大已貴命が少彦名命と協力して天下を経営する場面である。やや長くなるが当該箇所を引けば次の通り。

一書《あるふみ》に曰はく、大国主神《おほくにぬしのかみ》、亦《また》の名《みな》は大物主神《おほものぬしのかみ》、亦は国作大已貴命《くにつくりのおほあなむちのみこと》と号《まう》す。亦は葦原醜男《あしはらのしこを》と曰《まう》す。亦は八千戈神《やちほこのかみ》と曰す。亦は大国玉神《おほくにたまのかみ》と曰す。亦は顕国玉神《うつしくにたまのかみ》と曰《まう》す。其《そ》の子凡《みこすべ》て一百八十一神《ももはしらあまりやそはしらあまりひとはしらのかみ》有《ま》す。夫《か》の大已貴命と、少彦名命《すくなびこなのみこと》(95)と、力《ちから》を戮《あは》せ心《こころ》を一《ひとつ》にして、天下《あめのした》を経営《つく》る。復顕見蒼生《またうつしきあをひとくさ》及び畜産《けもの》の為《ため》は、其の病《やまひ》を療《をさ》む方《みち》を定む。又《また》、鳥獣《とりけだもの》・昆虫《はふむし》の災異《わざはひ》を攘《はら》はむが為は、其の禁厭《まじなひや》む法《のり》を定む。是《ここ》を以て、百姓《おほみたから》、今《いま》に至《いた》るまでに、咸《ことごとく》に恩頼《みたまのふゆ》を蒙《かがふ》れり。嘗《むかし》、大已貴命、少彦名命に謂《かた》りて曰《のたま》はく、「吾等《われら》が所造《つくれ》る国、豈善《あによ》く成せりと謂《い》はむや」とのたまふ。少彦名命対《すくなびこなのみことこた》へて曰《のたま》はく、「或《ある》は成せる所《ところ》も有り。或は成らざるところも有り」とのたまふ。是《こ》の談《ものがたりごと》、蓋《けだ》し幽深《ふか》き致《むね》有らし。其の後に、少彦名命、行《ゆ》きて熊野《くまの》の御碕《みさき》に至《いた》りて、遂に常世郷《とこよのくに》に適《いでま》しぬ。亦曰《い》はく、淡嶋《あはのしま》に至りて、粟茎《あはがら》に縁《のぼ》りしかば、弾《はじ》かれ渡りまして常世郷に至りましきといふ。自後《これよりのち》、国の中に未《いま》だ成らざる所をば、大巳貴神《おほあなむちのかみ》、独《ひとり》能く巡《めぐ》り造《つく》る。遂に出雲国《いづものくに》に到《いた》りて、乃ち興言《ことあげ》して曰《のたま》はく、「夫《そ》れ葦原中国《あしはらのなかつくに》は、本《もと》より荒芒《あら》びたり。盤石草木《いはくさき》に至及《いた》るまでに、咸《ことごとく》に能《よ》く強暴《あしか》る。然《しか》れども吾已《われすで》に摧《くだ》き伏《ふ》せて、和順《まつろ》はずといふこと莫《な》し」とのたまふ。遂に因《よ》りて言《のたま》はく、「今此《いまこ》の国《くに》を理《おさ》むるは、唯《ただ》し吾一身《われひとり》のみなり。其《そ》れ吾《われ》と共《とも》に天下《あめのした》の理《をさ》むべき者《もの》、蓋《けだ》し有《あ》りや」とのたまふ。是《こ》の時《とき》に、神《あや》しき光海《ひかりうな》に照《てら》して、忽然《たちまち》に浮《うか》び来《く》る者《もの》有り。曰《い》はく、「如《も》し吾在《あ》らずは、汝何《いましいかに》ぞ能く此の国を平《む》けましや。吾《わ》が在《あ》るに由《よ》りての故《ゆゑ》に、汝其の大《おほ》きに造《つく》る績《いたはり》を建《た》つこと得《え》たり」といふ。是《こ》の時に、大巳貴《おほあなむちの》神問《かみと》ひて曰《のたま》はく、「然らば汝は是誰《これたれ》ぞ」とのたまふ。対《こた》へて曰《い》はく、「吾《われ》は是汝《これいまし》が幸魂奇魂《さきみたまくしみたま》なり」といふ。大巳貴神《おほあなむちのかみ》の曰《のたま》はく、「唯然《しか》なり。廼《すなは》ち知《し》りぬ、汝《いまし》は是吾《これわ》が幸魂奇魂なり。今何処《いづこ》にか住まむと欲《おも》ふ」とのたまふ。対へて曰《い》はく、「吾は日本国《やまとのくに》の三諸山《みもろのやま》に住まむと欲ふ」といふ。故《かれ》、即《すなは》ち宮《みや》を彼処《かしこ》に営《つく》りて、就《ゆ》きて居《ま》しまさしむ。此《これ》、大三輪《おほみわ》の神なり。[96]

改めてこの話の大略を確認すれば次のようになる。

大巳貴神（大国主神）は少彦名命と協力して天下をつくった。これによって、「病を療む る」医薬の法、「災異を攘ふ」禁厭（まじない）の法が定められた。途中、少彦名命が常世郷に帰ってしまったので、大巳貴神は一人でその経営を続けた。いよいよ国のすべてを巡り終り、出雲の国において「葦原中国はいまこの私ひとりによって、このように治められた」と言挙げしていたところ、海の向こうに「神《あや》しき」光が忽然と現れ、海原を照らしながら自分のほうへやってきた。その光は、「私がいなければ汝はこの国を平らげるすることなどできなかったであろう、わたしが在ったからそれができたのである」と言う。大巳貴神が「そうであるならば、汝は誰か」と問えば、その光は「私は汝の幸魂と奇魂である」と言う。大巳貴神は納得し、「それでは汝はどこに住みたいか」

と問うと、幸魂奇魂は「三諸山(三輪山)がよい」と言った。そこで大已貴神はかの地に宮を造り、そこに両魂を祀った。

この箇所の現行の、つまり文献学的に正しい解釈を、いま坂本太郎他校注『日本書紀』(岩波文庫)に拠って確認してみよう。それによれば、当該箇所は本来は別であった「大已貴命が少彦名命と国作りをした話」と、「大三輪の神がそれを助けた話」の二つの話からなる。そして、後者の大三輪神の話は、元来関係のない大已貴命と大物主神(三輪神社の祭神)とが結び付けられた後に加わったと見るべきであるという。[97]

つまり本文に極力主体的な解釈を加えず、その原意を受け取ろうとするのであれば、ここに現れる大已貴神の幸魂奇魂とは、後に三輪山に祭られることになる三輪神社の祭神であるという以上の意味を持たない。[98] しかし中世神道以来この段には特別の意義が与えられた。次に確認したい。

(b)忌部正通『神代巻口訣』五巻(一三六七序)[99]

著者の忌部正通(生没年不詳)は室町前期の神道学者である。本書は古写本に恵まれないため、あるいは偽作かともされるが、いずれにせよ、神代巻の注釈として注目され、神道史上に重視されてきた。なかでも本書を高く評価したのは山崎闇斎その人であり、寛文四年(一六六四)、自ら本文を校訂したものを、懇意であった書肆寿文堂より刊行するほどであった。[100] 闇斎独自の心神説は、吉田・伊勢の両説を下敷きとするだけでなく、特にこの『神代巻口訣』の一節を直接の契機として育まれたと言われている。まずはその闇斎校刊本に拠り、当該箇所を確認してみたい。

原文では神代巻本文を挙げた後、逐次一字下げで注釈を記す。そのうち神代巻本文はそのままに、注釈部分のみを原文の訓点に従って読み下せば、次の通り。

于《ニ》レ時《トキ》神《アヤシキ》光《ヒカリ》照《テラシ》レ海《ウナハラヲ》忽然《タチマチニ》有《リ》二浮《ウカレ》来《キタル》者《モノ》一曰《イハク》如《モシ》吾《ワレ》不《スンバ》レ在《アラ》者　汝《イマシ》何《ソ》能《ヨク》平《ムケヤシヤ》二此国《ノクニヲ》一乎　由《テ》二吾在《アレアルニ》一故《ユヘニ》汝《イマシ》得《エタリ》レ建《タツ》二其《ノ》

大造之績《ヲホヨソノイタハリヲ》二矣〔三十八字〕
大已貴神《アナムチ》の心神出現して曰く、如《モ》し吾《ワレ》在らずんばと。心神は天《アメノ》神の霊《ミタマ》なり。故に吾《アレ》在るに由りてと曰ふなり。是れ天神命《アメノカミメイ》じて大已貴神をして国土を造らしむなり。其れ即ち大已貴神の大功なり。成功は為すに於ける止むに於ける天命なり。
是時《コノトキ》大已貴神《ノ》問《トフテノ》曰《ク》然《ラバ》則《チ》汝《イマシハ》是誰《レタソ》耶対《コタヘテ》曰吾《クアレ》汝之《イマシカ》幸魂《サキミタマ》奇魂《クシミタマ》也大已貴神《ノミノ》曰《ク》唯然《シカリ》廼《スナハチ》知汝《イマシハ》是吾之《コレアカ》幸魂《サキミタマ》奇《クシ》魂《ミタマ》今《イマ》欲《ヲモフ》二何処《イツコニカ》住《スマント》一耶対《ヘテ》曰吾《クアレ》欲《ヲモフ》レ住《スマント》二於日本国之三諸山《ヤマトノクニノミモロノヤマニ》一故《カレ》即営《チツクテ》二宮《ミヤヲ》彼処《カシコニ》一使《シム》二就《コイテ》而居《マシマセ》一此《コレヲ》大三輪之神《ホミワノカミナリ》也〔七十七字〕
幸魂《サキミタマ》・奇魂《クシミタマ》は一魂両化《コンリヨウクハ》の名。幸魂《サキミタマ》は念《ヲモ》つて先《サキ》んじ臨《ノゾ》んで就《ナ》る。奇魂《クシミタマ》は念はずして成る。是れ即ち天命一身の主なり。三諸山は城上《シキノカミノ》郡ぞ、大三輪《ヲホムワノ》の神は大神大物主《ヲホモノヌシノ》神社なり。[101]

まず、大已貴神の前に現れた「神しき光」の正体が、とりもなおさず大已貴神自身の「心神」であると示される点が注目されよう。さらにその「心神」とは、「天神の霊」が大已貴神に下されて宿ったものであったとされる。これらの解釈を経てここで強調されるのは、〈大已貴神は自らの「天命」によって国土の経営を為し得た〉という内容であろう。また幸魂奇魂には、心神すなわち魂の〈二つの側面(両化)〉であるとの説明が加えられている。闇斎はこの『神代巻口訣』の説、すなわち海原を照らし来たった「光」が大已貴自身の「心神」であり、この段が大已貴命自身の〈自問自答〉を示すという説を継承し、さらに独自にそれを充実させたのであった。[102]

（4）闇斎の心神説

（a）『垂加霊社伝神代巻講義』

『垂加霊社神代巻講談記聞』（『神代巻記録』）の本文は、先にふれた通りやや煩雑で重複が多い。したがって垂加における「心神」解釈の図式をまず簡単に確認するべく、これより内容は薄いが記述が簡潔な『垂加霊社伝神代巻講義』（『神代巻鈔』）の本文を次に掲げたい。大巳貴神と幸魂奇魂との問答は、次のように記される（読点は原本の朱点による）。

○于ㇾ時——、此神光秘決アリ、海ハ腹也、浮ハ水ノ縁語ニテ心ニ浮フ事ヲ云、○幸魂《サキミタマ》ハ、陽魂也、奇魂《クシミタマ》ハ陰魄也、三諸山秘訣有リ、身室《ミムロ》也、身《ミ》輪山ト云モ同意也、本ヨリ幸魂奇魂ナレバ、身室《ミムクロ》ニ住《ミ》給《フコト》無余義也、以上皆自問自答也、(103)

本説は幸魂奇魂の「神光」について、また後にそれらが祭祀される「三諸山」について、二つの「秘決」があるとしている。それぞれ確認しよう。

前者は、「神光」が海を照らしながら浮かび来たることの意味についての秘訣である。まずその「海（ウナバラ）」を「腹」を意味するものとして、この神光の場面の舞台を「海」ではなく大巳貴神自身の腹（＝身体）であると設定する。そして、「浮かぶ」を「心に浮かぶ」の意味であるとして、この場面全体を、大巳貴神が自らの身に神光が存るという事実を心に浮かべる、すなわち自身の内に在る幸魂奇魂の存在に気づくことを指すと解釈するものである。

後者は、その幸魂奇魂が自らの居所として「三諸山」と選ぶことの意味についての秘訣である。この「三諸山」の「三諸（ミモロ）」を、「身室（ミムロ、ミムクロ）」を意味するものとし、幸魂奇魂がその居処として選ぶ「三諸山」もまた、大巳貴神の「身むくろ」つまり「身体」に他ならないと解釈するものである。

以上二つの解釈をもって本説は、大巳貴神と幸魂奇魂との問答をすべて「自問自答である」と強調する。つまりこれは、大巳貴神が、幸魂奇魂が自らの身に在ることに気づき、自問自答を経ていよいよその存在を確信するという場面の描写であると言うわけである。幸魂奇魂の内実については、前者が陽魂、後者が陰魄であるという以上のことはここでは語られない。

（b）『垂加霊社神代巻講談記聞』

本節冒頭に示した闇斎による具体的な幸魂奇魂の規定は、本書においてなされたものである。すなわち、幸魂奇魂とは魂魄、人の心であり、それは「何ンデモムカヒテ物ヲ見テ」、種種の判断を下す働きに他ならないとするものである。闇斎は、まず冒頭にそのような幸魂奇魂の定義を掲げたのち、当該の場面についていよいよ詳しく講義を進める。やや長くなるがその全容を次に掲げてみたい。なお本文には恕庵による朱点・朱引が加えられるが(104)、次の引用文にはそのうちの朱点のみを反映させた。段落改行は引用者による。

○自後国中所《ノ》レ未《タサル》レ成者云ゝ、于レ時神光照《シ》レ海《ヲ》忽然《タチマチ》有ニ浮来《ミル》者一曰、云云、爰ガ大已貴ノヒカリ物ノ伝ト云テ、大事ノ一分ノツント伝ニナリテアルコトゾ、因言今理此国唯吾一身而已云々、コレガ大已貴ノ慢心ゾ、ツント吾身一ツデ、何モカモ、皆治メタト被《レ》レ仰《セ》テ、御慢心ノコトバソ、タレガ吾ト一ツニコレヲサムルモノガアルカト被レ仰ソ、此ニ身ト云字ヲ書イタガ大事ソ、身ト云ハ、此ノカラダノ身ノコトゾ、大已貴ノ思召ニハ、此身ノカラダノ、コノ一ツ身デ、何モカモグツト平ゲタ、誰アツテカコレニセフモノハナイ、ツント一身デシズ(鎮)マイタト、思召タ、スベテ、此段ガ大已貴ノ心法ヲ、御サトリ成サレタ所ト心得べシ、

先ツ今ノ如クニツント此我身デ皆功ヲ成シタト、思召キツテ御座ナサレタトキニガ、于《ニ》レ時ゾ、于レ時、神光照《シ》レ海《ウナバラヲ》忽然《タチマチ》有ニ浮来《ミル》者一ゾ、ツント今ノ様ニ思召キツタトキニ、ハアト、御心中ニ覚ヘサセラレテ、ハア、、何ヤラアヤシイ者ガアルトキイツト、心ヲ見ツケサセラレタゾ、今迄ハ吾コノ形身デ、何モカモ皆成就サセタト思召キツテ御座アル処ニ、ハア、コノ身デシタモノテハナイ、此身ニアル此心ト云モノガアルト、ハア、コノ心ガアリテ、是ヲ皆ナシタ事ヨト、コ、ヲ見付サセラレテ、サトラセラレタ所ソ、

此段ハコ、ゾ、コ、ハソノソフ思召キツタ處ニ、ハア、ト、心体ノ中ニアル処ヲ、何ヤラアヤシイ物ガア

ルト、カフ見付サセラレタゾ、ソコヲ、于レ時神光云タコトゾ、
海ウナバラト云ガ、フカイコトゾ、スベテ、ウナバラトアルハ、我ガ腹ノコトゾ、カフ訓ヲカヨハシタモノゾ、ソコカラ彼ノアヤシイモノガ、キラリト出テ云ハ、如《シ》吾不レ在云ヽト云ソ、コ、ガ大巳貴ノ今迄ハ、吾コノ身一ツデ皆シタト思召ス所ニ、コレハ皆コノ心ノスルコトジヤト、御合点ナサレタコトゾ、スベテ爰ハ、自問自答ゾ、
浮ト云字ナドカ、イフニイハレヌ面白イ字ゾ、キツトソフ思ツメテ、御座ナサル、所ニ、アソコヘ、ドコトモナフ、ハア、トヲボヘタ所ゾ、コ、ヲハ吾身テヨク引シメテ合点スベシ、イハフ様モナイ、大事ノ所ゾ、キツト吾身ニ、心神ノヤドラセラレタ処ヲ、悟ラセラレタ所ソ、
是時云云、キツト覚ヘサセラレタ時ニ、ソコデ、大巳貴ノマツカフシタモノハ、コレハ何ントシタモノゾ、何ンゾト、自問自答ニ、自ラ問セラレタゾ、ソコデ自ラ御合点ナサレテ、コレコソ則是心神也ト、知ラセラレタゾ、ソレガ対曰、吾《ハ》是云ヽゾ、
幸魂奇魂ハ、心神也、則魂魄也、何ンデモ、アレハカフト知ルカ幸魂、アレハコレトワケヲツケテ知ルカ、奇魂ゾ、前ニ書ク通リソ、アレハ白イカ黒イカト知ルカ幸魂、ソレヲ白ハ桃ノ白イジヤ、梅ノ白イジヤ、炭ノ黒ジヤ、烏ノ黒ジヤト知リ分ケテ、ワケヲ知ルカ奇魂ゾ、口訣[105]ニ一魂両化トアル、ヤツハリ一魂デカフアルソ、一魂デ則魂魄トモニアルソ、
大巳貴曰、唯然廼知汝《ハ》是《レ》吾之幸魂奇魂ト、被仰タガ、則心神ヲ、キラリト御サトリ成サレタ処ゾ、マコトニ吾身一デシタト思ヘハ、此心神ガ吾ニソナハリテアリテ、コレガスル処ヨト、心法ノ本源ヲサトラセタ處ソ、
今欲何処住耶ト、被レ仰タハ、則コノ心神ハイヅクニ住マント思フゾト、自問セラレタコト、ソコテ日本

国ノ三諸山ニ棲ント思フト思召スゾ、ソコデスグニソレヲ、御勧請ナサレタゾ、大已貴ノイキヨ《(生世)》ニ、自御神体ヲ御勧請ナサレタゾ、

ドコニスマフゾ、三室ノ山ニスマント思召ス、其御心体ヲ則三室ノ山ニ自ラ御勧請被レ遊タゾ、ソレデ三輪ニハ、宮立《ダチ》カナイゾ(106)、アノ山カ則アレニスマフト思召タ御心ヲ、直クニ御勧請ナサレタ処ゾ、

三室ノ山ハ、則三輪ノ山ノコトゾ、ソコデ三室ノ山ニスマフト思召シテ、則チ自イキヨニ、スグニ神体御勧請被遊テ、彼処ニ宮作リアソバサレタゾト云コトゾ、ソレカ故即営宮彼処々、ソ、

三室ト云ニ大事ノ伝アルゾ、三室ト云字ニ書タモノナレトモ、アノ訓ハ身室《ミムロ》ト云コトゾ、則チ吾コノ身ノコトゾ、則心神ガコノ身ニヤドラセラル、ソ、身ムクロゾ、シタニヨリテ、ドコニスマフト思フゾト思召タトキニ、則此身ニヤツハリ心ガ有ルソ、心神ハ人ノ身ニヤドリテ御座ナサル、ソ、ソコヲ云タモノゾ、

先ツ爰ハ其ドコニスマフト思フゾト、思召タ時ニ、三室ノ山ニスマフト思召シタ、御神体ヲ、直ニ三室ノ山ニ御勧請ナサレタコトゾ、ソフシテ三室ノ山ハ余所ニハナイゾ、則チ此身ゾ、此身ニ彼ノアヤシキ光ノ心神ハ、キツトヤドラセラレタソ、(107)

ここでは、先の『垂加霊社伝神代巻講義』で端的に述べられていた「海＝腹」、「三諸＝身ムクロ」の秘訣が、臨場感ある闇斎自身の言葉によって語られている。

自らの「身」ひとつでこの世界を治め終えたという「慢心」に浸りきったまさにそのとき、大已貴神は、自身に宿る霊妙なものの存在に気づく。「これは何だ」と言う自問自答を経て、それが自らの「心神」であり、自分が事をなし得たのもその「心神」があったためであることを自覚する。その「心神」こそ、幸魂奇魂、すなわち「アレハカフト知ル」と、「アレハコレトワケヲツケテ知ル」から成る人間の認識能力に他ならなかった。同じく黒い炭と烏、同じく白い桃の花と梅の花をそれぞれ弁別するという巧みな比喩を用いて、闇斎はその能力がいか

なるものかを明快に説明する。

大已貴神は自らの心神との問答を重ねた結果、「日本国ノ三諸山ニ棲ン」と思い、その存命（「生世《イキヨ》」）のうちに自らの「心体／神体」を「三諸山」に勧請した。つまり大已貴神が三諸山に身心一体となって〈棲んだ〉ということなのであろうが、この箇所にも、闇斎は「三諸」を「身室」と読むことによって独自の解釈を加えてゆく。心神は人間の「身」をこそその〈宿り場（室）〉とする、「心神ハ人ノ身ニヤドリテ御座ナサル、」というのがそれである。

闇斎は、三諸山をまさしく大已貴神の身体であると解釈した。したがって大已貴神が心神を三諸山に勧請したことは、すなわち、自らの心神を自らの身に勧請したことに他ならないというわけである。これを経ていよいよ、大已貴神の心神はその身体へと「キット」宿らせられたとされる。この一連の解釈はさらに、大已貴神のいわゆる「国譲り」の段へとつながってゆく。

大已貴神が国を平らげた後、高皇産霊神は高天原から皇孫を降臨させ、それに国を統治させたいと大已貴神に要請する。(108) 大已貴はこれを容れて、国をすべて皇孫らに譲り、自らは瑞の八坂瓊(109)のみを身に帯びて隠れた、それが国譲りの話である。神代巻から当該箇所を引けば次の通り。

是《ここ》に、大已貴神《おほあなむちのかみ》報へての曰《まう》さく、「天神《あまつかみ》の勅 教《のたまふみこと》、如此《かく》慇懃《ねむごろ》なり。敢《あ》へて命《おほせこと》に従《したが》はざらむや。吾が治《しら》す顕《あら》露《は》の事は、皇孫《すめみまさ》当に治《をさ》めたまふべし。吾《われ》は退《さ》りて幽 事《かくれたること》を治めむ」とまうす。乃ち岐 神《ふなとのかみ》(110)を二《ふたはしら》の神に薦《すす》めて曰さく、「是《これ》、当に我《われ》に代《かは》りて従《つか》へ奉《まつ》るべし。吾、将《まさ》に此《ここ》より避去《さ》りなむ」とまうして、即ち躬《み》に瑞《みつ》の八《や》坂瓊《さかのに》を被《お》ひて、長《とこしへ》に隠《かく》れましき。(111)

この箇所を闇斎は次のように講義する。

○於《テ》レ是《ニ》大已貴神報曰、云云、吾将《ント云ヲ》ニ自レ此避ニ去、而躬《ミニヲヒ》被ニ瑞《ミヅノ》之八《ヤ》坂瓊《サカニヲ》ニ而長隠《クカクレマシヌ》者矣、此所大事ノ伝アリ、

右之如クスキト何モカモ、天神ヘコト〳〵ク上ケラレテ、主ハモハヤ幽《カクレ》ノ事ヲヲサメントテ被レ仰《セ》テ、国ヲ守ラントテ被レ仰タゾ、

（中略）

躬ニ被二瑞之八坂瓊一云と、アハレニ殊勝ナコト、躬《ミ》ニト云字ヲ能見ヨ、何モカモスキト奉リアゲサセラレテ、ナンニモ御身ニハツケラレス、タヾカラダノコノ躬バカリニ、瑞ノ八坂瓊ヲヲイテ隠レマスゾ、八坂瓊ト云ハ、則幸魂奇魂也、光物ゾ、御主ノ御心神ノ、幸魂奇魂ヲ、身ニヲイテ退カセラル、ソ、今迄ハマダ何ンノカノト邪心ガアリタゾ、爰デハスキト残ル所ナク、アルトアラユル物ヲ、皆天下ヘ上ゲ奉リテ、チツト本分ノ本人ノ御徳義ノ幸魂奇魂ヲ以テ退カセラル、ゾ、

則チ躬ト云ガ、身室ゾ、思召ニハ今カラヂツト身ヲ蔵《カク》シテ、カクレノ事ヲヲサメントテ、身ヲジツト退キテ、御心体ノ冥慮ヲ、ヂツトナサレテ、観念シテ御座アリテ、冥慮ヲ以、国家ヲ治メシヅメサセラル、ゾ、去程ニ、生世カラ御神慮ノ冥慮ヲ以テ、ヂツト国家ヲ守ラセラル、、則其心体ヲ、生世《イキヨ》ニ御勧請被レ成テ、身室ノ山ニ御座被レ成トアルハ、是ナリ、ソレジヤニヨリテ、御カクレナサレテカラ、御神霊モ、丁度生死一体ノ御神霊也、ソレデ御カクレナサレテカラ、于レ今至ル迄、生世《イキヨ》ノ御心体ノゴトク、国家ヲ御守リ被成ソ、(112)

まず、それまでは特段の解釈をなされてこなかった「瑞の八坂瓊」について、闇斎はそれを大已貴神の「幸魂奇魂」すなわち「心神」であると明言する。大已貴神は自身の心神のみを身に帯びて、自身が経営した国のすべてを皇孫へ譲ってお隠れになったというわけである。この箇所において、先に大已貴神がすでに自身の心神を「生世」のうちに「勧請」していたことの意味がいよいよ明らかとなる。

先の自問自答の箇所において、大已貴神はその心神の働きゆえに自分が天下を経営し得たことを深く覚り、そ

れを自らの身に「勧請」したと言った。これは言い換えれば、自らの身を確固たる〈心神の宿り場〉たらしめたということである。その大巳貴神が、「生世カラ御神慮ノ冥慮ヲ以テ、ヂツト国家ヲ守ラセラ」れていたとここで闇斎は言う。その意味をよりよく吟味すれば、つまり闇斎は、この〈生世の心神勧請〉があったからこそ、大巳貴神が「生世」のうちから「本分ノ本人ノ御徳義ノ幸魂奇魂」を発揮し、〈国家を守る〉ことをなし得たと言っているのであろうと解釈される。してみれば〈生世に心神を勧請する〉とは、自身を心神の宿り場たらしめ、それによって心神の働きを存分に発揮すること、すなわち心神が導く自らの〈天命〉を全うすることを目指すものであると言うことができよう。

存命のうちにその心神を身に勧請し、自らの天命を覚ることのできた大巳貴神は、それゆえ、また自らが隠れる（＝死ぬ）段になっても、なんの邪心もなくその天命を示すところの幸魂奇魂すなわち八坂瓊のみを身に帯びて退くことができた。だからこそ、大巳貴神の神霊は生世にあったときと変わりなく、いまに至るまでこの国家を守ることができている、そのように闇斎は説くのである。

以上、闇斎によって心神すなわち幸魂奇魂に新しい解釈が加えられ、それによって大巳貴神の国作りおよび国譲りの話がどのように読み換えられてきたかを見た。まとめれば次のようになる。

まず闇斎は、神代巻中の「大巳貴神が幸魂奇魂に出会いそれを三諸山に祭祀する」場面について、『神代巻口訣』が幸魂奇魂を大巳貴神自身の心神とすることから、この場面が神の自問自答であるとの着想を得る。これをもとに、さらに、光が現れ出でる海を「腹」と、幸魂奇魂を祭祀する三諸山を「身室山」と読むことで、大巳貴神が自らの身に宿る心神を自覚し、その身に心神を勧請する意味であると解釈したのであった。心神を身に勧請するとは、その身を心神の宿り場たらしめ、その身に宿る霊妙な心の働きを少しの曇りもなく発揮することであり、それは天命、つまり〈本人の本分たる〉徳義を実行するということに他ならなかった。

また別に、闇斎が、心神の普遍的な働きを人間の認識の能力と規定していたことも重要である。認識と言ってもそれは決して内観的なものではなく、あくまでも〈物〉を対象とし、それに適切な判断を加えていくという対外的な作用であった。それが大已貴神の身に勧請され、その身を通して曇りなく発揮されたとき、〈国家を守る〉という神徳になったのである。

闇斎はこのような理解をもって神代巻を講義し、これを学ぶ門人たちにも各人の身に宿る心神の覚醒を促した。そして自身もその身に宿る心神をいよいよ自覚するべく、大已貴神が存命中に「三諸山」に心神を祭祀したことに擬えて、自身を「垂加霊社」として下御霊社内に祀ったのであった。いわゆる生祀である。存命のうちに自分を祀るという不遜とも取れるこの行為については、周囲から、また闇斎門下からもさまざまな批判があった(113)。恕庵はこれについて自分なりの解釈を加えた上で、闇斎を理解し擁護しようとしたのであるが、それは次項に詳述したい。

(5)　恕庵の「心神」説

闇斎の心神説を恕庵はどのように受容し理解したのであろうか。それを検討するために用いるのは、先に説明した通り、恕庵の神代巻講義草稿『神代巻辺津鏡』である。巻二のみの欠本であるが、幸い本節の扱う箇所は残る巻下に収録されているため、論を進めるにあたって支障はない。

(a)「幸魂奇魂」の解釈

まず、大已貴神が幸魂奇魂を三諸山に勧請する場面について、恕庵がどのように講義したか、次にその本文を掲げてみたい。恕庵の見解の推移を確認するため、随所にある書入れはひとまずこれを無視し、当該箇所に目印の番号（例＊1）を振るに留めた。《　》内は見せ消であることを示す。恕庵はまずこのように言う（句読点および段落改行は引用者による、以下同じ)。

大已貴遂到出雲国　大已貴命ハ自負セラルル神ナルユヘニ云云　磐石草木下とノモノマテモアシガリ不道ナリ。我コト〳〵ク平治《ス》之《ヲ》、邪神妖怪モマツロギ従カハヌモノハナシ、此国ヲ治ムルハ唯吾一身ノ功ナリト。

于時神光照海忽然有二浮《ヒ》来《ル》者一　此ハ大已貴ノ尊ノ御心ニミ玉フ処ナリ。外ニ別ニ神アツテ来ルニアラス、大已貴ノ御心ナリ。照海トハ、ウナハラハ我胸中ニタトフ。胸中ニフツト浮ミヲホシメス念慮也。吾程ノモノハ他ニアラジトオモイ自負ナサル、心ノ中ニ、フツトヲホシメシ付ルコトノアリシヲカクイヘリ。

如吾不在者——此皆自問自答ニシテワカ心ニコタヘ玉フモノアリ。此大已貴ノ幸魂《サキミタマ》奇魂《クシミタマ》ナリ。此ノ今マテノ功業ミナ吾ナス所ニアラスシテ、天命ナリトサトリ玉フ処也。カノ神告テ申玉フ、モシ吾ナクンハ汝大已貴ノ大造ノ績ヲ立ルコトハアランモノヲト也。

大已貴曰然則汝是誰　対曰吾是汝之幸《サキ》魂奇魂《クシミタマ》也　幸魂トハサチアル、マツ先ニハツ(発)スルミタマナリ。物ヲ心ノチョットミテ白イ黒イトシル、此サキミ玉ナリ。奇ミタマハ、*1 アトニ白ハ此ハ雪、此ハ花、此ハ玉ト、見分ツヲ云也、陰陽ヲ二ツシテ説ナリ。然レトモ此ハ*2《一ツニシテ幸ミタマノクシミ玉トヨンテ一ツニツケテヨムヘシ》*3 陰陽対用ニスレハモハヤ体《カタチ》ニワタリテアシシ。此ハインヤウ動静ト象数ニワタラサル処ヲサス、天命トイフヤウナルモノ也。ユクサキサイハイアル、クシイ霊妙ノミ玉トイフ義也。ワカ心ニ備ヘタル*4 天理ノ明ナル処ヲ称美シテ、幸《サキ》ミタマノ奇魂《クシミタマ》トハイヘリ。故ニ二ツニ不レ分、*5 幸魂《サキミタマ》ノ奇魂《クシミタマ》トヨムヘシ。大已貴ノ御心ニ功業ヲ成タルハ我カナスワザトヲモヘルカ、トツクリト合点スルニ、スナハチ知ヌ。汝是吾カ幸魂奇魂ナリ、アメノ神ノミタマノ人心ニ我カソナヘタル天理ノ明ナル処ノモノアツテ照シ玉フヨリ、此功ヲ成会スルナリ。扨イツレノ処ニカ住ミ止マリ玉ハンヤト。ヤマトノ国、三諸山ニ住マント欲スト。キツトカシコミソナヘヲイテ崇敬シ、ヲイツキマツラント、御在生ヨリキツト封シマツリヲサメ玉フ。此ガミハノ

神ナリ。(114)

海を照らして現れた神光が大巳貴神自身の幸魂奇魂であったという闇斎の解釈の大筋はよく受け継ぐものの、細部の言葉づかいが異なるということは、すぐに了解されるであろう。恕庵は「海とは腹である」とか、「幸魂奇魂が心神である」といった断定的な読み換えの表現を特に用いない。その代わり顕著であるのは、より儒説（朱子学説）と親和性の高い語句表現である。

まず「海＝腹」とした闇斎の表現を、恕庵は「ウナハラハ我胸中ニタトフ」と「海＝胸」とする。これは「人心」について、それを「心の臓」とする朱子の説(115)を想起させるものであろう。「腹」ではなく心臓の在り処である「胸」というのである。また幸魂奇魂を「幸魂ノ奇魂」とひと続きに読むことにこだわっている点も、儒説を意識した表れと認めることができる。すなわち恕庵は、幸魂奇魂を人心に宿る「理（太極）」であると理解した。それはつまり形而上に万物を統べる〈一理〉のはずであるから、幸魂奇魂も〈ひと続き〉に捉えるべきものであろうと考えたのである。もしそれを「幸魂」「奇魂」と離して読んでしまえば、もはやそれは「一理」ではなく「陰」「陽」の消長を示す形而下のものと受け取られかねない。その危惧が、「幸魂奇魂」をわざわざ「幸魂ノ奇魂」と読ませたのである。説の当否はさておき、恕庵が神代説を儒説に沿って理解しようとしていたことはここに明白であろう。ところがこのように儒説を意識して神道を講ずることは、闇斎にあっては禁じられたことであった。

もちろん、儒道と神道とは説くところが一致するというのが闇斎の主張であり、よってその神道説に儒説の影響が抜きがたくあることは紛れもない事実である。しかし闇斎は、あくまでも表面上は両者の〈習合付会〉を堅く禁止しており、誓文にもそれを明示するほどであった。その姿勢は、神道の門人である正親町公通が「まったく儒説講義を受けなかった」と述べ、神儒を兼ね学んだ谷秦山(116)も「垂加翁が儒説を講ずるときは神道のことは一言も言わず、また神道を講ずるときは儒書のことを一言も言わなかった」と述べるほど徹底したものであったらしい(117)。なるほど先に示した講義において、闇斎は「心神」をはじめとして徹底して神書由来の語句を用い、「理」や「陰陽」といった儒書由来の語句を用いていない。そうであれば、神代巻を講義するのにこの恕庵のように儒の術語を直接用いることは、闇斎の真意に悖ることであろう。ではなぜ恕庵はこれに配慮しなかったか。それは恐らく、本論においてすでに幾度かふれているその修学状況に起因するものなのではないか。

その年齢から考えて、恕庵は闇斎の最晩年の門人である。闇斎が亡くなった天和二年(一六八二)、恕庵は弱冠一五才であった。したがってその講義を直接聞く機会、特に学説の蘊奥について闇斎の語るところを目の当りする機会はきわめて少なかったと見てよい。これは前項に述べた通りである。本講義草稿に「垂加翁神代説私淑記」と内題するくらいであるから、ほとんど独学と言ってもよいものだったのであろう。一八才で『太極図説管見鈔』を著し、ひとまず儒説を修めた恕庵は、その後長らく書物を通じて神道を研究したものと思われる。その過程にあって、日前で師説に浴していたのであれば決して許されなかったであろう形で、すなわち儒説を直接その拠りどころとしながら、神道説を理解したのではなかったか。さらに、伝存する師説を手がかりに、その蘊奥に迫るべく、生涯追究を怠らなかったのではなかったか。

その様子は、当該箇所の書入れからも十分に看取される。先の引用文に示しておいた番号に則って、それらを順に掲げれば次の通り。

＊1　天ニアラバ一ツナルベケレドモ、汝ガノ玉フ処、分明ニ二ツニシテ示シ玉フ……二ツニシテヨムヘシ。
＊2　此説非也。一魂両顕也。二ツニシテ云ヘシ。
＊3　此義本文ニミヘス、本文明カニ二ツ也。二ツニヨミワクヘシ。
＊4　一魂両顕ナルユヘ、二ニシテ一ツナリ。(藍筆)

＊5　説非也。サキミタマ、クシミタマトヨムベシ。

つまり神代巻の本文に立ち返り、それが明らかに二つの魂として記されている以上、やはりそのまま二つのものとして捉えるべきであるとその説を訂正したのである。恕庵の試行錯誤をよく示す書入れであろう。

また別に注目すべき点は、恕庵が、闇斎が幸魂奇魂に寄せて開示した人間の認識能力についての具体的かつ明解な表現を継承し、さらにそれに自分なりの工夫を加えていることである。いま一度当該箇所を引けば次の通り。

幸魂トハサチアル、マツ先ニハツ(発)スルミタマナリ。物ヲ心ノチョットミテ白イ黒イトシル、此サキミ玉ナリ。奇ミタマハ、アトニ白ハ此ハ雪、此ハ花、此ハ玉ト見分ツヲ云也。

闇斎が、幸魂は白黒の別を知る、奇魂は黒は黒でもそれが墨か烏か、白は白でもそれが桃か梅かを見分ける、と喩えたものを、その主意は損なわないまま、恕庵は自分なりに言い換えている。これはとりもなおさず、恕庵が闇斎の幸魂奇魂の定義とその表現に心をとめ、よりよく理解した上で門人らに伝えようと腐心したことを示唆していよう。前節に示した「太極図説」講義とも軌を一にする恕庵の特徴的講義姿勢である。

(b)「三諸山」の解釈

先に引いた箇所では恕庵は、幸魂奇魂を勧請する先の「三諸山」について闇斎の説く「身室」の解釈を示さなかった。代わって、「神代巻上」の末尾に、「三室ノ伝」としてそれを次のように説く。

大巳貴三室山ニ□リ住マントノ玉フコト、垂加翁ハ生前ニ自己御玉ヲ封シマツラル、コトト云ヘリ。『塩土伝』[118]ニハ此ハ生前ノ志ヲ継テ三諸山ニ祭レリト也。往年茅屋町下立売上ル町、垂加翁ノ庭ニ自身ニ封シ祭レル社アリ。ソレヲ生前ノ中ニ下御霊ヘ引タリ。公儀ヨリ、生タル人ヲ祭ル例アリヤト御尋ニ、諸尊ノアハチニ御玉ヲ祭ラレ[119]、大巳貴命ノ三室山ニ住マントノ玉フテ自ラ封シ祭リ玉フコトヲ、例ニ引テ証トセリ。是ラ皆生前ノ封シ祭玉フ例也。

○[120]三室山ノ伝　是親切ノコト也。此ハ幸魂奇魂ノ霊封シ祭ラレタルナリ。遺言ニヨッテ後ニ祭ルトイフハ大切ノ伝ヲトクト不レ得ユヘナリ。『塩土伝』トイヘトモ不得此旨、……夫於古人之祭、看察古人説、甚厳ナリ。大アナムチノ大アナムチタル処此ニアリ。凡人不足窺之、独垂加翁能開発ス。此大アナムチノ己カ霊ヲマツルコトヲ三室山ノ伝トイフニアラス。此二魂ヲ封シマツルハ、イママテ功業ヲ己カ功トヲモヘル心ヲ、今此二神ノ所光ニヨッテ愕然トシテ暁テ、イソイテ自ラ此二神ヲ祭テ、終レ身マテノ守リ神トシテ、又以示ス二後人ニ一其意微也。此二神ヲ吾身ノ内ニキツト封シマツリテ、終身マテ不失此心、於レ此ウツシ国玉被二八サカ瓊曲玉ヲ一御身トハ此コノ謂也。二魂ハ天命ノ神霊心上ニウツリ来レル処。本明発見ノ処ヲ指ス。[121]

闇斎が「心神を身に勧請する」と述べたものを、恕庵がここでは「二神を身に封じ祀る」という表現をもって説いていることが了解されよう。その大要は、「幸魂奇魂を自身に祀ることで、その存在を身の内に確固たるものとする(=封ずる)」といった意味であり、この点、先に見た闇斎の説と主意を違うものではない。しかしそれを説くために、闇斎が「心神」と表した人心に宿る霊妙な働きを「守り神」としている点は、大きな違いであろう。

恕庵が「心神」という語を用いないことは、何もこの箇所に限ったことではない。実は恕庵はこの『神代巻辺津鏡』全編を通じて、幸魂奇魂を「二神」と呼ぶことはあっても、決して「心神」とは呼ばないのである。「守神(守リ神)」なる術語がまったく恕庵自身の発意によるのか、あるいは広く見渡せば他の垂加門人にも同様の言説が見られるのか、未見資料も多い筆者には現時点では判定し得ない問題である。しかしながら恕庵がこの「守神」を持説のひとつとして特に重く用いた事実は、資料本文に鑑みれば疑い得ない。以下ではそれを確認しておこう。

先に引いた箇所には、後年のものと思われる筆勢により、次のような書入れが添えられている。

徒ニ此ヲ自ラワガ霊ヲマツルニアラズ、又後人ノマツレルニアラズ、魂ヲ封シテ守神トスル也。

加えて本書の後見返しに相当する箇所にも、この「三室山ノ伝」の敷衍が追加されている。書入れ箇所、また筆勢からかなり後年の書入れと推察され、したがって恕庵がいかにこの伝を重視したか、またその理解・伝授に腐心したかを明示すると共に、この書入れこそが、恕庵が到達した三室伝理解の最終形であろうとも推測される。それは次のようなものである。

此三室山ハ、大已貴ノ己ガ霊ヲタヾサット封シマツルコトニハアラス。又為天子守護大和国ニト、マラントノ玉フ御誓ノ心ニ説テ、後人祭レ之三室山トイフ[122]モ、似テ非ナル説也。自身ニ封シ祭リ玉フニ、従前ノ大アナムチノ心霊ヲ祭ルニハアラス、此二魂ヲ封シマツリテ終身ノ守神トシ玉フ也。凡守神トイフハ、ソノ己カ今マテノ心ヲステ、、ソノ守リ神ノ心ニナルヲ守リ神トストハイフ也。省察ノ斬新ノ本明ノ心ヲ祭ルコト也。凡心ヲ封シマツルコトハナキコト也。本明ニ立カヘリタルソノ神ヲ尊崇シテ封シマツリ、此心ヲ永ゝ不失ント守ル也。己カ今マテ功ニホコリ、自尊大ニヲモヘルヲ、二魂本明ニヨツテ一旦豁然トシテ、天命君命ニヨツテ此功アリ、己カ成トヲモヘトモ、此天ヲ奉シ君ヲ奉シテ、天ト君トノカケル己カハタラキハアル也。

ここにおいて恕庵は三室伝の意味するところを、自身が用いた「守神」なる語に関する踏み込んだ解説を交えながら、いっそう力を込めて講ずる。その要点は、

① 自らの霊神を祀るとは、単純に自分を祀ることではない。幸魂奇魂の二魂を我が身に封じ、終身の守神とすることとである。

② 二魂を終身の守神とするとは、自らの功は自らによるものと考えたそれまでの心（慢心）に代わって、「省察ノ斬新ノ本明ノ心」になり、またそれを失わないように守ることである。

というものであり、ここに言う「省察ノ斬新ノ本明ノ心」とは、慢心にまみれた「今マテノ心」と比較して、自

分を省み（省察）、まったく新しく（斬新）、そして天命を覚っている（本明）という意味で大きく開明した精神の状態を指すと解することができる。とすれば、恕庵が「心神」の語を採らなかった理由もまた、この点に求められるのではないだろうか。すなわち、封じ祀られるべき「神」と、単なる自分自身の「心」「心霊」とを明確に区別するべきとの配慮が、「心神」なる語を斥けさせた理由のひとつなのではないだろうか。

闇斎が行った垂加霊社の勧請について、それを自らを祀る不遜な行為と見る向きもあったことは先述である。そうであれば、「自身の内に在る神霊を祀ることは、自分を単に祀り上げることとは断じて異なるのである」と強調する恕庵のこの講説は、そうした世評に対する応答という意味合いも含まれていたはずであろう。

幸魂奇魂が持つ働きの定義については闇斎をほぼそのまま紹述した恕庵であったが、幸魂奇魂が人身にいかに宿り得るのかという理解については、「守神」という術語を用いることによって、いっそう具体的かつ明確に、その解釈を伸張させたと言ってよい。こうした理解は門流に当たり前だったわけでは決してなく、たとえば恕庵自身が先の本文に引く谷秦山をはじめ、鴨祐之（一六五九－一七二三、下賀茂神社祠官）など、ほかの垂加派神道者には明らかに恕庵と立場を異にする者が認められる[123]。

以上、師・山崎闇斎のそれをふまえた上で、恕庵の心神説を瞥見した。改めてまとめれば次のようになる。

闇斎は、忌部正通『神代巻口訣』に触発されて、大已貴神の国作りの場面において、大已貴神のもとに出現する幸魂奇魂を人心の霊妙な働きであると解釈し、さらにそれに〈感覚〉〈知覚〉とも言うべき簡潔かつ明瞭な定義を与えた。その霊妙な心の働きは闇斎においてはすなわち「心神」であるとされ、それが自身に宿ることの自覚と共に、その働きを自身においてまったく顕現させることが目指された。闇斎の目指すところの〈心神の顕現〉とは、つまり天命を自覚した人間の自己実現に他ならない。恕庵は、闇斎が示したそのような心神説を継承し、さらに闇斎の真意をより良く伝えようと、適宜自分なりの工夫を加えながらその講義を行った。

まず、闇斎が示した心の霊妙な働きの定義、すなわちそれらが〈まず知る〉感覚と、そして後によくよく〈見分ける〉知覚とから成るという定義については、恕庵もこれをそのまま受け入れた。のみならず、その〈見分ける〉働きについては、闇斎が用いた比喩よりいっそう入念なものを準備した。またそのような霊妙な働きが自らに宿るという自覚ももちろん重んじた。ただし恕庵は、自らの心がすなわち神であるかのような印象を与える「心神」という語はこれを採らず、代わりに「守神」という語を以て、自らの心に霊妙な働きがもたらされていることの自覚と、その自覚を終身まで保ち続けることの意義とを強調した。こうした恕庵の工夫の背景には、生祠、また霊社号という表面的な事象にばかり関心が集まり、そこに込められた闇斎の真意が門弟にすら理解されていない現状に対する不満と、そうした状況を打開したいとする強い意思とがあったものと思われる。

総じて松岡恕庵は、山崎闇斎ただ一人を師承し、その説を可能な限り突き詰めて考えた上で、闇斎の真意を損なうことなく講義するべく、神道研究とそのより良い講説の追究を生涯にわたって怠らなかった。垂加神道が恕庵の精神世界をいかに堅固に支えるものであったかはここに明白である。

小括

以上、本章では、恕庵の内面世界に目を移し、本草研究を恕庵がどのように学問的に意義づけていたか検討すると共に、その儒学および神道からそれぞれ理気説と心神説を拾い、恕庵の学問における師・山崎闇斎の影響を明らかにした。

第一節では、恕庵が「格物」「正名」の両語をもって本草研究を「聖人の学問」たり得べきものとして意義づけていたことを指摘した。恕庵の本草研究に〈物について名と実との混乱を正す〉という明確な問題意識が看取され得るのは、こうした根拠があったればこそだったのではないか。また「格物」を「格物窮理」の意味で唱えることには、恕庵の朱子学者としての姿勢が表明されている。しかしながら、その門人たちは恕庵の学問をもっぱら「弁物・正名」と表現し、「格物」の語を用いておらず、なぜか言説が一致しない。

第二節では、その「太極図説」講義草稿を資料として、恕庵が、朱子学の師である山崎闇斎から〈理気妙合〉の立場を受け継いだことを明らかにした。恕庵の妙合を説く講説は闇斎よりもいっそう執拗であり、少なくとも妙合の状態においては、恕庵にとって理と気はまったく区別される必要がなかったと言ってよい。さらにその妙合とは、それが〈凝り集まって〉万物を形成する、すなわち現実的・実質的存在そのものであった。理と気の〈妙なる合一〉のさまを重視し、強調する恕庵のまなざしは、その延長線上に、妙合の顕現としての具体的・実質的存在を捉えるものであると見てよい。そうであれば、恕庵の言う〈理を窮める〉とは、畢竟、眼前の物をただ〈観察する〉ことと同義であったのではないか。恕庵が懸命に「格物」と主張するものを、周囲の友人や門人らが簡単に「弁物」と言い換えていることは、とりもなおさず、恕庵の「格物」とは結局「弁物」に他ならなかったということを意味すると考えられないだろうか。

第三節では、神道関係の恕庵著作資料のうち『日本書紀』神代巻に関するもの、特に恕庵が門人である谷川士清より借入れた闇斎講義録『垂加霊社神代巻講談記聞』と、恕庵自身による講義草稿『神代巻辺津鏡』を取り上げ、その書誌を明らかにすると共に、それらを用いて恕庵の神道説の特徴をひとつ指摘した。闇斎が「心神」をもって表した人間の認識の働きを、「守神」なる語をもって表したというのがそれである。この言い換えは、身に宿る神霊の自覚を促す闇斎の心神勧請説を、可能な限り正確に説こうとした恕庵なりの工夫であると解することができる。また、闇斎によって「心神」すなわち「幸魂」「奇魂」に、それぞれ感覚・知覚とも言うべき明瞭な定義（「ムカヒテ物ヲ見ル」「トクトワケヲ見分テ知ル」）が与えられていたことも注目されてよいであろう。「守神」としてそれを身に帯び、さらにその顕現を希求した恕庵が成し得た仕事とは結局、〈本草研究〉に他ならなかったと理解され得るためである。

（1）第一章活動年譜を参照。
（2）神農のこと。五行の火の徳をもって王となったために炎帝という。百草を嘗めて毒と薬を検分したという伝説上の帝王。三皇の一人。
（3）陶弘景（四五六－五三六）、南朝斉また梁の道家。本草家。『神農本草経』を整理し『本草経集注』を著した。
（4）蘇敬、唐の本草家。『本草経集注』を増補・加注してなされた中国初の勅撰本草書『新修本草』（六五九）編纂の中心人物。
（5）陳蔵器（六八七？－七五七）、唐の本草家。『本草拾遺』（七三九）を編纂した。
（6）寇宗奭、宋の本草家。『本草衍義』（一一一九）を編纂した。
（7）李時珍。東璧は字。
（8）青嚢　華佗による医書『青嚢経』（佚書）。秘籙　秘書。あわせて「医家の秘書・秘説」の意か。
（9）枕中鴻宝　秘蔵の書を言う。出典は『漢書』劉向伝。
（10）原文は資料編目録一二三を参照。以下すべて同じ。
（11）この若水和刻『〔新校正〕本草綱目』は、『本草綱目』の最初の和刻本＝寛永板の系統である。寛永板は寛永一四年（一六三七）京都野田弥衛門による開板で、『本草綱目』江西本を重訂した石渠閣本の翻刻であった（磯野直秀『日本博物誌年表』、一二一頁）。
（12）西峰松下翁　松下見林（一六三七－一七〇四）、儒医。別号に西峰山人。京都で医業のかたわら儒学・史学などを学び多くの著作を遺す。のちに讃岐高松藩に出仕した。
（13）松下見林訓点『本草綱目』（一六六九）のこと。万治二年本（一六五九）の板木を利用し校訂したという（渡辺幸三『本草書の研究』参照）。
（14）本書以前には、前掲松下見林本のほか、承応二年本（一六五三）、貝原益軒本（一六七二）などがある。
（15）本書は若水による『本草図翼』四巻および『結髦居別集』三巻と同時に刊行された。前者は『綱目』を補うために諸漢籍から四四三図を集めた図集、後者は『綱目』に収めない動植物の記事を収録したもの（前掲注11磯野、一九三－一九四頁）。
(16) 平章群品　あらゆるもの（群品）を公平に品定めする。
(17) 兀兀不倦　怠ることなくこつこつと行う。
(18) 『炮炙全書』四巻二冊、元禄五年（一六九二）刊。元禄一五年にその増補版『新増炮炙全書』が刊行され、さらに明和九年（一七七二）、松岡定庵によって『本草喉襟』として改題再版された。資料編目録九八参照。
(19) 所在不明、あるいは伝存せず。
(20) 若水の四男内山覚順が補綴した『食物伝信纂』として伝存する。内山覚順については第一章注(85)も参照。
(21) 毛詩『詩経』の別名。
(22) 如夢如痴　ぼんやりしているさま。出典は李卓吾『楚書』答周二魯。
(23) 金谷治訳注『大学・中庸』、三五頁。
(24) 「所謂致知在格物者、言欲致吾之知、在即物而窮理也」（同前、一〇四頁）。
(25) 同前、九七頁。
(26) 第一章。同前、三四頁。
(27) 子路第一三。金谷治訳注『論語』、二四八－二四九頁。
(28) 「名物」という術語は中国において『周礼』の記述にまでさかのぼり、広く書物上の「名」とそれが指す「物」について考究する訓古学の一部門として発展してきた（青木正児『中華名物考』）。
(29) 『近思録』道体篇。程伊川に由り、朱子が展開した。
(30) 従容不迫　落ち着いていて慌てないさま。
(31) 陽貨第一七。前掲注(27)『論語』、三五〇頁。
(32) 『本草綱目』所収品を抄出し、さらに和訓を付したもの。日本における「多識」の語は林羅山『多識篇』（一六一二）をその嚆矢とする（島田勇雄「近代の語彙II」、二五七頁）。
(33) 江汪鈍　汪琬（一六二四－一六九一）、字は苕文、号に鈍庵など。清の学者、散文家。

(34) 菽麦を弁ぜず　一目でわかる豆と麦の区別もつけられないような、きわめて愚かな者のたとえ。

(35) 韓子　韓愈（七六八－八二四）、唐の文学者。唐宋八大家の一人。孟子を尊び、道教・仏教を排撃した。当時流行していた美文を廃し、古文復興に努めた。

(36) 韓愈の時代までになされたものでは、東晋の郭璞（二七六－三二四）による注釈が知られる。

(37) 磊落　心が大きく小事にこだわらない、また大きく優れているさま。

(38) 格物、致知、正心、誠意、修身、斉家、治国、平天下。『大学』がこれを説く当該箇所はすでに一五一頁に引用する。

(39) 韓愈「原道」に次のようにあることを指す。

伝曰。「古之欲レ明二明徳於天下一者。先治二其国一。欲レ治二其国一者。先齊二其家一。欲レ齊二其家一者。先修二其身一。欲レ修二其身一者。先正二其心一。欲レ正二其心一者。先誠二其意一。」然則古之所謂正レ心而誠レ意者。将二以有一レ為也。

（清水茂編『唐宋八家文（上）』所収、一二三頁）

(40) 『論語』子路。本文前掲。

(41) 本序文は、冒頭、一人の門人が恕庵に本草の手引書を著して欲しいと依頼する弁に始まる（資料編目録六二参照）。その門人に答えて自分は次のように言った、の意。

(42) 『論語』子路。本文前掲。

(43) 同前衛霊公。「職人が自分の仕事をうまくやろうとすれば、きっとまずその道具を研ぐものだ」（前掲注27『論語』、三〇九頁）。

(44) 蘅辛・精吻　杜衡と細辛、および鉤吻と黄精。共にその弁別に諸説があり混乱を招いたと『本草綱目』に言う。前者については、恕庵は『本草一家言』中に「杜衡細辛説」なる一説を記し、その持論を展開する。

(45) 冥捜妄投　冥捜は目を閉じて心の中であれこれさぐること。薬材をしっかり弁ぜずに妄りに投与すること、の意。

(46) 原文は資料編目録六二を参照。以下すべて同じ。

(47) 「格物非レ欲三盡窮二天下之物一。但於二一事上一窮盡。其他可二以レ類推一……若一事上窮不レ得且別窮二一事一或先二其易者一。或先二其難者一。各随人浅深二。」（『大学或問』〔吉村秋陽和刻本影印〕、九八頁）。

(48)「又曰レ先二其大者一則不レ若下先二其近一者之切上也。」(同前、一三九頁)。

(49)「凡そ天下の物に即きて、その已に知る理に因りて益〻これを窮め、以てその極に至ることを求めざること莫からしむ。力を用うることの久しくして、一旦豁然として貫通するに至りては、則ち衆物の表裏精粗、到らざること無く、而して吾が心の全体大用も明らかならざること無し」(『大学章句』(前掲注23、一〇四－一〇五頁))。

(50)南湖『恕庵先生詹詹言』序、復所『聚芳帯図左編』自序、同『詩経名物弁解』自序。それぞれ原文は資料編目録八八・九四を参照。

(51)復所のいまひとつの著書『詩経名物弁解』は、東涯がその序を撰する。

(52)「若水も玄達も儒学では仁斎の堀河学派に属する。……正名之学なる術語は元来論語に由来し、古学派の正名論と密接な関係を持つ面が大きいと思われる」(島田勇雄「近代の語彙II」、二五五頁)。ここに若水と恕庵とが古義学派(堀河学派)であると述べられることは当たらない。ただしそう解しても不自然ではない程に、若水および恕庵が古義堂と交流を持っていたことは事実である。そして、それはやはり彼らの学問にまったく影響を及ぼさないはずはないであろうということだけ、ここでは指摘しておきたい。

(53)写本一冊[三二五・三／五三－W／二]。資料編目録一〇一参照。

(54)「太極」の語は『易経』繋辞上伝の次の一節を出典とする。

是の故に易は太極に有り。是れ両儀を生ず。両儀は四象を生じ、四象は八卦を生ず。八卦は吉凶を定め、吉凶は大業を生ず。

(「かくて易には陰陽未生以前の根源として太極があり、太極から陰陽の両儀を生じ、両儀はさらに分れて四象を生じ、四象は八卦を生ずる。この八卦の組み合わせにより万事の吉凶が定まり、その定められた吉凶によってもろもろの大いなる事業も成就される。」高田真治・後藤基巳訳『易経(下)』、二四三－二四五頁)

すなわち宇宙万物の元始を指す。

(55)高島元洋『山崎闇斎――日本朱子学と垂加神道』、嚴錫仁「山崎闇斎学派の研究――日本朱子学と垂加神道」参照。

(56)前掲注(55)嚴論文を参照。

(57)同前、九七頁。

(58)「朱子がこの理気の『妙合』という言葉に特別の関心を払った痕跡はなく、こうした事情は後の朱子後継者においても同様であったと断言してよい。ところが、闇斎は違っていた。彼は『妙合』という言葉を非常に重視したのである」(同前、一〇〇頁)。

(59)なお『太極図説管見鈔』において恕庵は「太極」をしばしば「大極」と記す。引用に際して、本書はすべてこれを「太極」に統一した。

(60)一ウ。

(61)三ウ－四オ。

(62)「而朱子以二太極一為二万理之尊号一。而解二無極二字一。為二無窮極一。而謂非三太極之外復有二無極一。……蓋陰陽一気充二満天地一。相推盪。万古不レ已。不レ知二誰使一レ然。即所レ謂道也。倘於二一陰一陽往来不レ已之前一求レ理焉。則老荘虚無之説。非二聖人之旨一也。朱子之学。本自二禅荘一来。故以レ理為レ本。而以レ気為レ粗。為二善悪雑一。……而以二太極一為レ理者。乃其臆見。非二易之本義一。」(『読近思録鈔』〔『日本儒林叢書』所収〕、二一－三頁)。

(63)四ウ。

(64)現行では、周濂渓の原旨は朱子の解釈とは異なり「無極」と「太極」とを分けて捉えるものであったとするのが一般的である(前掲注55高島、六四六頁)。また仁斎も『読近思録鈔』においてその点をはっきりと指摘している(「晦庵之解、既非濂渓之本旨」)。

(65)三ウ。

(66)『太極図説解』、七三頁。

(67)「二一か」との校注あり。

(68)「大学垂加先生講義」(『山崎闇斎学派』所収)、三六頁。

(69)「夫天下無性外之物、而性無不在、此無極、二五所以混融而無間者也、所謂『妙合』者也。」(『太極図説解』、七四頁)。

(70)六ウ－七オ。

(71)七ウ－八オ。

(72) 松岡恕庵書写『垂加霊社神代巻講談記聞』、内藤記念くすり博物館所蔵［五一六五四］、二オ。読点は恕庵の朱点による。資料編目録四六参照。
(73) 本文に闇斎門人である桑名松雲の説・著述（『中臣祓諸葉草』）を引く箇所がある（谷省吾『垂加神道の成立と展開』、三〇八頁）。
(74) 同前、同頁。
(75) 近藤啓吾「『神代巻記録』の改変」（同『山崎闇斎の研究』所収）を参照。
(76) 国文学研究資料館提供のデータベース「日本古典籍総合目録」を確認する限りでは、京都大学所蔵本、無窮會神習文庫所蔵本など計九本の伝存が示されている。
(77) なおこの翻刻では、本書の書名を外題に採って『神代記垂加翁講義』とする。
(78) 前掲注(75)近藤論文を参照。
(79) 葦斎は享保一〇年、自ら秘伝を集成し編纂した『玉籤集』を強斎に与えている（『強斎先生雑話筆記』）。また、強斎に「守中」という霊社号を与えたのも葦斎であった（谷省吾「若林強斎の霊社号」〔『垂加神道の成立と展開』所収〕参照）。
(80) 強斎はそれ以前にも垂加派の高田未白などから神道を学んでおり、これを講義もしていた。主馬・葦斎との接触は強斎にとって、いよいよ垂加〈正統派〉との接触として有意義であったという。強斎と葦斎の関係については、松本丘『垂加神道の人々と日本書紀』および前掲注(73)谷著書を参照。
(81) 前掲注(73)谷、三六九頁。以下、『玉籤集』焼却の一件についてはすべて同文献を参照。
(82) これを示す強斎の弁として、門人出口春水が記す『強斎先生雑話筆記』中の次の一節がよく引かれる。
或時先生ハ、葦斎神道ノ事彼此骨ヲ折ツテ諸書ヲ考ヘ編集セラル、ハ善キ事ノ様ニハアレドモ、ドコヤラ気ノ軽キ所アリテ、此道疎末ニモナリ、神秘大切ナ事モアラハニ可相成カト甚ダ気遣ヒニ思ハル、事ナリト御物語アリ
(83) 『神代巻講義』（影印、『続山崎闇斎全集』所収）、三〇二頁。
(84) ただし恕庵は、強斎による「たむけの説」に跋文を寄せているという（日本思想体系一三　垂加神道(下)』、三

四五頁)。この恕庵跋を付す「たむけの説」は、現在のところ跋を除いた本文のみの形でしか翻刻されていない(同前所収)。したがって筆者は当該文章を未読であり、本章に述べる強斎と恕庵との関係にはなお検討の余地が残されていることをここに明記しておく。

(85) たとえば遊佐木斎・室鳩巣編『神功皇后論』の写本など。詳細は資料編目録を参照。
(86) 耳提面命　通行では提耳面命。耳を提して面(まのあたり)に命ず。懇切に教え諭すこと。
(87) 原文は資料編目録四六を参照。
(88) 『神代記垂加翁講義(神代巻記録)』(日本思想大系一三『垂加神道(下)』所収)、三三五頁。
(89) 同前、三三六頁。
(90) 同前、三三七頁。
(91) 同前、三四五頁。
(92) 同前、三三七頁。
(93) 近藤啓吾「忘れられた垂加神道者松岡恕庵」(同『続山崎闇斎の研究』所収)参照。また出雲路家、正親町家に伝わる道統系図等に何らかの資料が残されている可能性もあるが、現時点において未調査である。
(94) 『先代旧事本紀』一〇巻、著者未詳。神代から推古天皇までの歴史書。大半が『古事記』『日本書紀』『古語拾遺』の文章を基にして綴り合せたものであるが、部分的に独自もあり、その点に資料価値があるとされる。
(95) 少彦名命は『日本書紀』では高霊産霊尊(たかみむすひのみこと)の子。大已貴神が出雲に在ったとき、白蘞(薬草の一種)の皮で出来た舟に乗り、鷦鷯(ミソサザイ)の羽でつくった衣を着て、海に現れた(『日本書紀(一)』、一〇六‐九頁)。『古事記』では神産巣日(かんむすひ)の子とされる。一般に、農業、酒造、医薬、温泉の神として信仰される。
(96) 『日本書紀(一)』、一〇二‐一〇六頁。
(97) 同前、一〇三頁。
(98) なお大神神社の祭神は、いま、大已貴神(大国主神)の和魂である大物主神とされている。
(99) 現行本の成立は、その内容を考えれば序文に言う貞治六年(一三六七)より後年であろうと言う(前掲注75、三三一頁）。

(100) 谷省吾「『神代巻口訣』の校刊」（『垂加神道の成立と展開』所収）参照。

(101) 京都大学附属図書館所蔵［〇五〃シ〃一二二］、寛文四年（一六六四）武村市兵衛（寿文堂）新刊本、巻三・四九ウ－五〇ウ。

(102) 「『心神』という語自体は『口決』に初めて見えるものでなく……されば闇斎は、浮び来ったものが大已貴命の心神であり、この条は命御自身の自問自答であるという解釈を『口訣』より得たのであつて、『心神』という語を採ったのではない」（前掲注75、三三六頁）。

(103) 巻上、二七ウ。

(104) 谷川士清書写本にそのような点はないため、朱筆はすべて恕庵による書入れであると判断される。

(105) 忌部止通『神代巻口訣』。

(106) 大神神社は三輪山が神体で、山麓に拝殿があるが本殿はない。

(107) 一ウ－三オ。

(108) 「二の神（経津主神・武甕槌神）……大已貴神に問ひて曰はく、『高皇産霊尊、皇孫を降しまつりて、此の地に君臨はむとす。故、先づ我二の神を遣して、駆除ひ平定めしむ。汝が意何如。避りまつらむや不や』とのたまふ。」（神代下、『日本書紀(一)』、一一八頁）。

(109) 坂は尺のあて字であり、八坂とは大きな瓊の形容という（同前、一四一頁）。

(110) 猿田彦神。

(111) 『日本書紀(一)』、一三八頁。

(112) 八オ－九ウ。

(113) たとえば浅見絅斎、若林強斎などはこの生祠に否定的であったという（前掲注55高島、五八四－五八六頁）。

(114) 一一オ－ウ。

(115) 『朱子語類』巻九八。朱子は「心」を心臓という具体的な物として考え、その内部の空洞に数多の道理が包蔵されているとした（前掲注55高島、九八－一〇一頁）。

(116) 谷秦山（一六六三－一七一八）、土佐高知藩士。儒者および神道家。京都に出て神儒を闇斎および浅見絅斎に学ぶ。土佐に帰ったのち、藩主山内豊房に用いられて藩士に学を講じた。彼によって一時絶えていた土佐南学派が再興した。

(117) 前掲注(55)高島、四七六頁。

(118) 谷秦山『神代巻塩土伝』。秦山は闇斎の「三諸＝身室」解釈を知りながら、敢えてこれを採らなかったという。幸魂奇魂が三諸山に棲もうと述べたことについては、天照大神が大和に都を構えていることを前提とし、「心王室を忘れざるの意」であるとした（松本丘「谷秦山の『神代巻塩土伝』」〔『垂加神道の人々と日本書記』所収〕）。

(119) 伊奘諾尊が国生みを終えて「淡路の洲」に隠れたことを言う。

(120) ここからやや筆勢が変わる。後年による加筆の可能性が高い。

(121) 一二ウ。

(122) 注(118)に先述した谷秦山の説を指す。

(123) 恕庵は『神代巻辺津鏡』の別の箇所で、この三室山の伝を「付会」とした祐之について、「先輩について意見するのは僭越であるが」とことわった上でこれを非難している（後見返し）。

第四章　没後——門人たち

はじめに

ここまで全三章にわたって、恕庵の生涯とその学問の内実とを、時系列に沿って（第一章）、またその対外的側面（第二章）と対内的側面（第三章）とに着目しながら、考察してきた。したがって恕庵自身に関する考察はここでひとまず終え、本章では、その没後に目を移してみたい。すなわち本章の関心は、恕庵の本草学が次世代の門人らによってどのように受け継がれ、あるいは発展していったのかという点にある。

無論、そうした問題を真に明らかにするためには、よりいっそう恕庵自身の本草学説に深く迫るだけでなく、同様の視角をもってその門人たちをも調査・研究し、その上で、相互の学説を比較検討することが必要となるであろう。残念ながら本章はそこまでの議論に及ぶものではない。しかしながらそのための第一歩として、主に恕庵自身の著作資料を手がかりとして、すなわち恕庵との師弟関係に特化した限定的な視野においてではあるが、それぞれの門人らが本草家としてどのように活動したものであったかを解明することを試みたい。

具体的には、恕庵の嗣子である松岡定庵および彼を支えた直下の門人たち（第一節）、また最晩年の門人で本草家として最も大成した小野蘭山（第二節）、そして江戸や大坂など京都外にも散った門人関係（第三節）を取り上げて論ずる。

一　嗣子　松岡定庵

松岡定庵（生没年未詳）、名は典、字は子勅。定庵はその号。別号に連城山人。恕庵の嗣子である。『平安人物志』によれば「室町四条上る町」に私塾を構えていた。これがそのまま恕庵の家塾と場所を同じくするものであるか否かは明らかでない。また生没年も不明であるが、種々の資料から勘案して、宝永〜安永年間（一七〇四〜一七八二）を生きたと推定される。恕庵の後を継ぎ、講学によって生計を立てたらしい。定庵自身の編著書は刊本で伝わる『千金方薬註』、また写本で伝わる『本草倭産奇録』の二点を除いては見当たらず、その精力は主に恕庵の遺稿整理・刊行に費やされたものと思われる。以下では、定庵自著『千金方薬註』を含め、定庵が関わって出版された恕庵編著について、それぞれ序跋や校正協力者などの出版背景を探ることで、定庵がどのように恕庵本草学を受け継いだものか、その一端を明らかにしたい。

（a）『恕庵先生詹詹言』（一七五〇）

書名は内題より採る。二巻二冊。すでに本論に幾度も言及する堀南湖が序文を寄せる（寛延三年〔一七五〇〕）。巻頭には「男洙校」とのみ記すが、南湖序文にこの「松岡洙」なる人が恕庵の嗣子である旨を示すことから[1]、すなわちこの「洙」とは定庵の別名であろうと断定し得る。柱書（版心）に「体朱館蔵版」とあり、巻末刊記に「寛延三年庚午二月　平安書房　丸屋市兵衛発行」と記す。より詳細な書誌は資料編目録を参照されたい。

書名にある「詹詹」とは多言なさまを言う語句であるが、その通り、本書は本草分野に限らない雑多な見聞・見識を種々取りまとめた随筆的な雑記である。本論にすでによく引用する『掛漏集』から採録したと思われる記事もあり[2]、そうした平生の雑記のうちから、恕庵がこれはと思う諸事・諸見解をまとめて編纂したものと思われる。先述の通り恕庵没後四年を経た寛延三年（一七五〇）の刊記を持ち、今に伝わる限りでは、父の没後に定庵が初めて手掛けた出版物である。以下、その背景について少しく考察を加えてみたい。

（i）「体朱館蔵」

恕庵の用いた斎号のひとつに「体朱斎」というものがある。いかにも朱子学徒としての自意識を感じさせるこの斎号は、「怡顔斎」より資料上に見える回数の少ないものの、『体朱斎名物雑纂』[3]（一七三六）と題される自筆の雑録が残ることより、恕庵が確かにそれを用いたものであると知られる。定庵はこの「体朱斎」を引き継いだようで、序跋においてしばしば「書于体朱斎」と記す。[4]すなわち、この柱書にある「体朱館」とは定庵が父から受け継いだ私塾を指し、同時にこの『恕庵先生詹詹言』が松岡家の蔵版すなわち私家版であったことを示している。一方、先述の通りその巻末に「丸屋市兵衛発行」と明記されることは、版権を持っていたのは定庵（松岡家）であったが、その販売は丸屋市兵衛（博文堂）に委託されていたことを示すものである。[5]

松岡家が版権を持った本というのは恕庵の刊行著作ではほかに例がなく、本書はその意味で特徴的である。私家版とは、本来的には商業利益を見込むわけでなく仲間内などで共有するべく少部数を刷るものであるから、恕庵没後四年の刊行というその成年を考慮しても、父の喪が明けた後、定庵が恕庵を偲ぶ目的もあって校正・出版した、いわば饅頭本のような性格を有するものであったのではないかと考えられる。

（ii）内容・意義

本書に採録される記事が本草分野に限らないことはすでに述べた。より正確に言うのであれば、むしろ本草分野の記事はそのほんの一部分にすぎない。雑記というその性格上、本書は雑多な記事の寄せ集めであり、その内容を一括りにして論ずることは必ずしも適当ではない。しかしながら敢えてそれを試みるのであれば、本書に収録されるのは、結局そのほとんどが、古語・故実を主体とした〈字句の訓釈〉であると言うことができる。具体例を見てみたい。たとえば冒頭の三条は次のようなものである（読点は引用者による）。

▲孟襄陽カ詩ニ「舟子乗利渉」ト云ヲ、「利ニ乗シテ渉ル」ト読ムハ誤也、「利渉」ノ字、易ニ出ツル者也、「クンデヲツヨ」ト云ヲ急ニ引ツメテ云也

▲実盛謡ニ「クンジヤウツヨ」ト云ヘルヲ或人云ヘルハ、是歌フ時ノ言葉ヲツメテ云フヲ直ニ文字ニ書タル者也、「クンデヲツヨ」ト云ヲ急ニ引ツメテ云也

▲帆ハ羽也、舟ノ左右上下スルコト鳥ノ羽ノ如シ、鳥ノイワクス、舟ナトノ縁ニモ近シ

このような記述と並んで、本草に関連する条文が無造作に差し挟まれる。それらもまた、特に和学分野における文献考証的な性格の強いものが多い。たとえば次のようなものである。

▲カ、ミ草ハ白蘞也、『旧事記』ニカ、ミ草ニ蘿藦ノ字ヲ充タリ、蘿藦ハカ、イモ也（巻上八オ－ウ）

▲蔓生ノ木蓮ヲイタビト訓スルハ誤ナラン、『前代旧事本紀《ママ》』推古紀ニ、大臣ノ名ニ木蓮華ト云アリ、イタビト訓セリ、然レバ、イタビハ木蓮花ノ和名ニシテ、木蓮ノ名同キニ因テ、誤リテ此木蓮ニ付タルカ、此蔓生ノ木蓮ハ、従来和名無キモノ也（巻上一二ウ）

▲逢坂山ノサ子カツラハ、(7)今ノセキタカツラ也、畢竟知ラザルデノ云ヒカケナレハ、本末分明ナラサルノ草也、シラレデトテヲ濁テ読ヘシ、テヲ清テ読メハ露見ノ詞ニ成ル、此ハ恋ノ歌ナレハ露見ノ義ハ合ハス（巻下八オ）

つまりここにおける恕庵の本草知識は、ほかの数多の古語・字句解釈と共に本書の一部分を構成するものにすぎない。

筆者は先に本書を、本来は定庵が父を偲ぶ配り本（饅頭本）のような意味も込めて私家版として出版したものであったのではないかと推測した。それはすなわち、本書が定庵にとって恕庵の嗣子としての初めての仕事であり、父の亡きあと、一人の学者として自立するための第一歩でもあったということを意味している。そのような仕事として、定庵が、恕庵がほかに数多著した本草書ではなく、本書のような訓釈中心の考証雑記を選んだとい

う事実はきわめて興味深い。というのも、定庵が目前に捉え、父の没後自らがそこに身を置き渡世するべく考えていた学者社会が、やはり、こうした博学な文化的教養を重んずる儒者・文人の社会であったという背景を想起させるためである。

(b)遺稿の出版

『恕庵先生詹詹言』の出版からやや間をあけた宝暦五年頃より、定庵を中心とした恕庵の遺稿編集・刊行作業は本格化し始める。定庵の行動に焦点を絞り、それを年譜にして掲げれば次のようになる。

宝暦　五年（一七五五）八月一二日、『袖珍本草雋』序を著す。
宝暦　六年（一七五六）『袖珍本草雋』刊。
宝暦　七年（一七五七）五月、『怡顔斎桜品』跋を著す。
宝暦　八年（一七五八）一月一八日、『怡顔斎苔品』序を著す。
　　四月一二日、『用薬須知後編』序を著す。
　　六月、『怡顔斎介品』跋を著す。
　　八月、『梅品』跋を著す。
　　『怡顔斎桜品』および『怡顔斎介品』刊。
宝暦　九年（一七五九）『結毦録』および『用薬須知後編』刊。
宝暦一〇年（一七六〇）三月上旬、『怡顔斎菌品』序を著す。
　　『梅品』刊。
宝暦一一年（一七六一）『広参品』および『怡顔斎菌品』刊。

短期間の間に集中的に編集・刊行作業がなされたことが了解されるであろう。この後やや間をあけて次が行われる。

明和　六年（一七六九）『食療正要』刊。

安永　元年（一七七二）『本草喉襟』(8)序を著す。

『怡顔斎蘭品』および『本草喉襟』刊。

安永　五年（一七七六）『用薬須知続編』刊。

以上が定庵による恕庵遺稿の刊行のすべてである。『広参品』刊行の後に八年ほどある空白期間については、浅井図南が「怡顔斎蘭品序」（一七七一）で次のように述べている。

方に上梓せんとするも未だ果たさずして先生（恕庵）没す。服闋(9)し令嗣子勅、先志を追ひて成さんと欲す。序を南湖屈君(10)に乞ひ、君欣然として筆を下す。叙すこと数百言に至り、未だ脱藁に及ばすして君亦逝く。家多難に遭ふ。其の稿遺逸す。是れ以て刊刻久しく廃る。今載春末、子敕再び其の事を興す。八月の初、印版新たに成る。(11)

（原漢文〔句点付〕）

その言うところをいま一度次に要約すれば次のようになる。

本書の出版には恕庵自身も存命のうちより携わっていたが、刊行を待たずして没してしまった。その喪を終えて定庵は作業を再開したが、続いて序文を頼んでいた堀南湖までもが没した上、なお原稿が散逸するという災難に見舞われてしまった。

具体的にどのような事情により原稿が失われたのかは判明しないが、約八年もの間、本書『怡顔斎蘭品』のみならずその他の刊行もまったく行われていないのは、この事情によるのであろう。なお明和九年の出版に際しては、看板、袋および跋の板下筆者を池大雅（一七二三－一七七六）が務め、魁星印は高芙蓉（一七二二－一七八四）の篆である旨が報告されている。(12)

以上、定庵が遺稿刊行に尽力した大略を見たところで、次は定庵の周囲でそれを支えた人たちに目を移すこととしたい。没後に刊行された恕庵の編著について、書名にその刊行年、および校者として巻頭に表記される人物の氏名を併記して次に掲げる。氏名の順序は原本に従った。なお書名に続いて〔 〕内に入れて記すのは、当該の本について筆者が任意に付した分類である。

①『袖珍本草雋(本草雋補正)』(一七五六)〔医薬〕甲賀敬元・熊谷玄随・今枝栄済・松岡典校。
②『怡顔斎桜品』(一七五八)〔博物〕九如館鈍永増補、甲賀敬元校。
③『怡顔斎介品』(一七五八)〔博物〕甲賀敬元・今枝栄済・吉見潤・松岡典校。
④『結毦録』(一七五九)〔雑記〕松岡典校。
⑤『用薬須知後編』(一七五九)〔医薬〕甲賀敬元・熊谷玄随・今枝栄済・吉見潤・松岡典校。
⑥『梅品』(一七六〇)〔博物〕甲賀敬元・今枝栄済・松岡典校。
⑦『怡顔斎菌品』(一七六一)〔博物〕甲賀敬元・今枝栄済・吉見潤・松岡典校。
⑧『広参品』(一七六一)〔医薬〕熊谷玄随増補、松岡典校。
⑨『食療正要』(一七六九)〔医薬博物〕松岡典校。
⑩『怡顔斎蘭品』(一七七二)〔博物〕松岡典・甲賀敬元・熊谷玄随・今枝栄済校。
⑪『用薬須知続編』(一七七六)〔医薬〕松岡典・今枝栄済・吉見潤校。

ここに示される人々のうち、恕庵の門人であったことが確かに判明する者は次の三名である。

(ⅰ)熊谷玄随(生没年未詳)

名は道詮、字は慎憲、号に晦斎。玄随は通称か。前節に触れた江村復所らと共に恕庵『用薬須知』の校正に加わる、恕庵の本草の高弟である。遺稿の刊行では、薬書を選んで担当した傾向にある。恕庵が下敷きを著した上で玄随に託し、玄随がそれを増補・成稿した『広参品』のほか、自著である『漏蘆弁』の『薇銜考』など、その著作はいずれも趣味的な要素の少ない純正の薬書である。また恕庵の享保六年の江戸下向に随行したことが、その道中の筆記録『怡顔斎東遊日件記』[13]に判明する。

(ii)甲賀敬元（生没年未詳）

字は尚之、号に思誠斎。敬元はその名。江村復所、熊谷玄随とともに『用薬須知』の校正に加わる恕庵の本草の高弟である。ほぼすべての遺稿刊行に関わり、特に『怡顔斎桜品』をはじめとした〈品類書〉の校正すべてに関わっていることは重要である。「東海逸民」なる人が恕庵の講義を筆録し、さらにそれに敬元の講義録などをもって増補したという『本草綱目筆記』[14]という一書が残されている。敬元が『本草綱目』講義を行うなど〈本草家〉として仕事をした人であることに間違いはない。著作資料は見当たらないが、その門人豊田養慶（生没年未詳）[15]の著書『緒鞭余録』（一七六一）[16]に、〈鑑定者〉として名が記される。兄の甲賀通元は医家であり、通元の著書『医方紀原』（一七二〇）[17]には敬元との縁から恕庵が序を寄せている。

(iii)今枝栄済（生没年未詳）

字は允明、号に令斎。栄済はその名。著書に『園塵』（一七四五）[18]と題する本草博物書があり、その自序において、堀南湖に儒を学び、恕庵には本草を学んだと述べる。明和五年版および天明二年版の『平安人物志』にその名が見られ、前者では「学者」部門、後者では「本草」部門に収載されている。

遺稿の刊行に際して、この三者、特に恕庵もそれを信頼することの厚かった甲賀敬元、熊谷玄随の二者が果たした役割は大きかったと思われる。というのも、嗣子定庵は、最終的に〈本草家〉を名乗るようになったものの、特にその経歴の初期において、必ずしも本草のみを専心研究していたわけではなかったらしいからである。その傾向は先の刊本『恕庵先生詹詹言』にもすでに萌すものであったが、それより後、本格的に恕庵の本草関連の遺稿が校正・刊行され始める段になって、いよいよ表出する。

実は恕庵没後の著作刊本のうち、品類書としては最も早く刊行される『怡顔斎桜品』の編集作業に、定庵は実質的に関わっていない。毎品に桜の挿し絵を入れ、さらに自身の所見をも書き入れるなどの増補・編集を行ったのは狂歌師である九如館鈍永（一七二三－一七六七）(19)であり、全体の校正を担当したのは先述の恕庵門人甲賀敬元であった。このことについて、定庵自身による弁明がその跋において次のように述べられている（段落改行は引用者による）。

正徳中、吾が先大人七十二品(20)を撰して『桜品』焉《これ》を与ふ。而るを吾の不良は其の業を廃して講ぜず。加之、日び以て儒に就く。其の書は束ねて之を閣き、錯乱収まらず。語に曰く「厥の父菑せり。其の子乃ち播くことを肯ぜず」(21)と。往《むかし》吾之を読めども而も馬耳なり。今則ち忸怩として曰く、於乎《ああ》、何ぞ其の言の我が事に似たるやと。……『桜品』の作、始め羅山・闇斎二先生に出づるか。那波道円の説之に次ぐ。以て其の輯むる所の者なり。(22)

鈍永子、吾の為す能ふ無きことを知るなり。是に於て其の錯乱する者は釆りて之を次ぎ、其の不足なる者は修めて之を飾り、各ゝ図を出し以て示すに就く。余をして其の事を書せしむ。

余曰く、是れ吾の不良は父の菑を蕪に就す(23)に幾《ちか》かるかなと。是れ罪の大なる者なり。而して子、我の為に播きて黍と稷とをして苗穂離離(24)とせしむ。……刻成り。吾之を聞き、喜びて寝ず。遂に書し以て之を謝す。

宝暦丁丑夏五月之吉連城山人男松典百拝書(25)　（原漢文）

ここにおいて、定庵はとにかく言葉を尽くして自身の不足を弁明し、本書の編集作業を行ってくれたことについて九如館鈍永に「百拝」の礼を述べる。編纂に関わっていないという事実に併せて、この跋文における定庵の弁、特に「其の業を廃して講ぜず」と明言することなどを勘案すれば、定庵がこのとき本草家として自立していたとは到底考えられないとするのが当然の帰結であろう。さらにその理由には、定庵が幼年であったということなども考えられない。[26] したがって、嗣子定庵が本草家としてその経歴を始めたわけではなかったということは、確かな事実と見てよいであろう。[27] 併せて、遺稿の編集刊行において先に見たような父の門人らの協力の大であったこともまた、疑い得ない。

(c)松岡定庵『千金方薬註』四巻（一七七八）

以上確認したように、本草家となることが必ずしもその本意ではなかったようにも見える定庵であったが、それでも、遺稿の編集刊行と併行して本草研究・講義に従事するようになったらしく、安永七年（一七七八）には自身唯一の著作刊本『千金方薬註』[28]を刊行する。

書名にある「千金方」とは、唐の孫思邈の医書『千金要方』および『千金翼方』を合わせた総称であるが、定庵の自序によれば、本書はその『千金方』が示す薬材の解説書であるという。[29] ただしその収録薬材は『千金方』のそれと必ずしも一致するわけではなく、配列順も『千金方』よりは『本草綱目』に準ずるものである。[30] また、それぞれの薬材に関する記述内容にも確固たる基準を見出すことが難しい。「執筆の意図がよくわからない」との評もなされるほどである。[31]

その主意や特色については、それを理解するためにより詳細な内容的検討を経なければならず、現時点で結論づけることは早計である。しかし、ただひとつ確かに言えることは、定庵はやはり本書においても父恕庵の存在を強く意識していたという事実であろう。それは定庵がしきりに『用薬須知』、同後編、同続編をはじめとした恕庵の著作を掲げ、「用薬須知ニ出ツ」「用薬須知後編ニ出ツ」などと記述をそれらに譲ること、あるいは直接「先君子曰」としてその説を引くことに表れている。『千金方』の名を掲げてはいるものの、本書は実質、恕庵

『用薬須知』の追随書であったと言ってよい。

さらに序文にも恕庵の影響は顕著である。というのも、定庵が本書の序文を依頼した清田儋叟は、(32) 彼が父恕庵を介して顔見知りの間柄にある人であった。

清田儋叟（一七一九－一七八五）、名は絢。字は元琰、君錦。漢学者伊藤竜洲（一六八三－一七五五）の三男で、父の本姓であった清田氏を継ぎ越前福井藩儒となった。長兄の伊藤錦里、次兄の江村北海と共に「伊藤三珠樹」と呼ばれたほどの俊才であり、文をもって知られたと伝えられる。その儋叟の序文は、何よりもまず自身と恕庵との思い出に書き初められている。

松岡恕庵先生、予が先人と交差し、先生先人の宅に来過す。予童子なるを以て茶を捧げ、因て隅座して其の談論を与り聞くことを得。即ち予が頑劣無知なるも、亦既に心に其の一志儒先なるを観《のぞ》みし。(33)

（原漢文（訓点付））

かつて父竜洲と恕庵との談話を部屋の隅に座って聞くことがあった、それと言うのもその頃から自分は儒に志していたからであった、との弁である。つまり儋叟は、まず恕庵に、しかも儒者としての恕庵に敬意を表しているわけである。次いで定庵が家学をよく継ぐこと、また医術が人にとっていかに重要であるかを述べた後、儋叟はこの序を次のように締めくくる。

方薬は予之を知らず。因て子勅撰著の勤を述て、以て其の済美を嘉すと云ふ。(34)

（原漢文（訓点付））

すなわち、自分は儒者であって方薬に詳しくないため本書の内容についてはよくそれを解説し得ないと弁明しながら、やはり、定庵が恕庵をよく受け継ぐこと（済美＝父祖のよい行いを受け継ぐこと）を称えるのである。

以上のように見てきて明らかになるのは、定庵が、父恕庵の没後、死してなお衰えない〈本草家〉松岡恕庵の影響力のもとで、次第にその仕事の重心を本草研究に移すことになってゆくその様子である。定庵には、松岡恕庵の嗣子として、自らの意思とは関係なく本草家であることが求められたのではなかったか。筆者は定庵本来の関心を、彼がはじめに手掛けた『恕庵先生詹詹言』や、あるいは「連城山人」という号、自らの名前を中国風にしばしば「松典」と表記することなどを勘案して、いわゆる〈文人墨客〉のそれであったのではなかろうかと推測する。[35]彼が自著『千金方薬註』の序を、恕庵のつてをたどって文をよくした清田儋叟に頼んだのも、そうした性向に由来すると考えれば納得がいこう。つまり定庵は周囲の要請に応えるようなかたちで本草家としての道を歩んでは行ったものの、本草学に真に愛着を持ち、自らの関心に引きつけながら、独自の見識を獲得するということにまでは至らなかったようなのである。

定庵は、父恕庵が残した人脈と学問のなかで一生を終えた人であった。こうした見方をなお補強するものとして、次の資料を掲げておきたい。『平安人物志』である。

『平安人物志』はすでに本書でも幾度か言及しているが、全国から京都に遊学してくる学徒に便宜を図ることを主な目的として、京都で講学していた学者・文人らの名前と居所とを記した名簿である。明和五年（一七六八）から慶応三年（一八六八）にかけて、約十年おきに全九版が刊行された。定庵は、そのうちの初版である明和五年版、および次の安永四年版（一七七五）にその名が収載される。ここで注目したいのは、定庵が没した後、文化一〇年版（一八一三）[36]をはじめとして多くその巻末に付された「堺屋仁兵衛（尚書堂）」の蔵版目録[37]である。その書目中には定庵自著『千金方薬註』が次のように表記されている。

千金方薬註　松岡玄達　四冊

生前に定庵が置かれていた状況も、ここに推して知るべしであろう。[38]

二　門人　小野蘭山

小野蘭山（一七二九－一八一〇）、名は職博、字は以文。通称は喜内。別号に朽匏子。恕庵最晩年の門人である。寛政一一年（一七九九）、七一才にして幕命に従って江戸へ移り、幕府医学館で本草を講じた。また江戸へ移って以降、六次にわたり諸国採薬を行うなど、文献・フィールド両面にわたって精力的に活動した専業の本草家である。その『本草綱目』講義を孫である小野職孝がまとめた『本草綱目啓蒙』四八巻（一八〇三－一八〇六）は、鋭い観察眼に裏打ちされた独自の識見に溢れ、『本草綱目』を換骨奪胎した日本本草学のひとつの集大成とも目されるものである。生涯で師と仰いだのは恕庵ただ一人であり、恕庵が没したのちは独学によってその本草学を築きあげた。

（a）「物産者」小野蘭山

蘭山が自身も列する本草学の系譜をどのように理解していたかは、彼が晩年門人に宛てた書簡のうちに見える、次の弁によく表れている。

> 名物之事ハ前々より儒家面々ニ被考置れ候も、専門之人ハ無之、物産吟味之事ハ稲《トウ》先生より之事と相見へ申候……元来貝原、稲、松岡三先生ハ皆伊藤家ニ而同友之事なれば、互ニ相談も可有之事也。
> 本艸之学ハ稲先生より先師へ伝わり候由。物故之節も封し遺して先師へ被伝候書付も有之候よし、嘗《カッテ》而聞及べり。貝原先生ハ稲先生より先達《サキダチテ》而物故せられし故、貝原先生より先師へ伝はると云事ハ無之事ニ候。[39]

すなわち、文献中の名物（名と物）を考究することは常々儒者がその任とするところであったけれども、それに「物産吟味之事」を取り入れたのは稲若水がはじまりであり、それが恕庵を経て自身にまで至るという理解である。蘭山が寛政一一年に幕府医学館に招聘された当初、「物産者」というほかに例を見ない役名で登用された者の部門分けの変遷にも明らかである。

ことと併せて考えれば、この「物産」という語が、若水→恕庵→蘭山の流れにおいて伸張する本草学発展のひとつのベクトルを示す重要な語句であることは間違いないであろう。それはたとえば、『平安人物志』に見える学者の部門分けの変遷にも明らかである。[40]

『平安人物志』に蘭山の名が収載されるのは、その安永四年版および天明二年版においてである。定庵も同様に名を連ねることはすでに述べた。[41] 次に順を追ってその詳細を確認しよう。[42]

①　安永四年版（一七七五）

「学者、書家、画家、篆刻者、卜筮者、相者」の六部門が設けられ、蘭山と定庵は「学者」部門にその名が挙がる。

②　天明二年版（一七八二）

「学者、書家、画家、篆刻、卜筮、本草」と、「相者」に代わって「本草」の部門名が初めて本文に現れる。定庵も蘭山もまず「学者」部門に挙げられた上で、さらに「本草」部門に再掲される。

③　文化一〇年版（一八一三）

『平安人物志』はこの文化一〇年版より収載部門・人数を拡大し、[43] ここで初めて「物産」という部門が設けられる。三巻構成で、目次を上巻「儒家、詩、韻、書、篆刻、画」、中巻「和学、衣、歌、連、鑒書、画」、下巻「医家、物産、数、典、易、相、好事、蘭、奇工、付録(女、僧)」とする。「物産」部門が加わる代わりに「本草」部門が消えていることに注意したい。定庵も蘭山も没後であるため名は挙がらないのであるが、替わって山本亡羊、[44] 水野皓山[45]など蘭山の門人で本草家として一家を成した者らが一様にこの「物産」部門に列せられる。

この変遷には、本草学が学問として社会的需要を高めていく過程、あるいは、その学問の内実が、「本草」という語が本来示した〈薬材の学〉という意味を大きく逸脱して発展していく過程が明瞭に表れている。すなわち「物産」とは、薬材以外の産物をもその研究対象とした、本草学のいわば博物学的発展の側面を表して言う語句であり、蘭山亡き後の京都においてはその学統について〈本草〉よりむしろ〈物産〉をもって表す向きのほうが優勢であったことを、この『平安人物志』の部門分けは示唆している。(46) 先の蘭山の言は、こうした発展の萌芽を若水に求めたものと解することができよう。

（b）恕庵と小野家とのつながり

前節に見た嗣子定庵も含めて、本書に見てきたほかの恕庵門人と比較したとき、その恕庵への師承姿勢の特色として指摘できるのは、蘭山には恕庵の本草学を〈儒者的教養のうちに〉捉えようとする視角が希薄であるという点である。蘭山は言う。

先師之業ハ甚洪大ニして、企及べき事ニ非ず。儒書神書より有職医学本艸ニ至迄皆々講習有ざる事なし。治療之事ハ一円無之候。……然トモ雑艸木ニ至迄も、漢名ニハ切紙折紙等之秘事有之候而、容易ニハ不被相伝事ニ候。因而《ヨッテ》、年数ヲ歴ざれバ、業を成就候事相成がたし。

不佞ハ晩年ニ及て業を受ル事只五ケ年ニして先生物故せられし故、僅綱目会読一終するのミなり。(47)

すなわち、自分が入門したのは恕庵のいよいよ晩年であったため、その『本草綱目』講義を一巡しか聞くことができなかったと惜しみ、そのような〈短期間〉では本草学の成就は程遠いとする、蘭山のひとつの学問的見解である。これは、恕庵に本草を学ぶこと〈三、四年〉の後、家学である医学専一に復したと述べる浅井図南の就学(48)といかにも対照的であろう。蘭山は五年では足りないと言い、図南は三、四年でその粗方を修めたと自負する。両者の本草学に対する温度差は歴然とも言える。蘭山はまた言う。

然ル処、幸ニ先達而亡父伊勢守二十余年之間、先師ニ相従、業ヲ受シ故、綱目数遍之会志も有之、又切紙折紙等之秘説も大抵伝置候上、又亡兄越後守亦先師ニ相従、業を受事十余年ニして、写本等共も大抵伝置候ニ付、不佞是等ニ依て相考、先師万分之一も可会得処ニも相成候処、不佞壮年之比《コロ》より四方之書生懇望ニ付、不得已《ヤムヲエズ》して会読を始め、春秋ニハ山野ニ罷出、艸木を探り、虫石を尋ね、従者《シタガウ》ニ示し、品物を見習ハしむ。[49]

すなわち、恕庵の講義はたった五年間しか受けられなかったが、幸いにも父兄が長年恕庵に学び、その教えを記した受講録や切紙、また写本などが多く手元にあったため、それによって独学することが可能であったとの弁である。蘭山のこの書きぶりから察すれば、まるで父兄ともども恕庵には本草しか学ばなかったように受け取ることができる。しかしながら伝存する資料を見ると、事実はどうもそうではないらしいことが判明する。

具体的な資料を紹介する前に、まず蘭山の父兄について簡単に確認しておきたい。小野家（本姓は佐伯氏）は代々朝廷に仕える地下[50]の家柄であり、したがって蘭山の父兄も共に朝廷の官人であった。父は職茂《もとしげ》（一六九六－一七三六）、佐渡守のち伊勢守。誠意斎と号し、主殿大允を務めた。恕庵には二〇年余り師事し、神道と本草を学んだと伝えられる。兄は職秀《もとひで》（一七二一－一七八九）、越後守。職茂の嫡男で、民部少丞、主殿権介を務めた。蘭山は職茂の次子である。[51]

恕庵の著作関連資料のうち、小野職茂および職秀との関係を示すものは次の四点である。各資料の詳細な書誌は資料編目録にも収録するが、いまここに、恕庵と職茂・職秀両人との関係に焦点を絞って少しく解説したい。

（ⅰ）松岡恕庵『苟完居日記』（一七三〇－一七三四）

恕庵自筆の日記・雑録。写本一冊。武田科学振興財団杏雨書屋所蔵［杏五一四四］。本草知識や神道説など恕庵の関心に則って諸事を記す。そのうちに職茂との談話を書き留めた一節がある。それは次のようなものである（句読点は引用者による）。

○一日[52]訪小野佐渡守、此日正月十八日鶴ノ庖丁ノ日、鶴ノ御献ヲ□□語レリ。下ニハ牛房ヲ扁ク端切ニシテ天モリニシテ、ソノ上ニ鶴肉ヲモリ、ヒラ〳〵ト切テ横ニナラベ、シベト云モノヲモリ、五六寸一方ハカリ外へ出セリ。ヒレノ義也……鶴ノ吸物ニモ此シベヲ出ス。シベト料理人ハイフトゾ。（図略。土器に盛られた鶴肉と牛蒡、そして「鶴ノ脚ホソクタチテ、ホソクシテ右ノ鶴肉ノ中ヨリ挟ミ出《ス》㆓一方《ヘ》㆒」という「シベ」なるものの様子が簡単に図示される。三オ－ウ）

「鶴の庖丁」とは江戸時代、将軍から献上された鶴を清涼殿で調理する儀式である。恕庵は小野佐渡守すなわち職茂から、その儀式の仔細を伝え聞いたのであった。

(ii)松岡恕庵『下鴨社伝』（一七三二）

小野職茂補遺。写本一冊。神宮文庫所蔵［一門四八九〇号］。下鴨神社の通称で知られる賀茂御祖神社の社伝。恕庵は社家ともよく情報交換を行っていたらしい(53)が、本書もその一環であろう。奥書に言う。

右は享保十七年三月十日、松岡先生に従ひ之を修閲、書写す。此書、元は先生の聞書なり。瀧元敬(54)装飾して一轄と為す。文句誤字等は今度予（われ）之を改め、且つ末社漏脱の分は之を補ふ者なり。佐渡守佐伯朝臣【花押】(55)

（原漢文）

(iii)玉木葦斎『中臣祓萱麻草』（一七一九）

延享二年（一七四五）小野職秀書写。写本二冊。神宮文庫所蔵［一門五六四号］。

①玉木葦斎、および②松岡恕庵の本奥書に続けて、③職秀の書写奥書が記される。それぞれ次の通り。

① 此書の翁と称する者は垂加翁なり（山崎嘉右衛門敬義号垂加霊社）。英（＝正英、葦斎の名）聞く所の者は従一位白玉尊翁（正親町権大納言公通卿）及び八塩道翁（下御霊社神主従五位上春原信直号八塩道霊社）の口伝にて、此れ亦垂加翁の説なるのみ。其の余（ほか）は皆な英の愚意を述ぶ。差繆の罪は神慮を畏るべきの甚だしきなり。冀くは後世の君子、諸を正せ。享保四年己亥中秋日　玉木正英謹述(56)

②　翼庚子正月初四書写了　怡顔斎秘蔵　廿三日之夜一校加旁訓了　判　（原漢文〔訓点付〕）

③　延享二年三月中三日書写了従（もと正）五位上（もと下）主殿権助佐伯職秀謹写

恕庵が玉木葦斎と連携して神道指導にあたっていたらしいことは第一章において既述であるが、本書はそれを実証する資料のひとつに数えてよいであろう。すなわちこの一連の奥書は、出雲路信直、正親町公通の両人から玉木葦斎へと継承された垂加の伝が、恕庵にも伝えられたこと、さらにそれを小野職秀が授かっていたことを示している。

(iv)松岡恕庵『中臣祓伝口決』（成年未詳）

小野職秀筆録。写本一冊。神宮文庫所蔵［一門五七〇号］。恕庵の口授を職秀が筆録したものである。目次題「中臣祓伝口授」、さらにその下に「埴鈴翁之所伝也」と注記する。また目次末尾に「従五位上主殿権助佐伯職秀」の記名があり、加えて朱筆にて、

右の中□（臣か）祓伝は、予連日依願し、而して自ら此の間伝ふる所の故、予後日忘るるが為の故に姑らく書留む者なり。主殿権助佐伯職秀筆録[57]　（原漢文）

と奥書する。職秀が神道研究に熱心であったことを示す資料であろう。

以上見てきた通り、どういうわけか、伝存するのはいずれも神道・故実に関連する資料ばかりであり、本草関連のものは見当たらない。あるいは、それらは蘭山がすべて秘蔵して手放さなかったのかもしれない。ともあれ職茂、職秀の両人ともが、恕庵と平生より関わりを持ち、のみならず神道・故実関連の知識教養についてかなり深くやりとりしていたことはここに明白である。特に兄職秀については、『中臣祓』をはじめとして、恕庵が講じた神道説についてかなり高度な内容までそれを修めていたであろうことが推知される。

こうした父兄と恕庵との関係までをも考慮に入れれば、蘭山がほとんど恕庵の本草学のみにしか言及しないことはやはり非常に特徴的と言わざるを得ない。もちろん、神道など和学的教養への関心は、朝廷の官人であるという小野家の職掌が要請した一面もあるであろうから、この状況は、次子であり家督を継ぐ必要がなかった蘭山が、そうした知識に配慮する必要に迫られなかっただけであると解することもできる。しかし同時に、そうした家族環境があるからこそ、蘭山にも恕庵の本草以外の学問を学び受け継ぐ機会は十分に与えられていたという見方も可能なのであり、そうであれば、蘭山はそうした環境を無視し、敢えて望んで本草を自らの学問として選んだということになる。いずれにしても、蘭山の学問形成に関わる事実として、職茂・職秀と恕庵との関係は重要であろう。

三　京都以外の門人関係——大坂・江戸

(a)大坂・木村蒹葭堂（一七三六 - 一八〇二）

名は孔恭、字は世粛。別号に巽斎。大坂堀江で酒造業を営むかたわら学芸に励んだ文人、文人画家、本草学者。また蒐集家、蔵書家としても知られる。本草学は恕庵の門人津島如蘭および小野蘭山に学んだ。恕庵に直接学んだわけではないが、若水、恕庵、蘭山と蓄積され育まれてきた本草分野の学識を背景に、当時の芸苑ネットワークにおいて中心人物として活躍したという意味で重要である。

恕庵との関係においては、その蔵書のうちに恕庵の遺稿・旧蔵書類が複数含まれるという点が指摘できる。いずれも恕庵の自筆写本、あるいは刊本とは別系統になる写本など、資料価値がきわめて高いものであり（次頁表参照）、したがってそれらは蒹葭堂が松岡家から直接、あるいはそれに似たようなかたちで購入したか譲り受けたかしたのではないかと思われる。

表　木村蒹葭堂旧蔵 松岡恕庵著作資料一覧

No.	書名	所蔵先	記号	印記
1	怡顔斎菌品	杏雨書屋	杏1788	A「蒹葭堂」、B「永田文庫」、C 早川氏蔵書票
2	怡顔斎苔品	国会図書館	228-9	「蒹葭堂蔵書印」(朱長方)
3	怡顔斎獺祭編	国会図書館	235-390	「蒹葭堂」(朱長方)
4	怡顔斎先生日抄	岩瀬文庫	47.84	「蒹葭堂蔵書記」(朱長方)。※江村復所写本
5	怡顔斎博蒐編	岩瀬文庫	47.39	A「怡顔斎」(朱方)、B「交翠園」(朱長方)、C「□□□珍蔵記」(朱長方)、D「怡顔斎図書」(朱方)、E「松岡氏図書」(朱方)、F「蒹葭堂蔵書記」(朱長方)
6	記事珠	杏雨書屋	杏2191	A「怡顔斎」(朱方陰刻)、B「松岡氏図書」(朱方)、C「怡顔斎図書」(朱方)、D「蒹葭堂蔵書印」(朱長方)、E「宍戸昌蔵書記」(朱長方陰刻)
7	菁川養花小録	内閣文庫	306-0302	A「怡顔斎図書」(朱方)、B「蒹葭堂蔵書印」(朱長方)、C「昌平坂学問所」、D「淺草文庫」、E「日本政府図書」
8	続諸州府県志併医薬書摘抄	杏雨書屋	杏3881	A「□□」(朱方、判続難)、B「怡顔斎」(朱方)、C「怡顔斎図書」、D「橘家宗源」(朱長方)、E「松岡氏図書」(朱方)、F「蒹葭堂蔵書印」(朱長方)、G「蒹葭堂」(朱長方)
9	桐譜	内閣文庫	306-0280	A「成章」(朱方)、B「松岡氏図書」(朱方)、C「文化甲子」(朱長方)、D「怡顔斎図書」(朱方)、E「蒹葭堂蔵書印」(朱長方)、F「昌平坂学問所」、G「淺草文庫」、H「日本政府図書」(朱方)
10	重訂度量権衡考	内閣文庫	182-0051	A「怡顔斎図書」(朱方)、B「松岡氏図書」(朱方)、C「恕菴」(朱方)、D「蒹葭堂蔵書印」(朱長方)、E「浅草文庫」(朱長方)、F「大学蔵書」
11	蘭品	都立日比谷図書館加賀文庫	加4129	「蒹葭堂蔵書印」(朱長方)

注）いずれも詳細な書誌は資料編目録を参照されたい。また、※は付記である。

蒹葭堂と松岡家とに交流があった別の証左としては、恕庵の考証雑記『結毦録』（一七五九）が挙げられる。これは恕庵没後の著作刊本であり、やはり嗣子定庵がその遺稿を校正したもので、岡元鳳によるその跋文中に、「余が友木世粛（＝蒹葭堂）、余をして跋せしむに因り……（原漢文）」の一文が見える。岡元鳳（一七三七－一七八六）は大坂の漢詩人、儒医。字は公翼、号に澹斎など。『毛詩品物図攷』（一七八五、橘国雄画）の編纂で知られ、やはり本草学に縁のある人である。(58) もっぱら京都の書肆を版元とした恕庵著作刊本のなかでは珍しく、この『結毦録』は大坂の書肆（和泉屋文助）を版元とする。

（b）江戸・岩永玄浩（生没年未詳）

字は兼英、号に耕月堂。玄浩はその名、元浩とも。太田氏も用いた。江戸の町医。著書に『名物訳録』（一七三五）(59) という本草書があり、その序（凡例）において、「もともと長年本草を学んでいたが、享保六年、恕庵が江戸に下向した際に改めてその本草説を授かった、また恕庵の帰京ののちも、書簡を通してたびたび恕庵およびその門人熊谷玄随に本草説を問い合わせた」と述べる。その子息である太田澄元（一七二一－一七九五）もまた本草家となり、多紀家の私塾躋寿館で本草を教授した。「〜弁」、「〜或問」（「苜蓿弁」「柏弁」「麻黄或問」「菫類或問」など）と題された元浩また澄元の編著が、しばしば玄随『漏盧弁』や恕庵『怡顔斎先生五辛説』などと一冊のうちに収められて伝わることは、(60) 恕庵・玄随と玄浩との交流を物語るものである。

また、小野蘭山がわざわざ京都から幕府医学館に招聘された理由のひとつとして、当時の江戸に、この太田澄元の後任に足るような本草家がいなかったためであるとの指摘もなされている。(61) もちろん澄元は父玄浩を介して恕庵の間接的門人と見ることが可能であるから、そうであればこの元浩・澄元父子の存在は、恕庵の本草家としての影響力がいかに大きなものであったかを明示する事例と解することができよう。

小　括

本章では、恕庵の没後、その門人たちが本草家としてどのように活動したかという問題を、各人と恕庵との師弟関係に焦点を絞った上で検討した。

まず、品類書をはじめとした恕庵の遺稿出版を精力的に行った嗣子定庵が、必ずしも最初から本草研究に積極的なわけではなかったこと、しかしながら結局、没後なお衰えない父恕庵の影響力の下で、自身も本草家として恕庵を追随するようになったことを指摘した。恕庵の周囲に文化的教養を重んじる儒者・文人の社会のあったことは第三章において指摘したが、定庵にもまた、そのように本草学を学者の〈嗜み〉の一環として捉えるような姿勢を看取することができる。

次いで、小野蘭山が、そのような儒者・文人的な学問観、学者意識とはやや距離を置いたところで恕庵の本草学に注目し、それを自身の学問として選択した可能性を指摘した。特に、その父兄が同じく恕庵に学びながらも、本草以外に特に神道を熱心に学んでいたことは、蘭山の就学姿勢の特色——本草専心——を浮き彫りにするという意味で重要である。

最後に、ごく簡単にではあるが大坂また江戸における門人関係にもふれた。本書は松岡恕庵本人に注意するあまり、もっぱらその居所すなわち京都における交友関係にばかり言及する結果となってしまったが、それだけでは恕庵本草学の影響力を検討するに不十分であることを、こうした門人関係がよく示していよう。筆者が目配りできなかっただけで、恕庵に本草を学んだ門人はこのほかにもさまざまな地域に散らばっていたはずである。

(1) 詹々言は、松岡洙、恕庵先生の言を述すなり。……洙能く之を為す、善く父志を継ぐ者と謂ふべし。

(原漢文、原文は資料編目録八八を参照)

(2) たとえば第二章第三節に引用した並河天民の「フグシ」の話など。

△並河氏云フ万葉集ノ中御製ニフクシ或ハフグシコト詠シ玉ヘルアリ何ノコトナルコトヲ知サリシニ或田舎人ノフグシト云ヘルヲ問シニ……（下略）

(巻下、五オ)

(3) 第一章にその一部分を紹介した。資料編目録一二一も参照のこと。

(4) 『怡顔斎苔品』跋文、『用薬須知後編』序文、『怡顔斎菌品』序文。それぞれ資料編目録六五・七〇・七二参照。

(5) 私家版については橋口侯之介『和本入門』を参照。

(6) 孟浩然、盛唐の詩人。襄陽の人であるため孟襄陽とも言う。

(7) 「名にし負はば　逢坂山のさねかづら　人に知られで　くるよしもがな（三条右大臣）」（有吉保訳注『百人一首』、一一二-一一五頁）。

(8) 稲若水『新増炮炙全書』（一六九二）の改題本。

(9) 服闋　喪を終えること。

(10) 堀南湖のこと。宝暦三年（一七五三）死去。

(11) 浅井図南「怡顔斎蘭品序」（『怡顔斎蘭品』序文）、二オ-ウ。原文は資料編目録五四を参照。

(12) 板下竹笣楼の手控雑記「大秘録」によると言う（中野三敏『江戸の板本』、二〇六-二〇七頁）。

(13) 天理大学附属天理図書館所蔵［四六〇-イ三］。資料編目録一四二参照。

(14) 写本。武田科学振興財団杏雨書屋所蔵［杏六二七九］。本書の編者である「東海逸民」については資料編目録一〇九を参照のこと。

(15) 周防岩国君主の侍医であった（甲賀敬元『赭鞭余録』序文（一七六一））。

(16) 宝暦一一年刊。

(17) 享保五年自序、元文五年刊。資料編目録一二七参照。

(18) 写本五冊、杏雨書屋所蔵［杏一三〇一］。

(19) 九如館鈍永　狂歌師。姓は芦田、通称は讃岐。仁和寺の寺侍で、多くの門人を持った。著作に『狂歌老の胡馬』(一七五二)など。
(20) 恕庵が「七十二品」の著作を編纂したとは別人も述べるところである。
我が恕庵先生……乃至動植飛沈の品、択びて語を精す。詳らかにすること乃ち七十二品を著す。

(熊谷醇「題広参品後」〔『広参品』跋文〕原漢文、原文は資料編目録七三を参照)

これは恕庵が七二の〈品類書〉を著したとの意味に取れるが、いま伝存する品類書はわずか一三点余りであり、その全容は判然としない。
(21) 『書経』周書大誥。「厥父菑。厥子乃弗肯播。矧肯穫。厥考翼。其肯曰予有後。弗棄基。(その父が耕地を拓いておいても、その子が種を播こうとせず、まして刈り取ろうとしないならば、その父は『自分には良い後継ぎがある。自分の基業を棄てない』とは言わないだろう)」(赤塚忠訳『書経・易経』、二二一頁)。周の成王の言葉。
(22) 『怡顔斎桜品』は、『羅山随筆』中の桜に関する一節、山崎闇斎『桜弁』、および那波活所(道円)「桜譜序」(『桜譜』序文)を巻頭に収める。
(23) 父が耕した土地を荒れ地にする。
(24) 離離　穂が実り垂れさがるさま。
(25) 原文は資料編目録五六を参照。
(26) 定庵の生没年は明らかでない。ただし本跋文が成されたのは七九才で没した恕庵の没後一一年目のことであるから、どんなに若く見積もったところで三〇才程度ではあったはずである。
(27) 定庵はほかにも『用薬須知後編』(一七五九)の序において、同様に自身の不足を述べる。
典愚にして道に郷はず、紹述能ふこと無し。

(原漢文、原文は資料編目録七〇を参照)
(28) 資料編目録一四七参照。
(29) 「往人『千金方』中の薬名を以て問ふ者有り、余弁物……」(定庵「千金方薬註自序」)
(30) たとえば『千金翼方』は巻二から巻四にかけて玉石、草、木、人獣、虫魚、果、菜、米穀の順に収録する(影印、東洋医学善本叢書、第一三冊参照)。他方『千金方薬註』は、水部からはじまり人部に至るまでまったく『本草綱

も明確な薬材を指さないものも含まれている。さらに収録品には「青菜(総シテ一切野菜類ノアヲハナリ)」(草部上、巻二、三四ウ)など必ずし目』に準ずる。

(31)「薬物八六一品についての雑多な見聞の寄せ集めで、執筆の意図がよくわからない」(磯野直秀『日本博物誌年表』、三四八頁)。

(32)この序文を定庵が僊叟に直接依頼したことは、僊叟序文において次のように語られている。
先生令嗣子勅頃ろ訪らる。鬢髪皤、然なり。転眄数十年、一夢境の如し。子勅能く家学を伝ふ。『千金方薬註』四巻を撰し、序を予に求む。(原漢文(訓点付)、原文は資料編目録一四七を参照)

(33)清田僊叟「千金方薬注序」(一七七八)、一オ。原文は資料編目録一四七を参照。

(34)同前、二ウ。

(35)恕庵が自らの姓を「松」と一字表記することは、若い頃のごく一時期(貞享年間頃)を除けばまったくない。

(36)一冊、文化一〇年一〇月再板、林伊兵衛。京都大学附属図書館所蔵[京／／へ／／一]。巻末に四丁の「尚書堂蔵版目録」を付す。

(37)同前。京都大学附属図書館所蔵本に限って言えば、この尚書堂蔵版目録は、文化一〇年再版本(一八一三)、文政五年戌刻本(一八二二)、文政一〇年再刻本(一八三〇)、天保九年改刻本(一八三八)、嘉永五年(一八五二)改刻本のいずれにも付され、またそのすべてが『千金方薬註』を収めている。

(38)『千金方薬註』を恕庵の著作と見る誤りは以後も散見される。たとえば堤朝風『近代名家著述目録』(天保七年刊)など。

(39)「小野蘭山寛政七年書簡下書」(国会図書館所蔵[WB九-一〇])。引用は小野蘭山没後二百年記念誌編集委員会『小野蘭山』所収の翻刻による。四三八頁。

(40)末中哲夫・遠藤正治「『蘭山先生日記』(一)」、一六七頁。

(41)ただし定庵は初版である明和五年版から「学者」部門にその名を連ねるが、そこに蘭山の名はまだない。

(42)『平安人物志』各版の確認には、国際日本文化研究センター「平安人物志データベース」を参照した。
http://tois.nichibun.ac.jp/hsis/heian-jinbutsushi/Heian/index.html(二〇一〇年一一月一三日閲覧)

(43)　この変化については宗政五十緒「京都の文化社会――『平安人物志』化政版と京儒」を参照。また、『平安人物志』以外も含めた「人物志」の変遷と近世学芸との関わりについては平野満「近世学藝の世界――『人物志』出板の背景」を参照。
(44)　山本亡羊（一七七八-一八五九）、名は世孺、字は仲直。父の封山に儒・医を学び、その後蘭山に入門し本草を学ぶ。家塾を読書室と称し、「読書室物産会」を開催したことで知られる。蘭山亡きあとの京都本草学を主導した。
(45)　水野皓山　第二章注(171)参照。
(46)　亡羊の肩書はその後、「物産」および「琵琶」（文政五年版）、「物産」（文政一三年版）、「医家」および「物産」（天保九年版）、「儒家」および「物産」（嘉永五年版）と若干の変化を見せる（ただし「物産」であることは変わらない）が、皓山は文政五年版から天保九年版まで一貫して「物産」のみである。
(47)　前掲注(39)、四三八頁。
(48)　第二章第一節を参照。
(49)　前掲注(39)「寛政七年蘭山書簡下書」、四三八頁。
(50)　清涼殿に昇殿を許されない官人、または家格。
(51)　小野家については磯野直秀「小野蘭山年譜」および遠藤正治「小野家略系図」（いずれも『小野蘭山』所収）を参照。
(52)　享保一五年（一七三〇）。
(53)　特に吉田神社社家である鈴鹿氏との談話が、『掛漏集』中によく書き留められている。
(54)　瀧元敬　未詳。
(55)　原文は資料編目録八六を参照。
(56)　原文は資料編目録四一を参照。
(57)　原文は資料編目録一一二を参照。
(58)　磯野直秀『日本博物誌年表』、三六三頁。
(59)　写本一冊、京都大学附属図書館所蔵［四-八五//メ//五］。資料編目録一四四を参照。

(60) 資料編目録六一・一〇〇を参照。

(61) 遠藤正治『本草学と洋学——小野蘭山学統の研究』、七九頁。

終章

最後に、これまでの全四章において明らかにし得た事柄を改めてここに総括し、得られた課題および展望を提示して本書の締めくくりとしたい。

第一章では、恕庵の学問活動を時間経過に沿って具体的にたどることを通じて、その段階的な変遷を明らかにした。

①　修学状況

まず山崎闇斎について朱子学を修めたのち、改めて古義堂や養志堂に通ったこと、浅井周璞とは医学講義に止まらないやりとりがあったことなど、これまで指摘されることのなかった諸事実を盛り込んで、恕庵の修学状況をある程度まで具体的に描出することに成功したのではないかと思う。ただし、最も肝心な本草上の師、稲若水との師弟関係については、あまり踏み込んだ言及ができなかった。若水自身の著作資料調査と併せて、恕庵との交流の実態を明らかにしてゆくことは、今後の課題である。

②　名声の高まりと研究スタイルの変化

恕庵が年を追うごとに本草家として著名になっていったことを明らかにすると同時に、それによって、自ら山野へ出向くことが少なくなり、もっぱら門人たちを通じて本草知識がその書斎にもたらされるのを待つというようにその研究スタイルが変わったのではないかという可能性を指摘した。ただしこれを具体的かつ定量的な情報をもって明らかにすることはできなかった。恕庵がどこからどれだけの情報を得ていたか、そこに何らかの傾向は見出せるか否かといった問題を、具体的な資料の分析を経て明らかにすることは、今後の課題である。

第二章では、恕庵が属した京都の学者社会を背景に据えることによって、その本草学の特色を多面的に考察した。

③　透徹した目的意識

具体的な著作内容の検討を通じて、恕庵の本草研究は、何よりもまず〈名と実との一致〉を目指して行われていたことを明らかにした。そのような根源的な問題意識に裏打ちされたものであったからこそ、恕庵本草学は、医薬知識としても、また教養知識としても一定の価値を備え得たのである。しかしながらその真価を明らかにするには、本書のようにもっぱら恕庵の言説のみを確認するだけでは不十分であろう。恕庵の数々の本草知識が本当に恕庵独自の見識に拠るのか、またそれがどれほど世人の注目を集めたのかを確かめるためには、当時行われていた本草書や園芸書などに広く目を配り、改めてそれらのうちに恕庵の見識を位置付ける作業が必要である。

④　分野横断的な交友関係

本書では、恕庵と浅井家との代をまたいだ親交や、恕庵が並河天民と同質の和学的関心をもって密な交流を行っていたことなど、これまでほとんど知られてこなかった恕庵の交友関係を数々明らかにすることができた。これらはいずれも、本草分野に限定せずに恕庵の著作資料を網羅的に調査することによって、図らずも筆者に得られた知見である。またそれらが、恕庵の本草学をより多角的に理解する一助となったことはすでに見た通りである。各人の交友関係を手繰り寄せるかたちで、同時代のさまざまな知識人の著作資料を調査することは、対象の多面的な理解を促進するという意味で重要であろう。本草分野に限らない横断的な著作資料の書誌調査は、今後も続けていきたい課題のひとつである。

第三章では、恕庵の本草研究を支えた学問観がどのようなものであったかを検討した。

⑤　山崎闇斎学派としての松岡恕庵

儒説および神道説の検討によって本書が光を当てたのは、恕庵の特に山崎闇斎学派としての側面である。儒説においては、恕庵が自らの本草研究に採った「格物」「正名」という儒学的根拠づけを確認すると共に、その「太極図説」講義を手がかりとして、恕庵に「理気妙合」説を受け継ぐ闇斎学派の朱子学者としての側面が確かにあったことを明らかにした。加えてその妙合説は、〈眼前の事物への着目を促す〉という意味で、恕庵の本草研究にとって思想基盤たり得るものであったことも指摘した。

神道説においては、恕庵の神代巻講義が闇斎説に則ったものであったことを確認すると共に、別にその特色として、闇斎が「心神」とし、自らの身にそれが宿ることの自覚を促した人間の認識能力を、「(自らの身に封じ祀るべき)守神」と恕庵が言い換えて強調している点を指摘した。

本書はあくまでも恕庵本草学の理解に意を注ぐため、ここにおける儒学また神道思想理解はきわめて不十分、あるいは誤謬も含むものであろう。広く関連分野からのご批正を乞う。

第四章では、恕庵の没後に目を移し、恕庵本草学がその門人たちによってそれぞれどのように受け止められたかの一端を、嗣子定庵および門人小野蘭山の動向を中心に明らかにした。

⑥　没後の出版

本書では、嗣子定庵が、本草家として著名であった恕庵の影響下において、その遺稿出版に力を注ぐようになったことを指摘した。このとき出版された品類書をはじめとする一連の本草書によって、恕庵の〈本草家〉としての名声と評価はいよいよ決定づけられたと言っても過言ではない。特に『桜品』や『梅品』などは明治期に入っても再版されるほど人気を博した。(1) ただし本書においては、それぞれの著作刊本に関する再版／再刷といった詳しい出版状況を精査することができなかった。その意味で、本書に付する資料編目録は、こと刊本においては不足が目立つと言わざるを得ない。恕庵本草学が、恕庵の手を離れてどのように受容され後世に影響を及ぼしたかという観点においては、これら著作刊本の出版状況を把握することが不可欠である。

(1) いずれも明治二四年（一八九一）、文久堂田中治兵衛（京都）・錦栄堂大倉孫兵衛（東京）・松村九兵衛（大阪）刊。

参考文献・データベース一覧

㈠一次文献（書名順）

古典籍・漢籍

稲若水『稲生若水遺稿』写本・自筆、京都大学附属図書館［六－二一／イ一／貴］

同前『稲生若水渉猟志類』写本・自筆、京都大学附属図書館［六－二一／イ二／貴］

今枝栄済『園塵』写本、武田科学振興財団杏雨書屋［杏一三〇一］

角田九華『近世叢語』河内屋真七、文化一三年（一八一六）自序、国立国会図書館［八六二－一四九］

堤朝風『近代名家著述目録』和泉屋金右衛門、天保七年（一八三六）、京都大学附属図書館［四－四九／キ／三］

江村復所『聚芳帯図左編』写本（菊池秋雄旧蔵、岩瀬文庫所蔵本の転写本）、享保一二年（一七二七）自序、京都大学附属図書館［九－二五／シ／五］

東条琴台編・岡本子訥校『先哲叢談続編』北畠茂兵衛、明治一七年（一八八四）、京都大学附属図書館［一一－六九／セ／四八］

弄翰子『平安人物志』文化一〇年再版～嘉永五年改刻、京都大学附属図書館［京／ヘ／一］

李中立『本草原始』（和刻）九如堂刊、京都大学薬学部図書室［九六八一二四／Ｈｏ／一三］

※その他、松岡恕庵の著作・関連資料については資料編目録を参照されたい。

影　印

浅井国幹遺稿『浅井氏家譜大成』矢数道明解説、名著出版、一九八〇年

『享保元文諸国産物帳集成』全二一巻、科学書院、一九八五年

『庶物類纂編集并公儀御□□□□案等集録』（『庶物類纂第一一巻　関連文書・総索引』所収）科学書院、一九九一年

『大学或問』（汪份増訂、吉村晋点『四書大全』〔和刻本四書大全1〕所収）中文出版社、一九九三年

『中臣祓』（神宮古典叢書影印叢刊三『神宮儀式　中臣祓』所収）皇學館大学、一九八三年

翻刻・校注

『易経』高田真治・後藤基巳訳、岩波文庫三三－二〇一・三三－二〇一－二、岩波書店（以下省略）、一九六九年
『益軒資料（六）』（九州史料叢書二五）九州史料刊行会、一九六〇年
「小野蘭山寛政七年書簡下書」磯野直秀編（小野蘭山没後二百年記念誌『小野蘭山』所収）、八坂書房、二〇一〇年
近衛家凞『花木真写』源豊宗・北村四郎監修執筆、淡交社、二〇〇五年
蔡邕『琴操（両種）』吉聯抗輯、人民音楽出版社、一九九〇年
韓愈「原道」清水茂編（『唐宋八家文（上）』所収）、朝日新聞社、一九六六年
伊藤梅宇『見聞談叢』亀井伸明校訂、岩波文庫二三七〇－二三七二、一九四〇年
伴蒿蹊・三熊思孝『正続近世畸人伝』宗政五十緒校注、東洋文庫二〇二、平凡社、一九七二年
山崎闇斎『神代記垂加翁講義』近藤啓吾校注（神道大系論説編一二『垂加神道（上）』所収）、神道大系編纂会、一九八四年
『詩経・易経（抄）』赤塚忠訳、平凡社、一九七二年
『造伊勢二所太神宮宝基本記』黒板勝美編輯（『国史大系』第七巻所収）、国史大系刊行会、一九三六年
『大学垂加先生講義』（日本思想体系三一『山崎闇斎学派』所収）、岩波書店、一九八〇年
『大学・中庸』金谷治訳注、岩波文庫三三－二二二－一、一九九八年
『太極図説解』陸建華・黄珅校点（『朱子全書』第一三冊所収）、上海古籍出版社、二〇〇二年
『潮翁雑話』近藤啓吾校注（神道大系論説編一二『垂加神道（上）』所収）、神道大系編纂会、一九八四年
伊藤仁斎『読近思録鈔』（『日本儒林叢書』所収）、鳳出版、一九七八年
江村北海『日本詩史』大谷雅夫校注（新日本古典文学大系六五『日本詩史　五山堂詩話』所収）、岩波書店、一九九一年
『日本書紀』坂本太郎・家永三郎・井上光貞・大野晋校注、岩波文庫三〇－〇〇四－一、一九九四年
新井白石『白石先生紳書』（『日本随筆大成』第三期一二所収）、吉川弘文館、一九七七年
『百人一首』有吉保訳注、講談社学術文庫六一四、講談社、一九八三年
小野蘭山『本草綱目啓蒙』東洋文庫五三一・五三六・五四〇・五五二、平凡社、一九九一－一九九二年

李時珍『本草綱目』(第二版) 人民衛生出版社(中国)、二〇〇九年(一九八二年第一版)
『孟子』小林勝人訳注、岩波文庫三三-二〇四-一・三三-二〇四-二、一九六八・一九七二年
『万葉集』佐々木信綱編、岩波文庫四-一、一九二七年
貝原益軒『大和本草』白井光太郎校注、有明書房、一九八〇年
『論語』金谷治訳注、岩波文庫三三-二〇二-一、一九九九年改訳

(二)雑誌論文・書籍・論文集(編著者名順)

青木正児『中華名物考』東洋文庫四七九、平凡社、一九五九年(一九八九年復刻)
同前「蘭草と蘭花」(『青木正兒全集』巻八所収、一四二-一四四頁)、春秋社、一九七一年(一九五三年初出)
井上章一『伊勢神宮　魅惑の神社建築』講談社、二〇〇九年
井上忠『貝原益軒』吉川弘文館、一九六三年
石田一良『伊藤仁斎』(日本文化研究五)新潮社、一九五九年
磯野直秀『日本博物誌年表』平凡社、二〇〇二年
同前「日本博物史覚え書IX」『慶應義塾大外日吉紀要・自然科学』二八号、六〇-八一頁、二〇〇〇年
同前「小野蘭山の随筆」『慶應義塾大学日吉紀要・自然科学』三四号、一-八頁、二〇〇三年
同前『日本博物誌年表』平凡社、二〇〇二年
同前「小野蘭山年譜」『慶應義塾大学日吉紀要・自然科学』四六号、七一-九四頁、二〇〇九年
上野益三『日本博物学史』(補訂版)平凡社、一九八六年
植谷元「伊藤仁斎の門人帳(上)」『ビブリア』六九号、三一-五三頁、一九七八年
遠藤正治『本草学と洋学――小野蘭山学統の研究』思文閣出版、二〇〇三年
嚴錫仁『山崎闇斎学派の研究――日本朱子学の位相』筑波大学(博士論文)、二〇〇一年
大庭修『漢籍輸入の文化史――聖徳太子から吉宗へ』研文出版、一九九七年
大木彰「松岡玄達自筆本と写字台文庫」『龍谷史壇』一二四号、三三-五一頁、二〇〇六年

金谷治「藤原惺窩の儒学思想」(『日本思想大系二八　藤原惺窩 林羅山』岩波書店、四四九‐四七〇頁)、一九七五年
川瀬一馬「前田綱紀(松雲公)の典籍蒐集とその意義」『書誌学』一号、一‐一四頁、一九六五年
木村陽二郎「小野蘭山と『本草綱目啓蒙』」(東洋文庫五三一『本草綱目啓蒙』平凡社、二〇‐四四頁)、一九九一年
北岡四良『近世国学者の研究――谷川士清とその周辺』故北岡四良教授遺稿集刊行会、一九七七年
近藤敬吾「解題」(『神道大系論説編一二　垂加神道(上)』神道大系編纂会、五‐一二頁)、一九八四年
同前『山崎闇斎の研究(正)(続)(続々)』神道史学会・臨川書店、一九八六年・一九九一年・一九九五年
桜井謙介「生薬の変遷　常山について」(山田慶兒編『東アジアの本草と博物学の世界(下)』思文閣出版、二二五‐二六〇頁)、一九九五年
佐々木望「垂加派における師道の一考察――谷川士清の場合」『神道史研究』三〇巻四号、八六‐一〇一頁、一九八二年
島田勇雄「近代の語彙Ⅱ」(阪倉篤義編『講座日本史第三巻　語彙史』大修館書店、二四五‐三四三頁)、一九七一年
白井光太郎『日本博物学年表』(改訂増補)大岡山書店、一九三四年
杉立義一「稲生恒軒・若水の墓誌銘について」(山田慶兒編『東アジアの本草と博物学の世界(下)』思文閣出版、二九九‐三二七頁)、一九九五年
杉本勲「伊藤東涯の実学研究」『日本大学史学研究会彙報』二号、一‐三四頁、一九五八年
末中哲夫・遠藤正治「『蘭山先生日記』(一)」(『実学史研究Ⅴ』思文閣出版、一六一‐二〇七頁)、一九八八年
宗田一「近世本草学と国産薬種」(『実学史研究Ⅰ』思文閣出版、八三‐一一八頁)、一九八四年
同前「幕府典薬頭の手記に見える本草――今大路親顕『商山年譜』を中心に」(山田慶兒編『東アジアの本草と博物学の世界(上)』思文閣出版、一〇五‐一三七頁)、一九九五年
高島元洋『山崎闇斎――日本朱子学と垂加神道』ぺりかん社、一九九二年
高橋博巳『京都藝苑のネットワーク』ぺりかん社、一九八八年
田尻祐一郎『山崎闇斎の世界』ぺりかん社、二〇〇六年
田代和生『江戸時代朝鮮薬材調査の研究』慶應義塾大学出版会、一九九九年
谷省吾『垂加神道の成立と展開』国書刊行会、二〇〇一年

寺田貞次『京都名家墳墓録』風俗叢書第四輯、山本文華堂、一九二二年
中貞夫『名張の歴史』名張地方史研究会、一九六〇年
中野三敏『江戸の板本』岩波書店、一九九五年
西島孜哉「松岡玄達の著述――没後の出版と九如館鈍永の関与」『鳴尾説林』九号、二〇‐二七頁、二〇〇一年
西村三郎『文明のなかの博物学』紀伊國屋書店、一九九九年
橋口侯之介『和本入門』平凡社、二〇〇五年
尾藤正英「江戸時代中期における本草学――近代科学の生成と関連する面より」『東京大学教養学部人文科学紀要』一一集、二三‐八六頁、一九五七年
平野恵『十九世紀日本の園芸文化――江戸と東京、植木屋の周辺』思文閣出版、二〇〇六年
平野満「近世学藝の世界――『人物志』出板の背景」『明治大学人文科学研究紀要』四九冊、七九‐一〇八頁、二〇〇一年
真柳誠「中国本草と日本の受容」(『日本版中国本草図録』巻九、中央公論社、二一八‐二二九頁)、一九九三年
松本丘『垂加神道の人々と日本書紀』弘文堂、二〇〇八年
宗政五十緒「京都の文化社会――『平安人物志』化政版と京儒」(同『近世の雅文学と文人――日本近世文苑の研究続編』同朋舎出版、一〇一‐一三三頁)、一九九五年
山田慶兒「浅井周伯の養志堂の講義録――松岡玄達自筆本再考」(吉田忠・深瀬泰旦編『東と西の医療文化』思文閣出版、七三‐九二頁)、二〇〇一年
山田重正「儒医並河天民とその周辺」『花園大学研究紀要』八号、一五九‐一九六頁、一九七七年
渡辺憲司『近世大名文芸圏研究』八木書店、一九九七年
渡辺幸三『本草書の研究』武田科学振興財団杏雨書屋、一九八七年

(三)資料集・目録・図鑑・辞典類(刊行年順)

名古屋市役所『名古屋市史(人物篇)』名古屋市、一九一五年

村越三千男『大植物図鑑(初版)』大植物図鑑刊行会、一九二五年
『大日本人名辞書〔新訂版〕』大日本人名辞書刊行会、一九三七年
近藤春雄『中国学芸大事典』大修館書店、一九七八年
原色中国本草図鑑編集委員会『原色中国本草図鑑』雄渾社、一九八二年
佐竹義輔ほか『日本の野生植物　草本II』平凡社、一九八二年
木村陽二郎監修『図説草木辞苑』柏書房、一九八八年
増淵法之『日本中国植物名比較対照辞典』東方書店、一九八八年
佐竹義輔ほか『日本の野生植物　木本II』平凡社、一九八九年
上海科学技術出版社・小学館編『中薬大辞典』小学館、一九八五年
篠原孝市ほか『千金方研究資料集』オリエント出版、一九八九年
岩槻邦男『日本の野生植物　シダ』平凡社、一九九二年
龍谷大学大宮図書館編『龍谷大学大宮図書館和漢古典籍貴重書解題(自然科学之部)』、一九九七年
岩月善之助『日本の野生植物　コケ』平凡社、二〇〇一年
中村俊彦ほか『〔野外観察ハンドブック〕校庭のコケ』全国農村教育協会、二〇〇二年
武田科学振興財団杏雨書屋編『杏雨書屋所蔵医家肖像集』武田科学振興財団、二〇〇八年
慶應義塾図書館編『慶應義塾図書館和漢貴重書目録』、二〇〇九年

㈣オンラインデータベース他（五〇音順、いずれも二〇一一年一二月閲覧）

・「漢籍電子文献資料庫(無料版)」中央研究院・歴史語言研究所（台湾）
http://hanchi.ihp.sinica.edu.tw/ihp/hanji.htm
・国立国会図書館電子図書館（デジタル化資料〔貴重書等〕）
http://dl.ndl.go.jp/#classic
・「全國漢籍データベース」全国漢籍データベース作成委員会

http://kanji.zinbun.kyoto-u.ac.jp/kanseki_detail
・「谷川士清先生略年譜」本居宣長記念館
http://www.norinagakinenkan.com/norinaga/kaisetsu/tanigawa/tanigawa_nenpu.html
・「日本古典籍総合目録」国文学研究資料館
http://base1.nijl.ac.jp/~tkoten/about.html
・『〔第十五改正〕日本薬局方』厚生労働省（二〇〇六）
http://jpdb.nihs.go.jp/jp15/
・「平安人物志データベース」国際日本文化研究センター
http://tois.nichibun.ac.jp/hsis/heian-jinbutsushi/Heian/index.html
・「龍谷大学電子図書館貴重書画像データベース」龍谷大学
http://www.afc.ryukoku.ac.jp/kicho/top.html
・「和歌データベース」国際日本文化研究センター
http://tois.nichibun.ac.jp/database/html2/waka/menu.html
・「BG Plants 和名―学名インデックス（YList）」米倉浩司・梶田忠
http://bean.bio.chiba-u.jp/bgplants/ylist_main.html

◎資料編　松岡恕庵著作・関連資料目録

資料編　目次

凡　例

I　受講録

II　抄写本・謄写本・蔵本

II ⓐ　医・本草

II ⓑ　神・儒ほか

III　編著

III ⓐ　医・薬方

III ⓑ　本草

凡例

一　本目録は松岡恕庵の著作・関連資料のべ一五五点の書誌情報を収録する。

二　掲載する書誌情報は、資料名、巻数、編著者、成立年（書写者および書写年）、数量、丁数、寸法（縦×横、単位ミリメートル）、所蔵機関および請求記号（［　］内）をその基本とした。このほか外題、内題、巻頭の記名、序跋、奥書、文体、書入の有無、印記など、当該資料に即して採録した。内容や成立背景などが判明するものは併せて簡略な説明を付した。一巻のみ、あるいは不分巻の場合は巻数を記さない。原本ではなく複製を閲覧したものはその旨を述べ添え、この場合は寸法を採録していない。資料の装訂は、特記しない場合すべて袋綴（四つ目綴じ）である。

三　奥書、巻頭記名、刊記などの翻刻文はすべて「　」内に収め、原文改行箇所には「／」を付した。割注はひらいて〔　〕内に収めた。省略箇所は……によって示した。

四　翻刻は旧字体も含めて可能な限り原本に従った。ただし、ヿ、ヰ、ヒといった合字はそれぞれコト、トキ、トモ、トキに改めた。

五　蔵書印記は原則として印文を「　」内に収め、続けて（　）内にその型などを示した。例：「松岡氏図書」（朱方）。当該資料が複数の印記を持つ場合は、アルファベット（A、B、C……）を振ってそのすべてを記した。ただし現所蔵先の印記は割愛した。また、たとえば外題や内題、また奥書などに添えるかたちで印が捺される場合は、翻刻文中に【A】などと記すことでそれを示した。

六　各資料の序跋は、恕庵の撰文のほか、本文中に直接恕庵に言及するなど特に恕庵と関係深いものを中心に、採録・翻刻した。この際、原漢文に訓点が付される場合は、それも含めて可能な限り原文のまま翻刻した。

七　全資料は次のように分類したうえで、原則として年代順に配列した。ただし、特に抄本や編著において、ある資料が別の資料と相互関係（転写や改稿など）を持つ場合は、年代を無視し、それらを連続させて配列した。また成立年の特定できない資料については五十音順で各項末にそれぞれ配列した。

　Ⅰ　受講録
　Ⅱ　抄写本・謄写本・蔵本

Ⅱⓐ　医・本草
Ⅱⓑ　神・儒ほか
Ⅲ　編著
Ⅲⓐ　医・薬方
Ⅲⓑ　本草・博物
Ⅲⓒ　神・儒ほか
Ⅳ　和刻本・校訂本
Ⅴ　講義録・講義草稿
Ⅵ　日記・雑録
Ⅶ　序跋
Ⅷ　詩文・書
Ⅸ　書簡
Ⅹ　その他関連資料
※点数の多い「Ⅱ　抄写本・謄写本・蔵本」および「Ⅲ　編著」については、内容に従ってさらに二段階に分類した。

八　当該資料ついて先行研究のある場合は可能な限りそれを付記した。また、その一覧を参考文献として目録の末尾に付した。

九　本目録は、武田科学振興財団杏雨書屋紀要『杏雨』第十三号（二〇一〇年）掲載の拙稿「松岡恕庵本草学の書誌的調査研究」に付する資料編「松岡恕庵著作資料目録」（同紀要四七〇－五四二頁）を、増補・改訂したものである。

I　受講録

一　薬性記

浅井周璞講義、貞享二年（一六八五）松岡恕庵筆録。写本一冊。二五丁。二四〇×一七二。扉「桐筐蔵／周璞浅井先生講記聞／薬性記備忘記　六十味」。内題「薬性記」、内題下「一名　六十味」。本文末「右六十味」。大尾「薬性記六十味抄　終」。奥書「貞享二乙丑冬十有二月五日　松岡玄達尚白書」。漢字交りカナ書き和文。浅井周璞による講義の筆記録。テキストの「薬性記(六十味)」は周璞自身による。緒言に趣旨を「コノ薬性記ニスベテ六十味アル也、コレハモトヨリ諸薬ハコレニハカギラヌ也、ハナハダカズヲ、イコト也、用ユルトコロノクスリハコレヨリホカハナイニアラズ、マヅコレニハコノハウデソノ薬ヲツカイヲボエ、ソノクスリノセウヲタダシモチイテツカイヲボヘタルブンヲコレニシルシタルモノナリ」と説明する通り、基本的な薬種六〇種についてその薬性を講義する、いわば入門書である。一部条頭に朱筆および墨筆丸印。

龍谷大学大宮図書館写字台文庫［六九〇・九／三一－W］

〈参考〉真柳誠『龍谷大学大宮図書館和漢籍貴重書解題自然科学之部』、山田慶兒「浅井周伯の養志堂の講義録――松岡玄達自筆本再考」、大木彰「松岡玄達自筆本と龍谷大学写字台文庫」。

二　運気論講義

養志堂講義、講義者未詳、貞享三年（一六八六）松岡恕庵筆録。写本一冊。六五丁。二三六×一七一。外題書題簽「運氣論講義【A】全」。見返し「養志堂講劉温舒先生」。巻頭「素問入式運気論奥序　静観堂徳甫編」。奥書「貞享三柔兆摂提格之歳　四月廿七日立的大淵子記」。漢字交りカナ書き和文。浅井周璞の家塾養志堂における『素問入式運気論奥』（〔宋〕劉温舒）講義の筆記録。朱筆書入。印記A「恕菴」（朱方陰刻）か。〈参考〉同前。

龍谷大学大宮図書館写字台文庫［六九〇・九／三四二－W］

三　湖洄集講義

養志堂講義、講義者未詳、貞享三年（一六八六）松岡恕庵筆録。写本一冊。八四丁。二四〇×一七〇。外題書題簽「溯洄集講義【A】全」。奥書「貞享三歳次丙寅夏六月十七日揮毫於東洛蔵月堂　松岡大淵子記【C】」。漢字交りカナ書き和文。浅井周璞の家塾養志堂における『医経溯洄集』（（明）王履）講義の筆記録。印記A「□□」（朱方）、B「怡顔斎」（朱長方陰刻）、C「静観窩」（朱長円陰刻）。〈参考〉同前。

龍谷大学大宮図書館写字台文庫［六九〇・九／／三四〇－W］

四　内経経脈口訣

三巻。養志堂講義、講義者未詳、貞享三年（一六八六）松岡恕庵筆録。写本一冊。六一丁。二四〇×一七四。外題書題簽「十四経發揮講義　全」。扉「内経経脉口訣　全」。奥書「旹貞享三歳次丙寅三月四日」。漢字交りカナ書き和文。浅井周璞の家塾養志堂における『十四経発揮』（（元）滑寿）講義の筆記録。朱筆書入。書名に長四角、人名に中一本の朱引。印記「怡顔斎図書」（朱方）。〈参考〉同前。

龍谷大学大宮図書館写字台文庫［六九五・三／／六七－W］

五　難経本義記聞

三巻。浅井周璞講義、貞享三年（一六八六）松岡恕庵筆録。原写本三冊（合綴一冊）。四二丁、三七丁、四七丁。二三一×一六五。外題書題簽「難経本義記聞上巻（～下巻）」。扉「難経本義　筌蹄録　全」。見返し「養志堂浅井周伯　講談」。巻頭「平安松岡直　録」。奥書「貞享三丙寅閏三月十三日」。漢字交りカナ書き和文。朱筆および墨筆書入、うち「特甫按」に始まる文言あり。書名に長四角、人名に一本の朱引、一部あり。浅井周璞による『難経本義』（（元）滑寿）講義の筆記録。印記A「松□□」（朱方）、B「（印文不明）」（朱方）。〈参考〉同前。

龍谷大学大宮図書館写字台文庫［六九〇・九／／八三－W］

六　本草摘要講義

浅井周璞講義、貞享三年（一六八六）松岡恕庵筆録。写本一冊。八九丁。二四〇×一七二。外題書題簽「本

艸摘要講義　全」。内題（二丁オ左肩）「本草撮要抄完」、（三丁オ左肩）「本草抜書私記　全」。本文首行「本草抜書　上　▨▨（二字抹消）散人元達記」。奥書（本文末）「貞享三丙寅九月十九日／松岡氏玄達老人（以上二字抹消）記」、（最終丁ウ）「元禄元年　温知齋蔵本」。漢字交りカナ書き和文。浅井周璞による講義の筆記録。テキストの「本草抜書」は周璞自身による。『本草綱目』所載品より全一三五点の常用薬種を選び、その薬性の要点を解説する。印記A「経□□□餘」（朱長円）。各条頭に朱筆丸印。墨筆書入、うち「特甫按」に始まる文言あり。〈参考〉同前。

龍谷大学大宮図書館写字台文庫［六九四・二九／六一－W］

七　医学正伝或問備忘記

養志堂講義、講義者未詳、貞享（一六八四～一六八七）頃松岡恕庵筆録。写本一冊。八丁。二四六×一七三。内題「医学正伝或問備忘記」。漢字交りカナ書き和文。浅井周璞の家塾養志堂における『医学正伝或問』（〔明〕虞摶『医学正伝』八巻より日本にて総論部を抜粋・単行したもの）講義の筆記録。巻頭「序　此序ハ正傳八巻ノ序也ソノ第一巻ニ五十一條ノ或問アリコノ一巻ヲ古来講習スルコトナリ……」。墨筆書入、うち「達按スルニ」に始まる文言あり。〈参考〉同前。

龍谷大学大宮図書館写字台文庫［六九〇・九／五二九－W］

八　格致余論講義

養志堂講義、講義者未詳、貞享（一六八四～一六八七）頃、松岡恕庵筆録。写本一冊。一〇三丁。二三八×一七三。原表紙打付書「丹渓朱先生格致論抄」。外題書題簽「格致餘論講義【A】全」。奥書「徳甫述」。漢字交りカナ書き和文。浅井周璞の家塾養志堂における『格致余論』（〔元〕朱震亨）講義の筆記録。朱筆および墨筆書入、うち「徳甫按」に始まる文言あり。印記A「（一部剥落により判読難）」（朱長方）、B「怡顔斎」（朱長方陰刻）、C「怡顔斎」（朱長円陰刻）、D「怡顔斎図書」（朱方）。〈参考〉同前。

龍谷大学大宮図書館写字台文庫［六九〇・九／三三八－W］

九　内経素問講義

九巻。養志堂講義、講義者未詳、貞享（一六八四～一六八七）頃、松岡恕庵筆録。写本五冊。一〇〇丁、九八丁、八九丁、七〇丁、五四丁。二四二×一七三。外題書題簽「内経素問講義【A】巻之一（二至三、四五六七、巻八九上、九下終／附六元正紀大論）【B】」。内題「黄帝内経素問」、「素問抄」。各冊署名①（巻一巻頭）「【B】松達子直述【C】（【E】に重ね貼紙して押印）」、②（一丁ウ右上）「松岡直録」、（巻二巻頭）「【B】【F】【D】」、（巻三巻頭）「徳甫述」、③（巻四巻頭）「【B】松達徳甫編述」、（巻五巻頭）「徳甫述」、④（巻八巻頭）「【B】【C】【D】子直述」、（巻九巻頭）「松達子直述」、⑤（巻九下巻頭）「【B】」。漢字交りカナ書き和文。第三冊のみ朱筆書入。浅井周璞の家塾養志堂における『素問』講義の筆記録。印記A「怡顔斎」（朱方）、B「□□斎」（朱方陰刻）、C「怡顔斎」（朱長方）、D「松岡氏図書」（朱方）、E「□圃堂」（朱長方）、F「崑崙流」（朱長方）。〈参考〉同前。

龍谷大学大宮図書館写字台文庫［六九〇・九／一二三－W一～五］

一〇　病機撮要講義

浅井周璞講義、貞享（一六八四～一六八七）頃、松岡恕庵筆録。写本一冊。五七丁。二四〇×一七五。扉オ左肩「内経抜書私鈔」、同ウ中央「病機撮侯」。本文首行（朱筆）「内経抜書」、同末「内経抜書」。巻頭「松達子直述」。漢字交りカナ書き和文。浅井周璞による講義の筆記録。テキストの「内経抜書」は周伯自身による。すなわち『素問』・『霊枢』中から病証・病因に関する用語を選び解説したもの。朱筆および墨筆書入。〈参考〉同前。

龍谷大学大宮図書館写字台文庫［六九〇・九／二八一－W］

一一　本草序例講義

養志堂講義か、松岡恕庵筆録。写本一冊。九六丁。二三八×一七一。表紙右肩【A】。外題書題簽「本草序例講義【B】」。扉「本草序例　全」。巻頭「本艸序例松達子直述【C】」。漢字交りカナ書き和文。朱筆にて

書入れ、特に具体的な薬種の同定について積極的に誤りを正す（例：列当ハアケビカツラニ非ズ、アケビカツラハ木通ノコト也）。『本草序例』講義の筆記録。『本草序例』とは『証類本草』の序例、すなわち総論のみを抜粋・単行したものの通称で、日本では月船寿桂（臨済宗僧、一四七〇－一五三三）の編集に端を発するという（磯野直秀『日本博物誌年表』、八八頁）。講義者、講義年などは記さない。ただし恕庵が「松達子直」と名乗るのは全資料を見渡して貞享頃に限られているため、本書も同時期の筆録、すなわち養志堂における講義筆記録である可能性が考えられる。印記Ａ「怡顔斎」（朱陰刻長方）、Ｂ「静観窩」（朱長円陰刻）、Ｃ「□□」（朱図像形）、Ｄ「松岡氏図書」（朱方）。早川氏蔵書票。

杏雨書屋［貴四六四］

II　抄写本・謄写本・蔵本

IIⓐ　医・本草

一二　記事珠

松岡恕庵抄写。宝永四年（一七〇七）。写本二冊。八三丁、七一丁。二三・八×一六・七。外題書題簽「記事珠上套（下套）【Ａ】」。白文。朱筆にて句点。奥書（第二冊大尾）「宝永三丙戌年九月念四校訂畢」。印記Ａ「怡顔斎」（朱方陰刻）、Ｂ「松岡氏図書」（朱方）、Ｃ「怡顔斎図書」（朱方）、Ｄ「蒹葭堂蔵書印」（朱長方）、Ｅ「宍戸昌蔵書記」（朱長方陰刻）。以下各冊に項を分けて説明。

〈第一冊〉

内題「経正居雑抄」。二巻。編者などは記さないが、別に伝存する一連の抄本集（後述）により、稲若水の漢籍摘録が原本であると推定される。巻頭書目によれば、巻上に「八種畫譜　草本花詩譜」、「八種畫譜　木本花鳥譜」、「食物本草」、「救荒野譜」、「漳州府志」、「月令廣義」、巻下に「閩書　南産志上」、「閩書　南産志下」、「本草洞詮」、「福州府志　食貨志」、「振雅雲箋」、「対類會海」の計一二篇を収録する。「経正居」とは若水の別号であったようで、その遺稿には「経正居」を冠した抄本集が複数認められる（「経正居結筆集」『稲生若水遺稿』第五四冊、「経正居多識集」同前第六五冊、いずれも京都大学附属図書館[二二//イ一//貴]、雨森良意寄贈本）。また、内題から恕庵によるものと判断されるような抄本集（「怡顔斎日抄」など）が、編者を明確にしない同様の抄本集とともに、一括して『経正居記事珠』という外題を付されている場合もある（『経正居記事珠』全八冊、京都大学薬学部図書室[一九四八五//ケ//三五]ほか）。

〈第二冊〉

内題「小説雑抄」。巻頭書目によれば、「彙苑詳註」、「函史編」、「詩疏廣要」、「廣輿記」、「増訂致富奇書」、「泰州記」、「癸辛雑識」、「老学菴筆記」、「唐国史補」、「群芳譜」、「東坡文集」の計一一篇を収録する。第一冊「経正居雑抄」同様、稲若水原編かとも思われるが、現時点では確定できない。

杏雨書屋[杏二一九二]

一三　怡顔斎日抄

松岡恕庵抄写。三冊。五四丁、六〇丁、四四丁。二三四×一六四。外題「怡顔斎日抄　上（～下）」。印記「読書室珍蔵記」（朱長方）。以下各冊に項を分けて説明。

〈第一冊〉

内題「怡顔斎日抄博蒐編」（二丁～）、「怡顔斎博蒐編」（二七丁～）の二篇を収め、共に巻頭に収録書目を付す。前者「怡顔斎日抄博蒐編」は岩瀬文庫所蔵『怡顔斎博蒐編』第六冊[四七・三九]と同一の書目であるが、ただし「鄭爽際虫草木略」、「陳懋仁泉南雑志」、「顧岕海槎餘録」、「陸深燕間録」、「王世懋学圃雑疏」、「蓼荘曹諷言長語」、「屠陸考槃余事」、「李之洊行厨集」の下に「欠」字を付し、本文においてもこれらを収録しない。また書目末尾に「按全部十八巻　康熙庚午秋新鐫　西陵李之澎静潤／江建封貢五同輯　蔣景濂景山較釋　巻之八礼儀詳註與留／青新集同今不録」の書入がある。後者「怡顔斎博蒐編」は国会図書館所蔵『怡顔斎博蒐編』[W三九一－六]と同一である。漢文、朱筆にて句点。「達按」に始まる墨筆書入。

〈第二冊〉

内題「怡顔斎抄」。宝永五年（一七〇八）松岡恕庵抄写。寛保三年（一七四三）某写本。本奥書「宝永戊子臘月廿日　抄録功畢　恕庵」。書写奥書「寛保三癸亥八月念七日謄録畢」。巻頭書目によれば「李迂仲黄實夫毛詩集解」、「蔡元度毛詩名物解」、「許東陽詩集伝名物鈔」、「逸齋詩補伝」、「王金孺詩経廣大全」、「劉恂嶺表録異記」、「何孟春餘冬序録」、「史游急就篇」、「師曠禽経」、「崔豹古今注」、「頌天臚筆」、「東方朔神異経」、「郭憲洞冥記」、「任昉述異記」、「葛洪西京雑記」、「王子年拾遺記」、「顔氏家訓」、「穆天子伝」、「大戴禮記」、「孔叢子」、「容齋四筆」、「普陀山志」、「毛勝水族加恩簿」、「推蓬寤語」、「懸笥瑣探」、「楊太眞外伝」、「劉賓客嘉録」、「趙崇絢雞肋」、「何光遠鑑戒録」、「段公路北戸録」、「蘇鶚杜陽雑編」、「馮時可蓬窓續録」、「陸深春風堂随筆」、「都卯三餘贅筆」、「蔡襄茶録」、「周密思陵書画記」、「西湖遊覧志」、「常州府志」、「浙江通志」の計三九篇を収録する。漢文、墨筆にて句点。

〈第三冊〉

内題「小説雑抄」。天保一三年（一八四二）某写本。校合奥書（朱筆）「天保壬寅七月以恕菴先生自書之本校之」。白文、付句点。朱筆にて校。墨筆書入れ、うち「達按」に始まる文言あり。内容は杏雨書屋所蔵『記事珠』［杏二一九二］（別項〔番号一二〕）第二冊「小説雑抄」と同一。

岩瀬文庫［三四・一〇五］

一四　怡顔斎先生日抄

松岡恕庵抄写。成年未詳。享保七年（一七二二）江村復所写本。一冊。五〇丁。二六・二×一六・五。外題打付書「怡顔斎先生日抄」。内題「怡顔斎日抄」。奥書「享保壬寅孟夏念五江如圭写畢」。白文、朱筆句点。朱引。朱筆および墨筆書入、うち「達按」に始まる文言あり。巻頭に総目録および印記を持つが、表紙から一丁にかけて傷みが著しく、判読困難である。各篇首題によれば、「夢渓筆談巻第之二十三」、「夢渓筆談巻之二十」、「補筆談巻一」、「続筆談十一篇」、「陳眉公訂正夢渓補筆談巻之下」、「畫墁録巻一」、「癸辛雑識」、「癸辛雑識新集」、「江隣幾雑志」、「河東先生龍城録巻之下」、「蛍

雪叢説巻下」、「酉陽雑俎巻第十七」、「同巻第二十」、「遊宦紀聞」、「康済譜種植巻之十」、「都御史鐘化民種桑法」、「玉笑零音」、「千一疏」、「本草集要」、「古今医統巻九十九」、「名山勝概記」、「記岷江桐花鳳」、「蜃説」、「泉南雑志」、「遊招隠山記」、「唐昌観玉蕊花記」、「博物志」、「続博物志」、「述異記巻下」、「帰田録巻二」、「東坡先生志林巻之五」、「澠水燕談録巻之七」、「冷斎夜話巻之四」、「墨荘漫録」、「嬾真子巻之四」、「泊宅編巻之中」、「候鯖録巻之三」、「墨客揮犀巻之四」、計三八篇の抄本を収録する。印記「蒹葭堂蔵書記」（朱長方）。

岩瀬文庫［四七・八四］

一五　怡顔斎博蒐編

松岡恕庵抄写。享保一四年（一七二九）谷川順端写本。一冊。五〇丁。二三五×一六六。外題書題簽「怡顔斎博蒐編」。白文。校合奥書（朱筆）「享保龍集己酉冬十月十九日一校了　恕庵門人盈科生谷潜明」。朱筆にて句点、校訂、丸印、和名のルビ。長四角および一本の朱引。欄外に「達按」に始まる墨書。岩瀬文庫蔵『怡顔斎先生日抄』［四七・八四］と同一内容。書写者の「盈科生谷潜明」こと谷川順端は、医家でありまた谷川士清の父（北岡四良「谷川士清覚書——その師葦斎・怡顔斎および宗武」、五七頁）。印記A「井上氏」、B「井上頼国蔵」、C「鳴□」（朱長方）。

無窮會神習文庫［九二六二］

一六　怡顔斎博蒐編

松岡恕庵抄写。宝永五～正徳六年（一七〇八～一七一六）頃成。写本七冊。以下各冊に項を分けて説明。

〈第一冊〉

成年未詳。四五丁。二四五×一六八。外題書題簽「怡顔斎博蒐編【A】」。目次題「怡顔斎日抄」。料紙に墨筆の匡郭あり。白文、一部付訓点。朱筆および墨筆書入、うち「達按」に始まる文言あり。朱筆句点。一本および長四角の朱引。巻頭書目によれば、「金志」、「松漠記聞」、「皇朝類苑」、「西使録」、「虎丘山志」、「衡岳志」、「江寧府志」、「建寧府志」、「順寧府志」、

「東西洋攷」、「禹貢滙疏」、「茅山志」、「醫滙」、「奇効良方」、「銀海精微」、「書品」、「九氏掖庭記」、「猥譚」、「開元天寶遺筆」、「推求師意」、「孟襄陽集」、「醫彀全書」、「在田録」、「隋唐嘉話」、「願體廣集」、「虎苑」、「獣経」、「蠶経」、「資暇録」、「筆陣圖」、「金臺紀聞」、「急備瑣言」、「十一経問対」、「五便宗意」の計三四篇を収録する。印記A「怡顔斎」(朱方)、B「交翠園」(朱長方)、C「□□□珍蔵記」(朱長方)、D「怡顔斎図書」(朱方)、E「松岡氏図書」(朱方)、F「蒹葭堂蔵書記」(朱長方)。

〈第二冊〉

正徳六年(一七一六)頃成。四二丁。二三七×一七五。外題書題簽「怡顔斎博蒐編【A】」。目次題「怡顔斎博蒐編」。奥書(一二丁ウ「博識須知」末)「博識須知巻之六摘抄畢　須知抄止于此/正徳六丙申五月十二日」。料紙に墨筆匡郭あり、一二丁のみさらに罫線も引く。白文。朱筆書入。朱筆にて句点、丸印。一本および長四角の朱引。巻頭書目によれば、「錦字箋」、「石倉宋元十二代詩選」、「博識須知」、「留青採診　種痘法」、「金光明経辨才天品三十二香品」、「新唐書方技伝　姜撫伝　千歳藟　旱□」、「法華経」、「観無量経」、「阿彌陀経」、「盂蘭盆経」、「石倉宋十二家詩撰」、「石倉元十二家詩撰」の計一二篇を収録する。印記A「□□」(朱方)、B「乾坤曆儒」(朱長方)、C「怡顔斎」(朱長方)、D「怡顔斎」(朱方)、E「崑崙□」(朱方)、F「蒹葭堂蔵書記」(朱長方)。

〈第三冊〉

正徳四年(一七一四)。一八丁。外題書題簽「怡顔斎博蒐編【A】」。目次題「怡顔斎博蒐編」。奥書「正徳甲馬春三月下旬摘抄【D】」。白文。巻頭書目によれば「周易古今文全書　明廣信　楊時喬編」、「困学纂言　豊城李栻編」、「墨書　汪道貫仲淹」、「喩林」、「王摩詰詩集　顧可久註」、「洪儒談　天馬山人著」の計六篇を収録する。印記A「恕菴」(朱方)、B「恕庵」(朱方)、C「怡顔斎図書」、D「松岡氏図書」(朱方)、E「静観窩」(朱長円陰刻)、F「読書室珍蔵記」、G「鳳竹窩」(朱長方)。

〈第四冊〉

成年未詳。四〇丁。二三四×一七〇。外題書題簽「怡顔斎博蒐編【A】」。小口「名物雑志」。料紙は罫紙。白文。朱筆および墨筆書入。朱筆にて句点、丸印、傍点。朱引。漢名に和名のルビ。巻頭書目なし。各篇首題によれば「輶軒使者絶代語釋別方言」、「韻語陽秋摘抄」、「広博物志」、「呉氏家伝券生必要仙製薬性全備食本草」の計四篇を収録する。印記A「怡顔斎」(朱長方)、B「怡顔斎図書」(朱方)、C「□□居」(朱長方)、D「蒹葭堂蔵書記」(朱長方)、E「読書室珍蔵記」(朱長方)。

〈第五冊〉

成年未詳。二四丁。二三二×一七三。外題書題簽「怡顔斎博蒐編【A】」。白文。朱筆にて句点、丸印、書入。一本、長四角の朱引。漢名に右ルビで和名。巻頭書目なし。各篇首題によれば「天台山方外志巻第十三　異産考第十九」、「三才図會抄　雲間允明父王思義続集」、「花疏　明王世懋著」、「雪廬読史快篇　明当湖趙維寰著」の計四篇を収録する。印記A「□□」(朱方陰刻)、B「読書室珍蔵記」(朱長方)。

〈第六冊〉

宝永五年(一七〇八)。五〇丁。二三六×一七一。外題書題簽「怡顔斎博蒐編　宇集【A】」。目次題「怡顔斎日抄」。奥書(四三丁ウ)「宝永茅五戊子十一月念九摘抄終功」。校合奥書(本文末、朱書)「宝永戊子臘月十六日校訂畢」。白文。朱筆にて句点、丸印、書入。一本および長四角の朱引。墨筆書入。巻頭書目によれば、「鄭爽際虫草木略」、「陶穀清異録」、「丘光庭兼明書」、「黄朝英緗素雑記」、「陳眉公珍珠船」、「吾丘衍学古編」、「陳懋仁泉南雑志」、「陸深玉堂漫筆」、「陸深蜀都雑抄」、「馮時可爾航雑録」、「顧岕海槎餘録」、「陸深燕間録」、「王世懋閩部疏」、「王世懋学圃雑疏」、「黄衷海語」、「楊升庵丹鉛続録」、「長谷真逸農田餘話」、「王氏談録」、「陸深願豊堂漫書」、「陳眉公辟寒部」、「眉公鎖夏」、「蓼荘曹讕言長語」、「屠陸考槃餘事」、「陳懋学事言要玄」、「唐荊川日本刀歌」、「会稽三賦」、「趙世賢松亭晤語」、「李之泖行厨集」の計二八篇を収録する。印記A「怡顔斎」(朱長円陰刻)、B「怡顔斎」(朱長方)、C「蒹葭堂蔵書記」(朱長方)、D「読書室珍蔵記」（朱長方）。

〈第七冊〉

成年未詳。三三丁。二三七×一七〇。外題書題簽「怡顔斎博蒐編　第十套」。表紙貼紙墨書「錦繡萬花谷／急就章／漢制攷」。料紙に匡郭あり。白文。巻頭書目なし。各篇首題によれば、「錦繡萬花谷」前集、同後集、同続集、「急就篇注叙」、「漢制攷」の計五篇を収録する。印記A「蒹葭堂蔵書記」（朱長方）、B「読書室珍蔵記」（朱長方）。

岩瀬文庫［四七・三九］

一七　怡顔斎博蒐編

二巻。松岡恕庵抄写。成年未詳（宝永・正徳頃か）写本二冊。六六丁（墨付六四丁）・七九丁。二三七×一六六。巻一（宇集）は岩瀬文庫本［四七・三九］第六冊の転写本であるが、巻二（宙集）は恕庵の自筆本。以下各冊に項を分けて説明。

〈第一冊〉

外題書題簽「怡顔斎博蒐編　宇集」。内容は内題、本文から奥書、また朱引、朱筆句点などすべて前述のとおり岩瀬文庫本の転写である。印記「□□」（朱図像形）。

〈第二冊〉

外題書題簽「怡顔斎博蒐編　宙集【A】」。目次題「怡顔斎日抄巻二」。巻頭目次によれば、「大明一統志」、「別國洞冥記」、「泉南雑志」、「西京雑記」、「釋名」、「留青日札」、「増訂廣輿記」、「異魚圖賛」、「海槎餘録」、「明道雑志」、「泉南雑志」、「閩部疏」、「歸田録」、「宜齊野乗」、「本艸選」、「古今事類全書」、「震澤長語」、「孔子雑説」、「山海経」、「容齋五筆」、「海語」、「格古要論」、「昆蟲草木略」、「花疏」、「花史左編」、「楚辞辨證」、「五雑組」、「丹鉛惣録」、「薬性要略大全」、「芝峰累説」、「物理小識」、「祐山雑記」、「食物本艸會纂」、「外科経験良方」、「活嬰秘旨」、「補注薬性大全」、「四時事忌」、「東醫寳鑑」、「八種畫譜（草木花詩）」、「匏菴雑録」の、計四〇篇を収録する。料紙に墨筆の匡郭、丁付、また柱題あり。一部料紙に罫紙を使う。付箋あり。朱筆にて校、句点、頭書、条頭の丸点。右長四角、右一本の朱引。印記A「怡顔斎」（朱方陰刻）、B「怡顔斎」（朱長方）、C「怡顔斎図書」（朱方）。

京都府立植物園大森文庫〔二三三二〕

一八　怡顔斎博蒐編

松岡恕庵抄写。正徳頃成。写本一冊。二六（二五）丁。二三九×一七五。大和綴じ。外題書題簽「怡顔斎博蒐編」。表紙右打付け「詹々言□蘭□竹菌□□」。各篇内題によれば、「楚辞蒙引摘録　二冊　巻之上」、「萬氏家抄」、「醫学鉤玄　全三巻　香月牛山啓益甫蒐輯」（香月牛山『医学鉤玄』三巻〔正徳四年刊〕）、「慎思録摘鈔　筑前貝原益軒篤信輯」（貝原益軒『慎思録』六巻〔正徳四年刊〕）、「袁仲郎詩集」、「妙薬不求人」（奈良宗哲撰『袖珍仙方』〔正徳三年序、同五年刊〕）の計六篇の抄本を収録する。なお「妙薬不求人」については本文に加えて正徳四年（甲午）の北村篤所序、同三年（癸巳）の稲若水叙も併せて書写している。印記A「怡顔斎」（朱長方陰刻）、B「苟完居」（朱長方）、C「康章宝蔵」（朱方）。

内藤記念くすり博物館〔未登録〕※

※本書は『神代巻辺津鏡』、『垂加霊社神代巻講談記聞』、『医方三器通制』と同一の箱に納められたものである。

一九　府県志鈔節

松岡恕庵抄写。正徳四年（一七一四）頃成。写本一冊。四四丁。二三八×一七五。外題書題簽「府縣志鈔節【A】四十部　□十四部」。目次題「再続諸州府縣志摘録」。内題「怡顔斎博蒐編　再続諸州府縣志摘抄」。柱題「再続府志抄」。奥書（二三丁ウ、「羅源府志」末）「正徳甲午年冬十一月念五夜摘録　怡顔斎」。白文、朱筆にて句点。書名に長四角、その他右一本の朱引。目次によれば、「銅仁府志」、「廣徳州志」、「丹陽縣志」、「潞安府志」、「盧州府志」、「蘭谿縣志」、「寧國府志」、「嵫陽志」、「沙縣志」、「南安縣志」、「建陽縣志」、「六安州志」、「華亭縣志」、「邵武府志」、「梧州府志」、「衛輝縣志」、「和州志」、「袁州府志」、「青蒲縣志」、「慶陽府志」、「漳川州志」、「雪峰志」、「淇縣志」、「恒岳志」、

「永嘉縣志」、「景州志」、「福安縣志」、「永州府志」、「大名府志」、「撫州府志」、「寧夏志」、「沔陽志」、「重修太平府志」、「高州府志」、「上元縣志」、「羅源縣志」、「衢州府志」、「鳥程縣志」、「大倉州志」、「南極篇」、「神験単方」、「雲笈七籤」、「陽谷先生集」、「唐椿原病集」、「王宇泰医鏡」、「還原良方」、「郭子章稀痘論」、「医方選要」、「活幼全書」の計四九篇を収録し、いずれも「穀之属」、「物産」、「土産」等の項目を摘録する。当該書に該当項目のない場合は「不載物産」（「邵武府志」）また「無物産」（「漳川州志」）と記すのみで摘録しない。岩瀬文庫所蔵『怡顔斎府縣志抄』［二一六・九一］と同系統か。印記A「木□□□」（朱方）、B「静観窩」（朱長円）、C「怡顔斎図書」（朱方）、D「怡顔斎」、E「□□□珍蔵記」（朱長方）。

岩瀬文庫［四七・五〇］

二〇　採薬左券図記

原著者および成年未詳。享保九年（一七二四）松岡恕庵書写・編。一冊。もと袋綴じを折本に改装。二一三六×一六六。もと一八丁。外題「採薬左券図記【A】」。奥書「享保九年甲辰春三月念五　埴鈴翁謄写【D】【C】【E】」、（上記奥書の右に添えて、朱筆にて）「同四月朔一校了」。全三六図。漢字交りカナ書き和文、漢文。朱筆にて校。享保当時行われていた諸国産物調査による図絵が、何らかのかたちで恕庵に伝わったものか（第一章を参照のこと）。印記A「（判読難）」（朱長方、縦五一ミリ×横一四ミリ）、B「交翠園」（朱長方）、C「埴鈴翁」（朱方）、D「怡顔斎」（朱方）、E「松岡氏図書」（朱方）。早川氏蔵書票あり。

杏雨書屋［貴一五二］

二一　晋山世稿

四巻。（朝鮮）姜希顔編。寛永七年（一七九五）林述斎他筆写本。ただし巻三中「仁斎姜公状」篇（五二～七五丁）のみ、享保九年（一七二四）松岡恕庵写本の該当部をもって補塡・合綴する。一冊。一〇七丁。二七〇×一八一（五二～七五丁（恕庵写本部）は縦二三九）。外題書題簽「晋山世稿　附養花小録　完」。述斎奥書

（一〇七丁大尾）「【A】頃者借朝鮮姜氏晋山世稿于友人渋江潜夫／内有養花小録一巻樹藝方法多所他書不載／忽想花竹舊業不能無慨然乎胸中使侍者謄／一本以補農家之闕乙卯夏五念七日　述斉識【B】【C】」。恕庵奥書（七五丁ウ末）「享保九甲辰年仲冬十日一校了　恕庵【E】」。五二〜七五丁（恕庵写本部）のみ朱筆句点、また人名・地名に右一本、ほか書名などに長四角の朱引。印記A「□□□」（朱長方）、B「林」（朱方）、C「衡」（朱方）、D「文化甲子」（五二オ）、E「松岡氏図書」（朱方）、F「林氏蔵書」（朱方、七六丁オ「養花小録」巻頭）、G「□雨堂」（朱方陰刻、同前）、H「淺草文庫」（一丁オ）、I「日本政府図書」（朱方、一丁オ）、J「昌平坂学問所」（表紙左肩および五二丁オ）。なお、料紙寸法および運筆、朱引、印記を勘案すれば、恕庵写本部は同じく内閣文庫所蔵の『養花小録』［三〇六‐三〇二］と、もと同冊、あるいは同時期に書写されたものであると推定される。次項参照。書写者の林述斎（一七六八‐一八四一）は寛政五年より大学頭を務めた儒者。また述斎が『晋山世稿』を借りた渋江長伯（潜夫、一七六〇‐一八三〇）は幕医および本草家として著名な人物。『晋山世稿』の編者姜希顔（仁斎と号す）は李氏朝鮮の人。金宗直跋文によれば、この『晋山世稿』は、希顔が自分を含めた父兄三人の著すところ（詩など）を各人一巻として計三巻に編集し、さらに巻四にこれも自らの撰による『養花小録』を付して四巻としたもの。『養花小録』はその書名の示す通り花の栽培法を記す園芸書。詳しくは次項参照。

内閣文庫［三一八‐〇一六六］

二三　菁川養花小録

（朝鮮）姜希顔著。享保九年（一七二四）松岡恕庵写本。一冊。三三丁。二三九×一七〇。外題打付書「菁川養花小録　全」。内題「菁川養花小録」。序「養花小録叙……舍弟晋山姜希孟景醇謹叙」。自序「菁川養花小録〔晋山世稿巻四収之／朝鮮　姜仁斎景愚撰〕正統己巳仲秋、余以吏部郎秩満、陞授副知敦寧、敦寧無治事之任、朝参之後、定省之餘、悉屏他事、日以養花為事……故余毎随所淂、輙録其性品養法、録已名曰菁川養

花小録、以為山林消日之資、而且與好事者共之、若乃牡丹芍薬、凡可種地之花、養法固與盆花各異、而名品具載歐陽永叔劉貢父、曁王観花譜、余不敢贅云」。白文。朱筆および墨筆書入、うち「達按」に始まる文言あり。朱筆にて句点。人名・地名に右一本、書名に長四角の朱引。内閣文庫所蔵『晋山世稿』［三一八－〇一六六］五二〜七五丁と運筆、朱引などが同一。また恕庵蔵書印記（印A）から、本書は恕庵自筆写本であると判断される。印記A「怡顔斎図書」（朱方）、B「蒹葭堂蔵書印」（朱長方）、C「昌平坂学問所」、D「淺草文庫」、E「日本政府図書」（朱方）。

内閣文庫［三〇六－〇三〇二］

二三　医方三器通制

中村惕斎原編か（近世漢学者著述目録大成による）。成年未詳。享保一〇年（一七二五）松岡恕庵写本。一冊。九丁。二三九×一七〇。外題書題簽「三器通制【A】【B】」。内題「醫方三器通制」。書写奥書（本文末）「享保乙巳八月望日書寫了／廿一日夜校了（以上六字朱筆）／【A】【D】」。白文。朱筆にて句点、訓、校。人名に中一本、王朝名に右長四角、書名に中長四角など朱引。尺考、量考、秤考、調合指南の四部構成をとる。印記A「恕庵」（朱方陰刻）、B「（印文不明）」（朱方陰刻）、C「崑崙流」（朱長方）、D「松岡氏図書」（朱方）、E「□□居」（朱長方）、F「崑崙□」（朱方）、G「□□」（朱方）、H「康章鑑定」（朱方）。毎半葉一〇行。

内藤記念くすり博物館［五一六五六］

二四　医方摘要抜粋

名古屋玄医原著、享保一二年（一七二七）松岡恕庵抄写。一冊。一一丁（墨付九丁）。二四〇×一七二。外題書題簽「丹水子医方摘要抜萃　全」。表紙右肩【A】あり。巻頭「医方摘要抜萃　丹水子名古屋玄意撰」。毎半葉九行一九字。奥書「醫方摘要抜萃終／享保丁未壬正月八日之夜書写一校了【B】」。料紙に墨筆による匡郭あり。漢文、付訓点。朱筆にて校、句点、また朱引。名古屋玄医（一六二八－一六九六）撰『医方摘要』

五巻の抄本。印記Ａ「怡顔斎」（朱長方）、Ｂ「松岡氏図書」（朱方）、Ｃ「怡顔斎図書」（朱方）。

杏雨書屋［杏四六六五］

二五　桐譜

（宋）陳翥著。皇祐元年（一〇四九）叙。享保一五年（一七三〇）松岡恕庵写本。一冊。二三丁。二六一×一七四。外題書題簽「桐譜　全」。内題「桐譜」。奥書「享保庚戌季春晦【Ａ】【Ｂ】【Ｃ】」。白文。緑筆にて句点、校。印記Ａ「成章」（朱方）、Ｂ「松岡氏図書」（朱方）、Ｃ「文化甲子」（朱長方）、Ｄ「怡顔斎図書」（朱方）、Ｅ「蒹葭堂蔵書印」（朱長方）、Ｆ「昌平坂学問所」、Ｇ「浅草文庫」、Ｈ「日本政府図書」（朱方）。

付　陳翥叙文

古者氾勝之書今絶傳者独斉民要術於世。雖古今之法小異。然其言甚詳矣。雖茶有経。竹有譜。吾皆略而不具植桐乎西山之南。乃述其桐之事十篇作桐譜一巻。其植桐則有紀誌存焉。聊以示於子孫。庶知吾既不能干禄以代耕。亦有補農之説云耳。皇祐元年十月七日夜。

内閣文庫［三〇六－〇二八〇］

二六　麤幼雑貨訳伝（麤幼略記）

松岡恕庵写本。享保一六年（一七三一）頃。写本一冊。三三丁。二四七×一七八。外題書題簽「麤幼雑貨譯傳全【Ａ】」。表紙貼紙墨書「松岡玄達自筆」。内題「麤幼略記」。奥書「享保拾六辛亥季春九日　怡顔斎蔵本【印】」。漢字交りカナ書き和文。緒言「近間唐船載来麤幼雑貨憑他時用字説／頗略開列于左／綢《サヤ》　紗《チリメン》　綾《リンズ》緞《ドンス》／絨《ビロウド》　絹《ケン》　羅《ロ》　紗《シャ》／絲《イト》　綿《ワタ》　線《ヨリイト》　羯《ケルイ》／布《モメン》　夏布《ヌノ》氈《モウセン》　疋頭《タンモノ》〔雑事〕　染色《ソメイロ》／参《ニンジン》　鯊《サメ》皮　皮甲《カワカウ》〔雑色〕／珠石《タマイシ》〔雑色〕」。これらについて漢名に右ルビで「南京《キン》音」、左ルビで「福州《ホウチウ》音」を付す（例：「大花紬」、右ルビ「タアフアチウ」、左ルビ「トウイフアテウ」）。印記Ａ「怡顔斎」（朱方）、Ｂ「怡顔斎図書」（朱方）、Ｃ「崑崙流」（朱長方）、Ｄ「月明荘」（朱方）、Ｆ「□田真」（朱長方）。三好学「松岡恕庵と品種の研究」（『随筆学軒集』、四八九－五〇五頁）に言及あり。識語（秩裏)「故三好学氏旧蔵書　秩の文字は同氏の筆跡」。秩題簽「麤幼雑貨譯傳〔松岡玄達筆〕」。陽明文庫本あり(池上禎造「麁幼略記〔翻刻〕」『国語・国文』第一八巻第一号および第一九巻第二号所収)、筆者未見。恕庵の自筆ではあるものの、恕庵が直接編集したものか、別にあった一書を書写したものかは不明である。「参(ニンジン)」部のみを抜き出したものが『麤細略記』として別に伝わっており(大田南畝『三十輻』中)、その奥書にはこれを「長崎より唐山の貨目を書記し上へ差出す書なり」と言うが真偽は不明である。また小野蘭山『本草綱目啓蒙』に「麤幼雑貨譯傳専簿」として本書の記述を引用する。

杏雨書屋〔研二三七六〕

二七　三度栗葉腊葉および白雲木之図

松岡恕庵旧蔵。享保一八年(一七三三)頃成。腊葉および図二葉。外包紙は寸法二八八×四一二で、「越後国蒲原郡上ノ原/三度栗葉□□/当九月三日□之」と墨書する。このなかにさらに腊葉三枚を入れる一包(包紙は岩波書店原稿用紙)と、白雲木(ハクウンボク *Styrax obassia* Siebold et Zucc.)を描いた図二葉を入れる一袋(和紙を封筒状にして三辺を閉じたもの)とを収める。もと別々であった二つを、旧蔵者である三好学がひとつにまとめたものか。図二葉を入れる袋は表に「賀州白山之産/白雲木之図/享保十八癸丑夏四月」と墨書し、各図はそれぞれ①「賀州白山絶頂産/白雲木四月花八九月実成図」、②「白雲木〔四月中旬着花樹形状似娑羅双樹〕」と題される。いずれも彩色図。またこれは「従(加賀)太守二条殿写来ル」ものという。この「二条殿」とは、前田綱紀の娘を正室に迎えた二条吉忠(一六八九-一七三七)のことか。恕庵と二条家とのやりとりを示す資料としては、ほかに『松岡恕庵筆　観桜詩』(横物紙本六寸二分、横八寸二分、冒頭「二月二十九日/二條幕府公盛宴観殿前櫻花」、末尾「恕庵成章稿」と記す)が三好学によって紹介されているが、いま所在不明(三好学「松岡恕庵の手稿に就て」、四三-五五頁)。印記A「怡顔斎」(朱長方)、「□□」(朱方)、C「松岡氏図書」(朱方)。また別に「松岡玄達筆/加州白山之産／白雲木之図／越後三度栗葉／一帙／三好学博士旧蔵／六十円」と墨書した紙片一葉を同封する。

付　白雲木図②　奥書

此樹生于賀州白山禅頂四月中旬花咲此其花咲木稀也経年高サ二三尺ニ成非《レハ》二古木一別不着花禅頂ニ多ク有之トモ難採其故□白山ハ日本三高之内極テ高尾添村ヨリ登ルコト九里八丁ニシテ然モ嶮難ナル山也故ニ登ル人稀也其上六月土用ニ至テ山中雪消ヘヌハ八月ヨリ雪降ル依之六七月両月ノ内登山シテ採取時節悪補ケレバ移シ植ヘテ活スルコト難シ故ニ賀州ニモ大切也ト今年太守ヨリ取セラレテ御庭ニ植ラル其図従太守　二条殿ヘ写来ル　享保癸丑四月

杏雨書屋［貴四〇二］

二八　怡顔斎博蒐編

松岡恕庵抄写。成年未詳。写本一冊。三五丁。二二八×一六三。外題書題簽「海錯品彙【A】【B】」。目次題「怡顔斎博蒐編」。巻頭書目によれば、「海錯諸疏」、「楊升菴異魚図賛」、「臨海水土記」、「屠本畯海味索隠」、「遯園居士魚品」、「黄哀海語」、「別國洞冥記」、「祐山雑説」、「広東通志」、「嘉興府志」、「丹鉛総録」、「容齋随筆」、「事渭全書」、「震澤長語」、「孔子雑説」、「本草滙」、「北戸録」、「真臘風土記」の計一八篇を収録する。版心「文房清玩／活套」。白文。「達按」に始まる墨筆書入。印記A「静観窩」(朱長円陰刻)、B「□□□(怡顔斎か)」(朱長方陰刻)、C「怡顔斎」(朱長方)、D「□□蔵書」(朱方)。

国立国会図書館［W三九一―六］

二九　怡顔斎博蒐編(煙草録　番椒録)

松岡恕庵編。成年未詳。写本一冊。一四丁。二三八×一六八。外題書題簽「(煙草録　番椒録)怡顔斎博蒐編【A】」。『煙草録』(一～一三丁)および『番椒録』(二四丁)の二篇を合綴する。表紙右下墨書「松岡玄達自筆」。巻頭「烟草録【B】平安松岡玄達恕菴成章編【C】」。識語①「此書玄達先生手／筆可珍重／弘化二年夏元長識」、②「松岡玄達自筆／烟草録／番椒録／

合本一冊／三好学博士旧蔵／百卅円」。漢文。右長四角、また右一本の朱引。朱筆および墨筆にて句点。恕庵は諸書の抄本集に「博蒐編」の名をつけて多数所蔵していたが、これはそのうち「煙草」および「番椒」についての摘録を集めたもの。漢籍記事の摘録のほか、一部恕庵自身の解説を入れる。印記A「怡顔斎」（朱方）、B「崑崙流」（朱長方）、C「怡顔斎」（朱方）、D「柳外園蔵書印」（朱方）。〈参考〉三好学「松岡恕庵の手稿に就て」、一九三二年。

杏雨書屋［貴五九］

三〇　救荒野譜　付補遺

二巻。（明）王西楼、姚可成編。写年未詳、松岡恕庵謄写本。一冊。七〇丁。二三五×一七四。外題「救荒野譜　附補遺【A】」。白文。印記A「怡顔斎」、B「□□居」（朱長方）、C「□圃堂」（朱長方）、D「怡顔斎図書」（朱方）。藍筆にて句点、丸点、校。恕庵は『救荒本草』と併せて本書に訓点を付し和刻（享保元年）している。別項（番号九二）参照。

岩瀬文庫［四七・四四］

三一　景岳全書巻之四十八大集本草正摘録

（明）張介賓原著。写年未詳、松岡恕庵抄写本。一冊。一〇丁。二三八×一七四。外題書題簽「景岳全書　本草正摘録　全【A】」。扉「【B】【C】【D】／景岳全書本艸正　摘録／【E】【F】【G】」。内題「景岳全書巻之四十八大集　本草正」。巻頭「會稽　張介賓會郷著／瀛海　賈棠青南　訂」。白文。朱筆にて点、校、書入れ（頭書）、また人名に中一本、書名に長四角の朱引。『景岳全書』六四巻（（明）張介賓）より本草記事を摘録したもの。山草部より人参・蒼朮・黄精・仙茅・土貝母・白芨・三七・黄蓮・甘菊花・夏枯草・烟、芳草部より白豆蔻、毒草部より附子・鳳仙花、水石草部より海藻・檳榔・烏梅、金石部より霊砂、禽獣部より麝香、蟲魚部より白花蛇、人部より紫河車を摘録し、巻末に花蘂石・硼砂・熊膽・海螵蛸を再摘録する。印記A「怡顔斎」（朱方）、B「橘家宗源垂加正流」（朱長方）、C「埴鈴翁印」（朱方）、D「怡顔斎図書」（朱

方）、E「恕菴」（朱方）、F「成章」（朱方）、G「玄達之印」（朱方）、H「崑崙流」（朱方）。

杏雨書屋［杏三四二九］

三二　続諸州府県志併医薬書摘抄

松岡恕庵抄写。成年未詳。写本一冊。一〇三丁。二三三×一七〇。外題「続諸州府県志摘抄【A】【B】」。目次題「続諸州府縣志　巻之二」。白文。朱筆にて句点。巻頭目次によれば、「衡岳志」、「江寧府志」、「順寧府志」、「東西洋攷　禹貢滙疏」、「西使録」、「證治大還」、「肯脊大成」、「皇朝類苑」、「虎岳志」、「建寧府志」、「茅山志」、「醫滙」、「奇効良方」、「雪潭居醫約」、「儒門事親」、「武備考経國雄略」、「赤城後集」、「説略」、「月令通攷」、「明董越使朝鮮賦」、「痘疹津筏抄」、「誠斎南海集」、「徽瘡秘録」、「薬性要略」、「外科集要」、「徐献忠呉興掌故集」、「蔣氏三経図」、「蓬窓目録」、「朱子大全集　答呉年南書」、「秘方集験」、「外科啓玄」、「醫燈続焰　亀膠鹿角膠製」、「士大夫家必用之書　十冊」の計三三篇を収録する。また、「衡岳志」摘録の内題「衡岳志巻之二」下に、「以下数部／予怡顔斎博蒐編中既載之令再表出／以附録諸州府縣志末従其類云」とあり。墨筆にて匡郭。また目次（一〜二丁）には柱書の位置に「目次」とあり。印記A「□□」（朱方、判読難）、B「怡顔斎」（朱方）、C「怡顔斎図書」（朱方）、D「橘家宗源」（朱長方）、E「松岡氏図書」（朱方）、F「蒹葭堂蔵書印」（朱長方）、G「蒹葭堂」（朱長方）。

杏雨書屋［杏三八八一］

II ⓑ　神・儒ほか

三三　稗存摘録

橘軒立式子抄写。貞享四年（一六八七）。松岡恕庵蔵本。写本二冊。一一〇丁、一二五丁。二三五×一七〇。外題書題簽「稗存摘録　乾（坤）【A】」。内題「稗存」。奥書「貞享四丁卯初冬上澣　橘軒立式子抄写【D】」。識語（前見返し）「松岡玄達之蔵本二冊／乙己夏購求」。白文、一部付訓点。一部朱筆にて句点。奥書にある「橘軒立式子」とは恕庵の父橘軒を指すか。印記

A「怡顔斎」(朱方)、B「怡顔斎図書」(朱方)、C「松岡氏図書」(朱方)、D「□」(黒円重枠)。印記Dは国会図書館『稗説摘抄十二種』の印記Fと同一のもの。第二冊末、印記Dの上に重ねて印記Cが貼紙押印される。

岩瀬文庫[四七・四五]

三四　稗説摘抄十二種

松岡恕庵抄写。元禄二年（一六八九）頃成。写本一冊。六六丁。マイクロフィルム閲覧。外題書題簽「怡顔斎日纂　全」。扉題「註解六十甲子納音　全」。目次題「稗説摘抄」。奥書（「註解六十甲子納音篇」末尾）「元禄第二己巳年中冬廿七日之夜写畢」。漢籍の抄本集。目次によれば「春王春月辨」、「歳差攷」、「文苑」、「麴生辨」、「神光経」、「註解六十甲子納音篇(全文)」、「考工記述註車図」、「無冤録(抄)」、「漢武故事」、「大清状元攷(抄)」、「野語述説」、「東百官名」、「和爾雅」、計一二篇を収録する。各篇書写の手が異なる。印記A「橘軒」(方陰刻)、B「怡顔斎図書」(方)、C「□□園珍蔵」(方)、D「故榊原芳埜納本」、E「東京図書館蔵」(方)、F「□」(円重枠)。印記Aは、恕庵の父のものか〈参考〉『王宇泰医辨』恕庵序「予嘗て先考橘軒が平生の抄録を捜索し、王肯堂医論の摘鈔数十葉を得て、之を読む。」原漢文、傍点筆者)。

国立国会図書館[わ〇四九－一〇]

三五　重訂度量権衡考

遠藤元理編。寛文九年（一六六九）。宝永五年（一七〇八）松岡恕庵写本。一冊。二三丁。二三五×一七八。外題書題簽「重訂度量衡攷　全」。本奥書「寛文九己酉歳　洛陽製薬家　遠藤元理編」。書写奥書「宝永五戊子春閏正月書写　二月上浣校閲　恕菴子洞甫【印C】」。漢文(付訓点)、漢字交りカナ書き和文。朱筆書入。「度考」、「量考」、「権考」の三部構成。著者の遠藤元理（生没年未詳）は京都の製薬家で、編著にはほかに『本草弁疑』五巻（天和元年刊）がある。内閣文庫所蔵『度量権衡考』（[一八二一－〇六〇九]、一冊）は書入まで含めてまったく本書の転写本である。印記

A「怡顔斎図書」(朱方)、B「松岡氏図書」(朱方)、C「恕菴」(朱方)、D「蒹葭堂蔵書印」(朱長方)、E「浅草文庫」(朱長方)、F「大学蔵書」。

内閣文庫[一八二-〇〇五二]

三六　菜根譚

二巻。(明)洪自誠著。正徳三年(一七一三)松岡恕庵謄写本。一冊。四六丁。二三四×一六七。外題「菜根譚【A】」。巻頭「還初道人　洪自誠著/覚迷居士　汪乾初校」。小口書「菜根談」。毎半葉一〇行、毎行二〇字。題詞「三峰主人于孔兼」。書写奥書「正徳癸巳臈月十八日書写一校了(朱筆)翌歳正月四日再校加朱怡顔斎主人【C】【D】」。白文。朱筆にて句点、校。一本および長四角の朱引。本書の底本である『菜根譚』洪自誠本は、(明)高濂編『雅尚斎遵生八牋』に附録されて行われたという。また『菜根譚』日本版は加賀藩儒者の林孚尹による文政五年(一八二二)重校本がその嚆矢とされる(〈参考〉今井宇三郎『菜根譚』解説)。印記A「怡顔斎」、B「怡顔斎図書」(朱方)、C「恕菴」(朱方)、D「松岡氏図書」(朱方)、E「読書室珍蔵記」(朱長方)。

岩瀬文庫[四七・五一]

三七　正音郷談雑字　巻下

原二巻、上巻欠。(明)闕名撰。正徳三年(一七一三)松岡恕庵写本。一冊。五四丁。二四一×一七五。大和綴。外題打付書「重校正音郷談　下」。内題「重校正音郷談雑字巻下」。奥書「刻為人須知談正音雑字巻下終　正徳三癸巳冬十月初五書写一校畢　怡顔斎成章」。白文。『正音郷談雑字』(一名『什音全書』)の写本。印記A「康章珍蔵」(朱方陰刻)、B「□瑠直舎」(朱方)、C「□□」。

内藤記念くすり博物館[四九〇〇二]

三八　自従抄(三種神器自従抄)

成年未詳。山崎闇斎編。延享元年(一七四四)三上士清写本(享保三年恕庵写本を親本とする)。一冊。一三丁。二七二×一八七。柱題の位置に「自従抄」の墨書あり。漢文、付訓点、また朱筆にて句点。本奥書「右一巻垂加先生表出舊事記玄義第六巻處々加添删成全説以所傳也未命題号正親町公通卿名以自從抄蓋取諸古語拾遺中鏡劔自從焉之語其末十種神宝之図則先生自伊勢度會權祢宜延佳所得神宮秘庫所蔵之紀録中所載也先生取以附義十種神器之説云」、「享保三年戊戌中夏念日自玉木正英翁傳之／松岡成章謹記」。書写奥書「于時延享元年甲子冬十二月十五日自／松岡埴鈴翁傳之謹所書寫之／三上士清記」。奥書によれば、闇斎が慈遍『旧事本紀玄義』の巻六を抄出し、適宜注釈を加えて説を整えたものである。闇斎はこれに書名を与えなかったが、後に正親町公通が「自従」という語を『古語拾遺』より採って、『自従抄』とした。すなわち三種神宝と十種神宝の関係を解釈した部分の抄出であり、『風水草』（闇斎による『中臣祓』の注釈書）に収録されたものを、さらに採り出して単行本としたものであるという（谷省吾「玉木葦斎の伝へた垂加神道の極秘口伝」〔同『垂加神道の成立と展開』所収〕、四一一頁）。宝永六年（一七〇九）にはすでに玉木葦斎らが本書による講義を行っていたというが（同前文献、同頁）、恕庵がこれを落手したのは奥書によればそれよりやや下る享保三年（一七一八）ということになる。書写者の「三上士清」はすなわち谷川士清か。

成田山仏教図書館［四五函四二五号］

三九　伊勢二所太神宮宝基本紀

成年未詳。山崎闇斎校。享保二〇年（一七三五）小山正直写本（享保三年恕庵写本を親本とする）。一冊。一六丁。二七六×二〇〇。料紙に墨筆による匡郭あり。外題打付書「寶基本紀　垂加校本」。内題「伊勢二所太神宮寶基本紀」。本奥書「右宝基本紀以下伊勢五部本書者従玉木正英翁借高田未白老人手写垂加先生校正之本所謄写也　享保三年戊戌三月念日　四月朔一校了怡顔斎主人成章」。書写奥書「享保乙卯春書写之了小山正直謹書」。漢文、付訓点。いわゆる神道五部書のひとつ。奥書によれば、恕庵は本書『宝基本記』以下の五部書をすべて玉木葦斎より借写したという。別項『御鎮座次第記』（番号一四五）も参照。

四〇　垂加霊社伝神代巻講義（神代巻鈔）

二巻。編者未詳、延宝五年（一六七七）成か。享保五年（一七二〇）松岡恕庵写本。一冊。四二丁。二三七×一七一。外題書題簽「垂加霊社傳神代巻講義【A】全」。内題（二丁オ）「垂加霊社傳神代巻講義巻上」、（三〇丁オ）「神代巻垂加社説記聞巻之下」。本奥書「延寶五年丁巳九月十一日／山崎敬義考」。書写奥書「享保五庚子年季春之望書寫　（朱筆）卯月十三日一校了／怡顔斎蔵書【E】【F】」。漢字交りカナ書き和文。朱筆にて書入、句点、ルビ、校。長四角、一本の朱引。欄外に「達按」、「成章按」に始まる墨筆書入。柱題の位置に墨筆「神代鈔」、「神代紀聞上」、「神代巻記聞下」。印記A「持甫」（朱方）、B「怡顔斎」（朱長方）、C「橘家宗源垂加正伝」（朱長方）、D「怡顔斎図書」（朱方）、E「怡顔斎」（朱方）、F「松岡氏図書」（朱方）。〈参考〉谷省吾「山崎闇斎編者等目録」（同『垂加神道成立と展開』所収）、三〇八頁。

四一　中臣祓萱麻草

神宮文庫［皇四三五門七六号］

玉木葦斎編。享保四年（一七一九）。延享二年（一七四五）小野（佐伯）職秀写本（享保五年松岡恕庵写本を親本とする）。二冊。三八丁、二三丁。二六七×一八四。外題書題簽「萱麻草　天（地）」。表紙に朱筆にて「共二」、墨筆にて「共二本」、「共二冊」とあり。内題「中臣祓萱麻草」。本奥書「此書称翁者垂加翁也〔山崎嘉右衛門敬義号垂加霊社〕英所聞者《ハ》／従一位白玉尊翁〔正親町権大納言公通卿〕及八鹽道翁〔下御霊社《ノ》神主従五位上春原信直号八鹽道霊社〕之口傳而此亦垂加翁之説耳其餘皆述三英之／愚意《ヲ》一差繆之罪可レ畏三神慮一之甚也冀《ハ》後《ノ》世君子正《セ》レ諸《ヲ》／享保四年己亥中秋日　玉木正英謹述」、（前掲奥書に続けて）「翼庚子正月初四書写了怡顔斎秘蔵／廿三日之夜一校加旁訓了　判」。書写奥書（前掲奥書に続けて～最終丁裏まで）「延享二年三月中三日書写了／正（以上一字丸点による見せ消の上傍らに「従」）五位下《上》主殿権助佐伯職秀謹写」。漢文、付訓

点・ルビ。奥書によれば玉木葦斎が闇斎説を正親町公通（白玉翁、一六五三－一七三三）および出雲路信直（八塩道翁、一六五〇－一七〇三）の口伝に従って記し、さらに自説を加えて享保四年に著したもの。翌年、恕庵がそれを書写し、延享二年、小野（佐伯）職秀がさらにそれを書写したものが本書である。小野職秀（一七二二～一七八九）は恕庵門人で、小野蘭山の兄。父職茂の跡を継いで朝廷に出仕した。民部少丞・主殿権助、従五位下（遠藤正治『本草学と洋学――小野蘭山学統の研究』、一三二頁〔家系図〕）。職秀はほかに恕庵口授を記録した『中臣祓伝口決』（神宮文庫〔一門五七〇号〕）も伝えている、別項（番号一一二）参照。印記A「勤思堂」（朱円）、B「天明四年甲辰八月吉旦奉納／皇太神宮林崎文庫以期不朽／京都勤思堂村井古巖敬義拝」（朱長方）、C「林崎文庫」（朱方）、D「林崎文庫」（朱長方、重枠）。

神宮文庫〔一門五六四号〕

四二一　筑紫日記

二巻。今川了俊著。一三七〇年頃成。享保八年（一七二三）松岡恕庵写本。一冊。大和綴。三一丁。二八〇×二〇五。外題「筑紫日記【A】」。奥書「享保八癸卯初冬廿三日写　同廿八日一校了」。頭書あり。扉に貼紙三葉あり、各冒頭は次の通り。

①「享保十八癸丑年二月廿六日　東宮御允眼／御代始御能／開口　昭小川庄右衛門　作者伊藤源蔵」、②「享保廿一年二月廿日／御代始御能／開口　作者松岡玄達　昭謡小川床右衛門」、③「開口／享保廿一年／御代始御能　作者松岡玄達　昭謡小川庄右衛門」。漢字交りかな書き和文。欄外墨筆書入、うち「埴鈴按」に始まる文言あり。著者の今川了俊（貞世、一三二六－？）は南北朝時代の守護。本書は彼が建応元年（＝応安三年〔一三七〇〕）に九州探題として下向する際の日記である。印記A「怡顔斎」（朱方）、B「怡顔斎図書」（朱方）、C「松岡氏図書」（朱方）、D「乾坤暦儒」（朱長円）、E「淡海□八幡岡田八□□蔵」（朱長方）、F「秋□□□」（朱長方）。

京都大学附属図書館谷村文庫〔五－八五／ツ一／貴〕

四三　橘家鳴弦口伝書

三巻。玉木葦斎編。享保七年（一七二二）。享保九年（一七二四）松岡恕庵写本。三冊。三二（墨付三一）丁、二八丁、二三丁。二三九×一七三。外題書題簽（表紙中央）「橘家鳴弦口傳書【A】巻之上(中、下)」。内題「橘家鳴弦口伝書」。書写奥書（巻上末、朱筆）「享保九年辰三月念六之夜一校了／埴鈴翁」、（巻中末、朱筆）「享保九辰四日朔一校了／埴鈴翁」。本奥書（巻下末）「享保七年寅正月　玉木正英謹書」。漢字交りカナ書き和文。朱筆にて句点、訓、校。人名に中一本、地名に右一本、位階に左一本、元号に左長四角の朱引。橘家神道の秘伝書。編者の玉木葦斎は、この橘家鳴弦の伝を元禄四年（一六九一）に橘以貞より授けられたという（谷省吾「橘家鳴弦蟇目の伝と玉木葦齊自作の秘弓」、同『垂加神道の成立と展開』所収）。印記A「怡顔斎」（朱方）、B「怡顔斎図書」（朱方）、C「橘家宗源垂加正流」（朱長方）、D「埴鈴翁印」（朱方）、E「松岡氏図書」（朱方）、F「康章鑑賞」（朱方）。

内藤記念くすり博物館［五一六五五］

四四　神功皇后論　付神儒筆譚

遊佐木斎、室鳩巣原著。享保一五年（一七三〇）松岡恕庵編・写。同年、谷川士清自筆謄写本。一冊。大和綴。四五（墨付四三）丁。二三九×一六八。外題打付書「神功皇后論　附神儒筆譚」。内題によれば、①（二丁オ）「読神功皇后論問答　仙台遊佐好生／水戸ノ儒臣栗山成信〔称源介〕神功皇后論」、②（一六丁オ）「室直清議神道書」、③（二三丁オ）「答室直清議神道書　遊佐好生」の計三篇を収める。柱題の位置にそれぞれ①「読神功紀論問答」、②「室直清議神道書」、③「答室直清書」と墨書あり。本奥書は各篇それぞれ、①末尾「宝永五年戊子重陽／仙台遊佐好生謹書」、②末尾「元禄十年丁丑二月十有六日　室直清頓首再拝〔木下順菴弟子初仕賀州／後仕于江戸号室新助〕／木斎遊佐先生〔垂加霊社門人仕于仙台号遊佐次郎左衛門〕」、③末尾「元禄十年丁丑季夏十有八日　遊佐好生頓首再拝／室敬所先生凢前」。さらに大尾に恕庵奥書「享保拾五庚戌歳孟春日　埴鈴」、および士清書写奥書「孟夏朔　昇卯謹謄焉」。漢文、付訓点・ルビ。主に①

は、人名に一本、国（王朝）名に二本、書名に長四角の朱引。②③は欄外に墨書あり、ただし転写か。②および③は『神儒問答』として伝わる室鳩巣・遊佐木斎往復書簡集の第三書であり（吉崎久『神宮文庫所蔵垂加神道橘家神道関係書目』、一七八頁）、神道の是非についての議論を含む。遊佐木斎（一六五八－一七三七）は仙台藩儒、また山崎闇斎の晩年の門人で、垂加神道者。室鳩巣（一六五八－一七三四）は木下順庵門の儒者で、はじめ金沢藩、次いで正徳元年より幕府に仕え、吉宗の侍講を務めた人物。稲若水とも親交があり、頼まれて『庶物類纂』序文を撰している（宝永七年）。すなわち恕庵にとって、木斎、鳩巣の両者は、それぞれ闇斎、若水という別々の師を通じて間接的に関係のある人物である。印記A「谷川」（【谷】陰刻、【川】陽刻、朱方）、B「御巫所蔵」（朱長方）、C「昭和二十年九月献納／神宮文庫　御巫清白」（朱長方）、D「神宮文庫」（朱方）。

神宮文庫［六門一三四九号］

四五　豊受皇太神御鎮座本紀抄

度会（黒瀬）益弘原編。享保五年（一七二〇）岡田磐斎加筆書写。元文二年（一七三七）光永頼資写本。恕庵旧蔵本。一冊。三三丁。一七五×一二〇。外題書題簽「豊受皇太神御鎮座本紀鈔　全」。内題「豊受皇太神後鎮座本記鈔」。書写奥書「此鈔者黒瀬一膓益弘之所記也省其儒文加清水氏所聞／又附愚見然略有所不充于／心追而待監玉翁可正矣于／時享保庚子秋磯波翁記之／門人光永頼資謹書写之／元文二丁巳歳季冬初四」。識語（奥書に続けて）「怡顔斎蔵本」。漢字交りカナ書き和文。墨筆および朱筆書入、うち「埴鈴按」に始まる文言あり。朱筆句点。奥書によれば、この『豊受皇太神御鎮座本記』（神道五部書のひとつ）抄本は、もともと度会（黒瀬）益弘（一六四一－一七三二）が記したもの。度会益弘は伊勢神宮外宮の権禰宜で、黒瀬はその家名。それを「磯波翁」こと岡田盤斎（一六六一－一七四四）が加筆・書写し、さらにその門人光永頼資なる人が転写したのが本書ということになる。奥書にいう「清水氏」、および恕庵がこれを落手した経緯に

ついては未詳。印記Ａ「松岡氏図書」（朱方）、Ｂ「怡顔斎」（朱長方）、Ｃ「橘家宗源」（朱長方）、Ｄ「東□城□書記」（朱方陰刻）、Ｅ「紀傳家」（朱長方）。

無窮會神習文庫〔一三四〕

四六　垂加霊社神代巻講談記聞　巻下

原三巻、一および二巻半ばまで欠。山崎闇斎講義、浅見絅斎筆録。成年未詳。寛保三年（一七四三）松岡恕庵写本。一冊。大和綴。背に三箇所、紙を当てて補強する。二〇丁。二三六×一七三。外題書題簽「垂加霊社神代巻講談記聞　巻下」。扉「【A】【B】【C】／神代巻垂加霊社講談／絅斎翁筆記／中之下　下全／共三冊」。本奥書「右神代巻記録三冊者、垂加霊社之所講、而絅斉先生乃所録也、先生之従子安直蔵焉、乞借而寫之　丙午九日十五日門人進居」、「享保乙卯之歳長月以守中翁門人沢田重淵／本謄写焉　谷川士清謹書」。書写奥書「寛保三癸亥秋七月門生谷川生一日携来／示予と謹而為誦垂加靈社神道之談話／絅斎翁之所筆記詳読深味津々談義／非尋常人之所能及者儼然如侍霊社講／筵親《シク》受耳提面命覚至親切謹而書写／以備他日考拠且庶乎添侍一段工夫可以敬／信服膺焉嗚呼▨（一字抹消）平哉／平安恕庵松岡成章埴鈴書【D】」。漢字交りカナ書き和文。朱筆書入、うち「埴鈴按」に始まる文言あり。本書の転写系統を奥書によってたどれば次の通り。原本は、山崎闇斎による『日本書紀』神代巻の講義を門人である浅見絅斎（一六五二－一七一二）が筆録したもの。絅斎の甥である浅見安直（文次郎）が蔵していたものを、「門人進居」、すなわち絅斎門人若林強斎（進居、別号に守中翁、一六七九－一七三二）が丙午（享保一一年〔一七二六〕）に書写する。それをさらに強斎門人の沢田一斎（重淵）が謄写し、その沢田一斎本を、享保二〇年（一七三五）、谷川士清が書写する。寛保三年、士清がこれを恕庵のもとへ持ち込み、恕庵が謄写したものの一部が本書である。なお沢田一斎は京都の書店風月堂の主人で、出版家としても著名な人物。士清による書写奥書を持つ親本は大阪府立中之島図書館石崎文庫ほかに所蔵される（〈備考1〉参照）。異本あり（〈備考2〉参照）。印記A「怡顔斎図書」（朱方）、B

「橘家宗源垂加正流」（朱長方）、C「埴鈴翁」（朱方）、D「松岡氏図書」（朱方）、E「康章宝蔵」（朱方）。

内藤記念くすり博物館［五一六五四］

〈備考1〉神代巻講録
三巻。山崎闇斎講義、浅見絅斎筆録。成年未詳。享保二〇年（一七三五）谷川士清写本。一冊。三四丁。二七九×一九四。五つ目綴。外題打付書「神代巻講録全」。内題「神代巻記録」。本奥書「右神代巻記録三冊者垂加霊社之所講而絅斎先生之／所録也　先生之従子安直蔵焉乞借而写之／丙午九月十五日門人進居（若林新七名乗也）」。書写奥書「享保乙卯之歳長月日以守中翁門人澤田重淵本謄写焉／谷川士清謹書」。鉛筆書で「自筆ノ如シ」とある紙片一葉をはさむ。奥書から、前掲『垂加霊社神代巻講談記聞』の親本であるとわかる。同系統の写本は、神道大系論説編十二『垂加神道（上）』に翻刻・収録される（『神代記垂加翁講義』）ほか、慶應義塾図書館幸田文庫にも伝存する（『神代巻記録』、筆者未見）。
大阪府立中之島図書館石崎文庫［石崎三三二一七］

〈備考2〉神代巻講義
三巻。山崎闇斎講義、浅見絅斎筆録。『続山崎闇斎全集』巻下所収（影印、二〇六－三〇四頁）。写年未詳、岡田盤斎写本。奥書（巻頭）「此書者　垂加翁講談浅見十／次郎安正聞書也傳之若林新／七進居處也予葦齋翁正英所／持之本懇望而書寫之者也／岡田磐斎正利」、（本文末）「右神代巻記録三冊者　垂加霊社之所講而淺見絅齋之所録也」。奥書によれば玉木葦斎所持本を親本とする。前掲の谷川士清写本および恕庵写本と本文が一部異なるが、それは玉木葦斎の改変によるものという（〈参考〉近藤啓吾「『神代巻記録』の改変」〔同『山崎闇斎の研究』所収〕）。

四七　怡顔斎獺祭編
松岡恕庵抄写・編。成年未詳。写本一冊。四五丁。マイクロフィルム閲覧。内題（一丁オ）「怡顔斎獺祭編巻之一」、（一丁ウ）「衲被録巻之一　恕菴松岡玄達成章甫編」。白文。「天文」、「地理」、「歳時」、「歴代」などの項目を掲げ、それぞれについて諸書（たとえば貝原益軒『南遊紀行』〔元禄二年成、正徳三年刊〕など）より記事を摘録する。題に「獺祭編」とある通り、参考のための手控えか。印記「蒹葭堂」（朱長方）。

国立国会図書館〔一二三五－三九〇〕

四八　祇園社記

貞享三年（一六八六）頃成か（貞享三丙寅九月十三日遷宮の記録あり）。写年写者未詳（恕庵蔵本を親本とする）。写本一冊。一七丁。二六八×一九一。外題打付書「祇園社記」。内題「祇園社記」。書写奥書「右之書者京師本艸者怡顔斎蔵本甲賀氏伝来シテ今亦／書寫之」。欄外墨書あり。祇園八坂神社の社記。奥書にある「甲賀氏」とは、恕庵の門人甲賀敬元か。印記A「勤思堂」（朱円）、B「天明四年甲辰八月吉日奉納／皇太神宮林崎文庫以期不朽／京都勤思堂村井古巖敬義拝」（朱長方）、C「林崎文庫」（朱方）、D「林崎文庫」（朱長方、重枠）。

神宮文庫〔一門四八六六号〕

四九　春秋左伝註解弁誤　付補遺、器図、春秋左伝属事古字奇字音釈

二巻。（明）伝遜原著。書写年未詳、松岡恕庵写本。二冊。七〇丁、七八丁。二六八×一九六。墨筆外題①「〔…〕氏〔……〕」（〔 〕内は剝落）、②「左氏弁辨誤坤」。内題①「春秋左傳属攴古字奇字音釈」（第一冊二丁）、②「春秋左傳註解辨誤」（序題、第一冊一三丁）、③「春秋左傳註解辨誤補遺」（第二冊五七丁）。識語（前見返し）「松岡先生自写」。白文。朱筆にて加点・校。延享三年（一七四六）日本版あり（江戸前川六左衛門、同太田庄右衛門）。印記A「怡顔斎図書」（朱方）、B「松岡氏図書」（朱方）、C「(印文不明)」（朱方）、D「(印文不明)」（朱方陰刻）。

杏雨書屋〔杏五三八七〕

Ⅲ　著作

Ⅲⓐ　医・薬方

五〇　鑑因方定

松岡恕庵編。成年および写年写者未詳。写本一冊。四一丁。二二五×一六四。外題打付書「松岡恕庵先生腹診法　全」。内題「鑑因方定」。奥書「右以上　恕庵松岡先生之伝　野村氏所持秘蔵之書」。漢字交りカナ書き和文。はじめに人体の前後二図に朱筆と藍筆で気の流れを描き示した「腹診図」と、「腹診法之要」を掲げる。後、患部を墨筆・朱筆・藍筆にて示した人体図を、触診の要領、処方すべき薬など、解説を添えて計二八図載せる。巻末には各薬の処方を付す。「香月牛山ノ治方ヨロシ」などの記述あり。印記A「康章□□」（朱方）、B「大同薬室秘蔵図書」。

付　巻頭言

夫醫道ハ證ヲ尋テ脉ヲ察而後薬ヲ使ヒ方ヲ用ユルコトハ兵ヲ用ユルカ如シ存亡ココニアリ上古ノ聖人ハ声ヲ察シ色ヲ視テ脉ニ存シ其脉ヲエテ方ヲ用ユ若シ其脉ヲ得サレバ方剤斯ニ虚ト云リ然トモ聖識ノ如ク脉ヲ得テ証ニ合シ方ヲ極ルヿ甚難シ今ノ人故ニ聖賢ニ及哉于茲予祖流ノ腹診法アリ誠ニ天下ヲ治ルノ要術ニシテ存鶆ノ旨ニ達シ其蘊奥ヲ発シ未然ヲ理明ス内外傷寒熱病類中風尋常ノ諸病皆悉此法ヲ以テ本トシ治スル者流秘ノ必法也然レトモ其尤□ヲ出ス委シクハ圖シカタシ心傳ノ法也図ノ絵ノ外症アラハ此ニ症ヲ去彼症ヲ交ヘ其症ニ従テ合方シテ薬ヲ施スニ治セヌト云ヿナシ啻病因ヲ鑒テ其症ニ従予方ヲ定ムルニ諸疾瘥サルモノナシ千金不傳ノ準縄ナリ若シ人ノ此術ヲ傳ンコトヲ求ムト云トモ其人ニ非レバ傳ヿ勿レト云深慎々々

恕庵松岡玄達先生

内藤記念くすり博物館［三二九八六］

五一　恕庵松岡先生家秘（「諸家禁方」中）

編者および成年未詳。写本一冊。八丁（全一七九丁）。二五九×一七六。外題書題簽「達生園方轂　諸家禁方　的里亜迦真方集　瘍科秘録　瘍科撮要　切脉小言　合巻」。計七篇の医術関連抄本を合綴したもの。そのうちの一篇「諸家禁方」はさらに七篇に分けられ、ここに「恕庵松岡先生家秘」と題された一篇が含まれる。丸薬また散薬の処方を記す。全七篇および「諸家禁方」中の七篇、計十四篇の内題を順に掲げれば次の通り。①「達生園方轂／門人　加賀芝原須子敬　備中山生巖子泰輯（例言：平安劣斎誌）」、②「諸家禁方」（㋐「薦録中之巻抜書」、㋑「時雨堂漫遊見聞良方／東都岩田咨詢周人輯」、㋒「星氏経験方／奥西会津盤□散人好謙述」、㋓「恕庵松岡先生家秘」、㋔「秀庵香川先生家秘」、㋕「東洋山脇先生家秘」、㋖「東洞吉益先生家秘」の計七篇を収録）、③「底野迦真方／蘭化先生譯／大野良亭謄寫」、④「瘍科秘録／遠陽戸家柳斎輯」、⑤「瘍科撮要巻　武陽宮地高好要三選者」、⑥「医術秘録」、⑦「切脈小言」。①は奥劣斎（一七八〇－一八三五、産科医）『達生園方轂』の抄録、⑤は宮地要三『瘍科撮要』の抄録、ほかは詳細未詳。④は「古雄耕作家伝」、「紅毛病名方言」、「古賀氏伝」の「手術漫記」などを含む。①および②のみ内題下に「蘭径之□艸□□印」（朱長方）の印記あり。

国際日本文化研究センター図書館宗田文庫［ＳＣ－八五七－Ｓｈ］

五二　松岡玄達自筆薬方書類

松岡恕庵編。成年未詳。一帖。外寸二七五×二〇三。外題書題簽「松岡玄達自筆薬方書類」。かな書き和文、白文。紙片一葉「松岡玄達自筆／薬方書類／三好学旧蔵／一帖／弐百円」をはさむ。三好学によればこれは「金匱大寶丹の処方、服用法その他の薬方雑記を今日に集載したもので、恕庵の自筆でないものもある」（三好学「松岡恕庵の手稿に就て」）という。

杏雨書屋［貴四九三］

Ⅲⓑ　本草

五三　蘭品

松岡恕庵編。正徳二年（一七一二）成。写本一冊。三三丁。マイクロフィルム閲覧。中本。料紙は毎半葉一〇行の罫紙。外題打付書「怡顔斎蘭品」。内題「蘭品」。巻頭「平安松岡玄達成章　撰」。正徳二年　松岡恕庵奥書。尾題「怡顔斎蘭品」。白文。記述は明和九年板『怡顔斎蘭品』に準ずるが、序や図を付さず、本文も若干異なる。目次によれば蘭艸類四点、蘭花類八点、木蘭類三点、冒蘭類五点を収録し、巻末に有名未識類を付録する。まず漢名を掲げ、次いで「一名」として各漢籍から採った漢名、次いで漢字にルビの形で和名を記す。適宜漢籍を引き、「按」以下で自説を述べる。印記「蒹葭堂蔵書印」（朱長方）。

付　松岡恕庵奥書

右右（ママ）蘭類凡若干種有艸本木本之別而其中又有眞有假徧晳諸蘭譜及朱晦菴楚辞弁證李氏綱目其他稗官小説而弁究折衷区分條列鳌成一書類曰蘭品浅見寡聞攷求不博唯恐掛漏猶多姑録以備攷索之資云旹正徳二年壬辰五月下浣　平安　後学恕庵松岡玄達成章甫識

（刊本がこれに訓点を付したものを載せる、次項参照）

東京都立図書館加賀文庫［加四一二九］

五四　怡顔斎蘭品

二巻、付図。松岡恕庵編、松岡典・甲賀敬元・熊谷玄随・今枝栄済校。正徳二年（一七一二）自跋。享保一三年（一七二八）官許印行、明和九年（＝安永元年〔一七六四〕）年刊。二冊。三九丁、三九丁。二八〇×一九四。外題打付書「怡顔斎蘭品　乾(坤)」。前見返し「松岡恕庵先生著　不許翻刻／怡顔斎蘭品／平安　竹笣樓梓」。明和八年（一七七一）浅井図南序文。堀田正邦題字「為王者香／朝散大夫紀正邦書」。巻頭「平安　松岡玄達成章撰／男典子勅　門人　甲賀敬元尚之熊谷道詮慎憲　今枝栄済允明　同校」。図「平安　佐伯博図」。正徳二年松岡恕庵自跋。延享三年（一七四六）奥田万跋文。刊記「享保十三年三月／官許印行／明和九年壬辰六月発行／平安書肆　寺町姉小路北佐々木総四郎」。漢文、付訓点。なお本書は「享保一三年官許印行」の記、また延享三年二月という奥田万跋文の成年にもわかる通り、恕庵の生前から刊行作業が進められていたものであった。しかしながら恕庵は跋文の成った同年七月に没し、その後は事がうまく運ばなかったようである。嗣子定庵らの尽力によって、安永元年にようやく刊行された。浅井図南の序文によれば、はじめ恕庵は霊元上皇の「密旨」を受けてこれを和文で著した。上皇の御覧を経た後、和文を漢文に改め、図を付すなどして、稿を整え出版されたのが本書である。名に「蘭」を冠する草木を扱う。目録によれば蘭艸類三点、蘭花類一二点、木蘭類五点、冐蘭類一一点、有名未識類一五点の計四六点を収載する。それぞれ代表的な漢名を掲げ、次いで「一名」としてその他の名称、次いで漢字にルビを付す形で和名を記す。「達按」以下で考証、および国内産地など自説を述べる。佐伯博（小野蘭山）による三〇点の図はまとめて下巻二三～三七丁に付す。印記A「故鉄兜河野羆遺書／男河野天瑞寄贈」（朱長方）、B「□林」（朱方）。

なお筆者未見ではあるが、本書の袋には「松岡恕庵先生著／蘭品／平安　竹笣楼」と記される。さらに版元の手控雑記によれば、看板・袋・跋の板下筆者は大雅堂、魁星印は高芙蓉の篆に係ると言う（中野三敏『江戸の板本』、二〇六－二〇七頁）。

付①　浅井図南序文

怡顔齋蘭品序

蘭之名舊矣。上自農經黄素。延及易之傳。詩之什。禮之記。左國之文。無書不載也。仲尼有猗蘭之操。屈平有紐蘭之詞。或芝蘭之室。握蘭之職。皆取其香之不凡矣。後世好事家。摭草之有奇香者。不問花葉形色。名之以蘭。歴年益多。遂至數十品。人不知所適從。妄認假為眞。猶六書假借。移易無窮。終失造字本旨也。非博物之士。安能辨其淄澠。黄山谷訂而益謬。方虚谷攷而不詳。國朝正徳中。吾恕庵松岡先生。辱奉　上皇之密旨。謹撰蘭品二卷。上挙今古同異。下説花葉形色。併列別諸冐蘭之名者。若網之在綱。有條不紊。偽蘭已辨。眞蘭復舊也。初以國字記之。經　御覧後譯以雅文。係以圖繪。可謂備且悉矣。方将上梓未果。先生歿。服闋令嗣子勅。欲追成先志。乞序于南湖屈君。君欣然下筆。叙致數百言。未及脱藁。君亦逝。遭家多難。其藁遺逸。是以刊刻久廢。今載春末。子勅再興其事。八月之初。印版新成。子勅飛驛馳書。徵序於余。誅求太急。余歎曰。京師豈無人哉。子勅使余代屈君。所謂以無鹽唐突西施耳。況屈君數日之構思。余一朝之屬成。弗類甚矣。他日儻得遺藁。余何以堪之。有深愧於心焉。雖然余犬馬之齒。六十有六。頂髪侏侏。無益於世。若幸得與蘭品倶流芳於百世。不亦美乎。因叙其始末以還之。
明和辛卯秋占珠後三日　圖南居士滕惟寅撰【滕氏惟寅】【圖南居士】

付②　松岡恕庵自跋

右蘭類若干種。有木本草本之別。而其中又有真有假。徧稽蘭譜。及朱子楚辞辨證。本草綱目。稗官小説。而辨究折衷。区分條列。彙成一書。題曰蘭品。浅見寡聞。攷求不博。唯恐多掛漏姑録以備正攷索之資云。
正徳壬辰五月下浣　平安松岡玄達成章識

付③　奥田万跋文

題蘭品後
恕庵先生以講学為自任。以修業為自責。旁注意於昆蟲草木之学。或入名山大澤。親採以究焉。群籍之精薀。百家之異指。毫分縷析和漢之称呼。方土之異種。考訂探索。勒成一家之言。所著居多也。頃蘭品之書成。而欲梓以公于世。凡蘭之品類。及真偽條〻。辨明若数一二焉。嗚呼。蘭也會蒙先生之知己。以得己之名正。其蘭之幸哉。蓋蘭之為物也。以采麗之体而吐芬馥之用。是以古之聖賢。及瓌偉博物之士。皆借之以述幽懐。気味功能。尤任於有用。其所紐藉膏浴。焚以辟不祥。成殺蠱毒。實功用之大者也。此書一出。千古之惑。脱然得醒。則其幸不特蘭而已。可謂幸於世也。萬浴先生之徳。蓋数十年于此。今雖在草莽之鄙。竊悦其有成。因書其後云。
延享丙寅春二月望日　門人近江奥田萬元統【奥田萬印】【元統】

京都大学附属図書館［九－一五／イ／一］

五五　本草綱目百病主治崇除辟薬品

松岡恕庵編。正徳三年（一七一三）。写本一冊。三八丁。マイクロフィルム閲覧。外題書題簽「本草綱目百病主治崇除辟薬品」。内題「辟邪薬品註」。漢文、付訓点。『本草綱目』「百病主治」所載の薬品について、漢名に和名を付し、「謹按」以下で自説を述べる。草部一三二点、土金石部二五点、諸虫鱗介一二点、禽獣部四四点、人部五点を載せる。印記「白井氏蔵書」。

付　巻頭言

凡人率爾触犯鬼神過之疾怒或如魘魅鬼撃蠱惑妖怪與夫牛鬼邪神狐狸附托一切不詳之気所為皆謂之邪崇而其所以辟除之必有壓勝祝由之術薬石鍼砭之法不可枚挙然而薬石鍼砭之外則皆是巫覡祝吏之職而非医人之事唯其薬石之可以供療用者李氏綱目百病主治備矣士君子亦不可辨究也其中間有薬名難辨認者愚忌其固陋略取其一二註之以便攷索莫謂我好事請好生君子其諒察焉　旹正徳癸巳季春上巳平安後学松岡玄達成章甫謹書于怡顔斎

国立国会図書館［特一－五四九］

五六　怡顔斎桜品

松岡恕庵編、九如館鈍永増補、甲賀敬元校。享保元年（一七一六）自序、宝暦八年（一七五八）刊。一冊。九五丁。一五四×一一〇（小本）。外題書題簽「櫻品　全」。巻頭より順に、自然軒鈍全序、甲賀敬元（思誠斎）序、享保元年恕庵自序、那波活所『桜譜』序、林羅山『羅山随筆』中の「日本称桜花」に始まる一節、山崎闇斎『桜弁』、九如館鈍永「桜花辞」を載せる。また本文前に「凡例」、「目録」、「花形之図」を付す。宝暦七年（一七五七）、松岡定庵跋。奥付オ「怡顔斎松岡玄達先生撰／名所櫻品　全一冊／同撰／梅品　全二冊／右追而出来」、同ウ「宝暦八歳寅正月吉日／皇都／建仁寺町通四条下ル二丁目／中西卯兵衛／麸屋町通誓願寺下ル町／安藤八左衛門／合版」。広告（巻末三丁半）「浅井龍章堂蔵版書目／大坂心斎橋通南本町北エ入西側／河内屋吉兵衛書店」。漢字交りかな書き和文、よみがなを振る。恕庵自序によれば、那波活所（一五九五－一六四八）の撰した『桜譜』（所載一五点）を改訂・増補したのがこの『桜品』である。全六九点の桜について、「那波曰」、「怡顔斎曰」、さらに増補者「鈍永曰」の形でそれぞれの説を述べる。「凡例」や、「蕊《ズイ》《シベ》」、「英《エイ》《ハナブサ》」、「瓣《ベン》《ハナビラ》」、「茎《キヤウ》《クキ》」、「苞《ホウ》《ヒレ》」、「蔕《タイ》《ヘタ》」、「萼《ガク》《ヘタ》」などの花の各部位を図示した「花形之図」、また花ごとの挿絵は、増補を担当した狂歌師九如館（芦田）鈍永によるもの。「未考桜」、「尭恵万葉草木異名」、「夫木集出桜名」、「桜の名ありて桜にあらざる類」は名称のみ載せる。本書は小本で豊富な挿絵を持ち、またよみがな付きの和文で記されるなど、その親しみやすさ、読みやすさのため人気があったようで、伝存する版本も多い。これは当然、再刷が多くなされたためであるが、その実態は明らかでない。少なくともこの宝暦八年版のほかに、文化二年（一八〇五）版、嘉永五年（一八五二）版のあることが確認されている。

付①　松岡恕庵自序文

怡顔齊櫻品叙

洛陽ノ牡丹西蜀ノ海棠日本ノ櫻花単ニ稱レ花而不レ名レ之而人皆知ル其為二牡丹一為二海棠一為二櫻花其為レ人所ル二貴重一也可レ知矣古人以二佐屈刺ヲ一充ル二漢土櫻桃一者蓋シ既ニ誤ル矣櫻桃是乃郁李乃属ヒ而與二佐屈刺一絶テ別殊ニ不レ知我邦之櫻乃垂絲海棠也前輩品二評スル櫻花一者皆不レ辨二二物之異ヲ一妄ニ引二荊公景濂詩一以テ證レ之何攷索之疎謬乎夫王宋二氏者皆不レ識二我邦之櫻一唯因二人語傳一聞二其ノ名一漫ニ寄題焉耳何ソ足二以テ爲一レ證哉而其ノ詩所レ謂山櫻抱レ石映二松枝一者乃是櫻桃ノ別種已ニ非二佐屈刺ニ一讀者不レ察以爲二山中櫻花一誤也又或以二糸櫻一充モ二垂絲海棠ニ一亦偏也垂絲是佐屈刺之総称不三独刺ニ二糸櫻一予譜中既ニ詳レ之今不二復贅一夫櫻花者天下之奇観群芳之魁首可下以二與玉蕊丹桂一相伯仲ス上自二王公一下至二士庶ニ一莫下不二愛賞一者上故古今之題詠載二三七之撰凌雲経国之編ニ一者燦爛溢ル二乎緗帙一異種代〻出奇花年新不レ知二其幾百千種ヲ一也景濂所レ謂愛レ櫻日本盛二於唐一信哉夫三春之壮観獨称二此ノ花ヲ一而其ノ他則瑣々砕錦断繍耳何足レ数哉然兼好法師偏ニ賞二單辨ノ山花ヲ一却テ謂テ二重葉ノ者ヲ爲二異様ニシテ而劣一何ソ好尚之奇僻タル乎夫愛レ山者貴二其高且大ヲ一賞レ水者愛二其ノ深而廣ヲ一賞レ花者独不レ然乎宜レ無レ若クハ二冨且麗一非二冨麗一則不レ足二以稱一レ花矣兼好独愛二単葉薔花者一賤二重葉冨麗者一此又不レ愛二繁花一耽ル二縁陰ニ一之徒歟皆出二於隠淪枯寂数奇之趣一而非二公平正大之心ニ一也不二特リ花而已一其好レ奇厭レ常悖二人情一以テ爲二高妙一絶レ俗得二物外之趣一而自不二知下覚一其偏僻齷齪不上通于君子大雅之道ニ一無二華夷ト一無二古今ト一学者往々有二此ノ弊一可二以自戒一焉予固リ非下好二美麗一者上只恐後生之傚ンコトヲ一兼好之僻愛故論ニ及ス之一予豈好レ辨吾不レ得レ已也先儒活所翁作レ譜凡十五種

遺漏猶多且有ニ差謬一予増ニ添数十種一勒《シテ》爲ニ一冊一名曰《テ》ニ櫻品《ノ》一此《レ》固《リ》非レ欲レ示《ント》ニ大方一只将冀時々繙攤吟翫常婉然《ニ》坐《シテ》對ニ櫻衢之観平泉之賞一云

享保改元仲冬日恕菴玄達成章于怡顔斎【松岡氏図書】【成章】

付② 松岡定庵跋文

跋櫻品後

正徳中吾　先大人撰七十二品而櫻品與焉而吾之不良廃其業而不講加之日以就懦矣其書束而閣之錯乱不収語曰厥父菑其子乃弗肯播往吾讀之而馬耳今則忸怩曰於乎何其言之似我事也然終於此而已矣無之能改也櫻品之作始出羅山闇斎二先生與那波道圓之節次之以其所輯者鈍永子知吾無能為也於是就其錯乱者采而次之其不足者修而飾之各出圖以示焉使余書其事余曰是吾之不良幾乎父之菑就蕪哉是罪之大者也而子為我播而使黍若稷苗穂場離々則吾之不良猶且耻之雖然微子将墜　先人之業焉刻成吾聞之喜而不寝遂書以謝之

宝暦丁丑夏五月之吉連城山人男松典百拝書【松】【典】

京都大学附属図書館〔九－二五//オ//三〕

五七　桜品（『桜之弁』『桜譜』と合綴）

松岡恕庵編。成年未詳。元文三年（一七三八）宮崎某写本。一冊。三七丁（全四七丁）。二五〇×一六六。外題題簽剥落。扉「櫻之辨　山崎闇斎／櫻譜　奈波道圓／櫻品　松岡玄達」。小口「櫻譜」。『桜品』のほか、山崎闇斎『桜之弁』、那波活所『桜譜』を合綴する。奥書（後ろ見返し）「元文戊午三年七月二十日寫之／宮崎【A】」。全編同一の手になる。毎半葉九行。朱筆にて校。印記A「宮崎」（朱方）、B「白井氏蔵書」（朱長方）。以下各篇に項をわけて説明。

〈桜之弁〉二一～五丁

巻頭「櫻之辨　山崎闇斎敬義《ヨシモリ》著」。漢字交じりかな書き和文。巻末に「羅山随筆」からの摘録あり（「羅山随筆曰日本称櫻花曰花……白櫻桃下紫綸巾皆是歟」）。

〈桜譜〉六丁オウ

序「櫻譜序……丁亥春三月活所識」。巻頭「櫻譜　奈

波道圓活所 著」。白文。一五種の桜を載せる。

〈桜品〉一一～四七丁

巻頭「櫻品　恕菴松岡玄達成章　編」。漢字交りカナ書き和文、ただし和歌はかなで記す。恕庵自序、また凡例、図などは付さない。本文も宝暦板『怡顔斎桜品』とは異なる。『甘雨亭叢書別集』第七冊に収められる『桜品』により近いが、まったく同一というわけではない。奥書によれば恕庵存命中の写本ということになる。巻末に「相似タル櫻類」、「歌人ノ歌ニ詞也以其有櫻名故併録于左」、「名所櫻」を付す。

国立国会図書館［特一－一五三四］

五八　桜品

（『甘雨亭叢書別集』第七冊、「桜之弁」と同収）

安政三年（一八五六）刊。一冊。三二丁（全三四丁）。一八二×一一九。甘雨亭叢書別集全八冊中第七冊。外題刷題簽「櫻ノ辨　櫻品　七」。序（叢書第一冊）「甘雨亭叢書別集序……嘉永六年癸丑重三　節山　板倉勝明識／臣　岡村政徳　謹書」。奥付（同第八冊）「安中造士館蔵板／安政三丙辰六月／京都　勝村治右衛門　大坂　河内屋喜兵衛　江戸　山城屋佐兵衛」。印記「錦織□□蔵書」（朱円）。山崎闇斎『桜之弁』と、恕庵『桜品』の計二篇を収録する。『桜品』の本文は宝暦八年刊の『怡顔斎桜品』と異なる。以下各篇に項を分けて説明。

〈桜之弁〉一～三丁

巻頭「山崎敬義　著」。内題「桜之辨」。柱題「甘雨亭叢書別集　櫻之辨」。

〈桜品〉四～三四丁

巻頭「松岡玄達　著」。内題「桜品」。柱題「甘雨亭叢書別集　櫻品」。漢字交りかな書き和文。自序・目録・図はない。また、収載品数も四八と少ない。本文中、「達按するに」に始まる文言あり。

京都大学附属図書館［一〇／／〇一カ／／二］

五九　怡顔斎竹品

松岡恕庵編、今枝栄済・吉見潤・松岡典校。享保二年（一七一七）自序。写年写者未詳。一冊。七〇丁。二

三八×一六一。外題書題簽「怡顔斎竹品　完」。巻頭「平安　松岡玄達成章　著／門人　今枝栄済允明　吉見潤英叔　男典了敕　同校」。引用部は白文、ほか漢字交りカナ書き和文。目録によれば一七〇点の「竹」を収載する。漢名の場合はまず漢籍を引き、次いで「達云」以下で自説を述べる。その多くは国内の生育地に言及する。「遠州前坂ノ農家ノ圃ニアリ」、「和歌山諸士ノ家庭ニ多ク植ユ」、「稲君水子船橋ニ居ル時庭間ニ……」などと、具体的な見聞にもとづくと思われるような記述も見える。印記「白井氏蔵書」。

付　松岡恕庵自序文

竹品自序

夫竹之愛也当矣淇奥之興有斐南山之頌如苞周時既有知己矣継之世莫如晋王子猷宋東坡居士子猷指為此君東坡以代関是皆真知竹之趣者也然二子者不問其種類之異同品標之雅俗唯竹之愛焉今予之所纂輯者品類而已論其品所以詳其用也黄帝之取鮮谷禹貢之貢篠簜本艸之辨淡苦或供律笵弓矢之材或取醫薬服飾之功皆論其用而最不可遺者是以載凱之僧賛寧各有譜荀専知其趣而遺其用則豈非一欠事乎因撰注百餘品詳釋其形状功効将以補塞諸譜遺缺後人求諸古人以知其趣復講於此編以察其用則本末両綜徳用不遺而後庶可稱竹之知已耳

享保二年丁酉正月人日　平安後学松岡玄達成章書于怡顔斎【玄達之印】【成章】

国立国会図書館［特一―一六〇三］

六〇　蕃藷録

松岡恕庵編。享保二年（一七一七）。寛政一〇年（一七九八）莫逆亭主人隆賢父写本。写本一冊。一二丁。二六五×一八三。外題書題簽「松岡先生　番藷録　全」。本奥書「享保二年丁酉臘初七恕庵成章記」、書写奥書「寛政十戊午年夏六月中旬　武陽後学莫逆亭主人隆賢父写之」。白文、漢字交りカナ書き和文。墨筆にて校。「蕃藷（甘藷）」についてまずその名を正し、方志などの漢籍、さらに貝原益軒、宮崎安貞、稲若水の説を引いた上で、自説を述べる。恕庵自身が種芋を取り寄せて栽培を試みる様子も記す。印記A「□□山房蔵書」

（朱長方）、Ｂ「白井氏蔵書」（朱長方）。

国立国会図書館［特一―二二九］

六一　怡顔斎先生五辛説

（『人参弁』『麻黄或門』と合綴）

松岡恕庵著。享保六年（一七二一）。写年写者未詳。一冊。一丁（全二九丁）。二七五×一九六。外題「人参辨　附　麻黄在問　五辛説　完」。内題「怡顔斎先生五辛説」。和田長純『人参辨』、岩永（太田）玄浩『麻黄或問』と合綴。白文および漢字交りカナ書き和文。朱筆書入。享保六年江戸下向の道中、鳴海の宿において「番椒味噌」が供されたことをきっかけとして、恕庵が門人に示した所謂「五辛（五葷とも）」に対する見解およびそれを表す七絶。もとはこれに随行していた熊谷玄随が『怡顔斎東遊日件記』（番号一四二）中に書き留めたもの（無題）であるが、後に『怡顔斎先生五辛説』と題されて当該箇所のみ流布したらしい。蔵書票「乾々斉書屋」。

付　全文

享保辛丑之春赴東武途宿鳴海駅旅亭點心食蕃椒味噌玄随子戯誦蘗山僧独堪老師煙艸偈云當時鹿園生此艸不説五辛説六辛予云嘗有問五辛説者梵綱経疏三蔵法数及本艸綱目所載道佛医諸家所説五辛目紛々無帰一之論不知所適従焉予答云是古人挙其大数以示之耳不可必拘五字一々求其名猶五欲五味五戒之類大概挙其尤者五辛也外宜忌者尚凡暈臭腥羶辛辣□熱能発怒起淫者皆在所禁其餘可以類推先輩往々拘泥其数其目尚不暁焉惜哉因和其偈云

食蕃椒味噌戯題

五辛由来無定数　堪老誤説六種辛　鹿園假令生斯草　復易六辛為七辛

杏雨書屋［乾一五二三］

六二　用薬須知

五巻。松岡恕庵編、甲賀敬元・熊谷玄随・江村復所校。正徳二年（一七一二）自序、享保一一年（一七二六）刊。三冊。三二丁、四二丁、四六丁。二二七×一六二。外題刷題簽「用薬須知　一（～三）」。内題「用薬須

知」。巻頭「平安 恕菴松岡玄達成章編／門人 甲賀敬元 熊谷玄随 江村如圭 同校」。前見返し「恕菴松岡先生著／用薬須知／翠柏堂壽梓」。享保九年、江村毅庵序。刊記「【印】四方購求人須認此印為記若無之者係偽刻 享保丙午五月之吉／京寺町通下御霊前町岡村彌兵衛 唐木屋八郎兵衛 梓行」。野田藤八版もあり。漢字交りカナ書き和文。日用医治に役立つ薬・食品について、その品質・形状・真贋・和産の有無などを簡潔に説明する。恕庵自序によれば、恕庵の下で儒を学んだ後、帰郷して家業の医を継ぐ門人の要請に応えて編纂したという。巻一、二草部。巻三木部。巻四金鐵土石・昆虫魚介・禽獣。また「雑著」、「薬名考異」を付す。本書の示す和薬名は、享保七年に幕府の定めた和薬種検査基準「和薬種六ヶ條」と重なる部分が多く、恕庵の実学的貢献を示す意味で重要な資料である（〈参考〉宗田一「近世本草学と国産薬種」）。印記A「伊藤篤太郎記」（朱長方）、B「後凋軒菊池蔵」（朱長方）。

付① 江村毅庵序文

用薬須知序

用薬須知《トハ》者何《ソ》恕菴松岡君曽編《テ》録《シテ》塞《クノ》レ問《ヲ》之書也神農氏邈《タリ》焉自レ此以降迄《ヒ》二於近代《ニ》一演二述《スルコト》本草一不レ勝《ヘ》二僂指《ニ》一若《キハ》二注《シ》レ名《ヲ》咏《スルカ》一レ物《ヲ》則葩経爾雅尚《シ》矣離騒文選次レ之山紀府志所レ著稗官小説所レ載又次レ之其《ノ》種邇レ時而蔓《シ》其《ノ》品待《テ》レ人而区有二古今《ノ》殊稱方一土《ノ》各呼一或《ハ》古顕《レテ》而今晦《ク》此無而彼有或《ハ》物貴《シテ》蒙《ルニ》以《シ》二卑稱《ヲ》一物微《ニシテ》而冒《スニ》以《ス》二徽名《ヲ》一稱呼紛紛易レ錯易レ偽乃至二諸家所《ノ》レ説形状《ニ》一動《スレハ》輒《チ》疑似不レ明自レ非三載卓識強記博《シ》下閲載籍《ヲ》上加《ルニ》レ之以《スルニ》二採摘《ノ》之勞辨析《ノ》之熟《ヲ》一則不レ能三正レ名認レ真充《ルコト》二起下沈痾上救《フノ》下篤疾上之用《ニ》二宜乎難《キコト》レ獲《ニ》二其人《ノ》一焉我方若水稲君誠《ニ》所謂其人《ニシテ》而今亡《ス》矣嗚呼猶幸親《ニ》受《クル》二口授一者落落相望其《ノ》業遂《ニ》弘《シ》松岡君儒雅精敏長《ク》二於説一レ経兼有二辨物《ノ》之眼一少年来以三醫薬不レ明二天下一為レ憂與二稲君一遊講三明《ス》諸家本草《ヲ》一有《ハ》レ所レ不レ盡則汎《ク》參《ヘ》二群策《ヲ》一必訂三正當否《ヲ》二而止《ム》暇《アレバ》則相携《ヘテ》尋覓《シ》一草一木一禽一魚必的三識《ス》其《ノ》形状《ヲ》二毎レ遇二渓翁山叟《ニ》一必詢《ヒ》二其《ノ》郷名一叩《テ》二其《ノ》材用一而後止《ム》於レ是晦

者顕レ偽者真錯《ニ》者正《シ》厥《ノ》有《コト》レ功二於本草《ニ》一大矣哉曽《テ》應《シ》二一一生《ノ》之需《ニ》一明二《ニシテ》日用《ノ》薬品《ヲ》一著二是編《ヲ》一既《ニシテ》而毎《ニ》授《ケ》二其徒《フ》一代二答問《ノ》之煩《ニ》一比《ヒ》二稲君亡《スル》一嘆《シ》レ失二賞音一殆欲レ閉《ヲ》二口本草《ニ》一而叩者倍衆不レ應二謝絶一授《ルノ》レ経之餘再為《ヒ》《メニ》講明《シ》多發《ス》二昔人未《タ》下曽経《テ》上道《フコトヲ》　之論《ヲ》一物類之明加レ自二往時一僕必知三稲君撃二節詫一賞《センコトヲ》九泉下《ニ》一矣今也松岡君簡二于登躡《ニ》一但以三質問《スル》者示下各土所出上告《ルコト》二各土所レ譚不レ労《シテ》二跋渉《ヲ》一而諦三視《シ》名山勝川窮郷遐邑之物《ヲ》一不レ淹二行李《ヲ》一而領三略《ス》名山勝川窮郷遐邑《ノ》之俗《ヲ》一皆足三以助下浩博上進《ルニ》二商確《ヲ》一以三其《ノ》無《キヲ》二崖岸一而然也或怪松岡君鑑三定物類似レ有二異術一僕解レ之曰凡《ソ》草木禽魚《ノ》之品莫レ算《ニ》其《ノ》數《ノ》一雖レ然各有二族類一猶三人類尨雑《ニシテ》而有二姓氏《ノ》之派別一也如下中虚者固《ヨリ》呼《テ》為《テ》レ竹《ト》而中實者亦可《ク》二呼《テ》為レ竹《ト》蒼然後凋者固呼《テ》為《テ》レ松而其葉若《クハ》落若《クハ》白者亦可中呼《テ》為上松《ト》之類無《トシテ》二物一　而不レ然矧又方有二宜否一壌有二肥磽一當レ求二之長短豊殺牡牝驪黄《ノ》之外《ニ》一也故其談二本草一唯摘二要語《ヲ》一不レ取二枝論蔓説《ヲ》一務在三細分《ツニ》二族類一萬木《ノ》之山千草《ノ》之野攝《スルトキハ》二　松岡君眉睫間《ニ》一則烟紙霞袠一部草木《ノ》活姓譜也按レ譜而究《シテ》姑知《ル》二其可《ノ》レ知不《ハ》レ可《ニ》二遽知一置附《ス》二後日《ニ》一如《キ》レ斯而已殊非レ有二詭訣異術恡二於人一矣頃有《テ》レ人請下梓《シテ》二是編一行中諸世《ント》上以レ不二完冊一不レ許請不レ輟《マ》乃與二門下二三生改竄請添注次《シ》二其《ノ》比類《ヲ》一始附《テ》二請者一依《テ》レ舊解《スルニ》　以《スルハ》二國字《ヲ》一取《ル》二後生《ノ》易《キヲ》レ覺且非《レハナリ》二　重文《ノ》之書《ニ》一也是編成《テ》而屈《スル》二卑稱《ニ》一者陟《サン》傲《ニ》二徽名一者黜《ケラル》　臨《ミ》二于處レ方發《スルニ》レ　藥取二名正《シテ》而真《ナル》一者《ヲ》一用《ルトキハ》レ　之則雖レ逢二沈終一将二随レ手而治《ノ》一焉然則是編也者實《ニ》醫工《ノ》之利器而又謂《ンモ》二之本草家《ノ》春秋一不二亦可一乎僕與二松岡君一夙結《ヒ》二周旋《ヲ》一兼有二姻婭一窃知其《ノ》平生《ヲ》一未下曽執二成説一拒上人却嘆《テ》二詰者之寡一蓋致《ストキハ》一　人《ノ》詰問《ヲ》一則取レ長闕レ短彼此倶有《レバナリ》二　裨益一也讀者其《レ》無《レ》レ憚二詰問一僕保《ス》二其不《ンコトヲ》レ　忤《ハ》矣松岡君命レ僕序レ之僕雖二不文一義不レ可二渇而辭一且幸《シ》二梓成《ヲ》一援《テ》レ笔志《シ》レ喜此為レ序

享保甲辰夏四月　曰平安江村簡　易従甫書于穀庵

【□□】【江村宗東之印】

付②　松岡恕庵自序文

用藥須知自叙

有二一門生一将《ニ》レ還《ラント》レ郷《ニ》来《リテ》告曰弟子自《リ》三客二遊《シテ》于都下《ニ》一從《ヒ》二學《フコト》先生《ニ》一于レ此有レ年矣於二語《テハ》孟詩書《ニ》一則既《ニホボ》略暁二晰《ス》句讀《ヲ》一而以《テ》二家世々業《トスル》レ醫《ヲ》又兼《子》學《フ》之《ヲ》一日課多端《ニシテ》不レ遑《アラ》レ及《ブニ》二他光陰荏苒《トシテ》暇年已《ニ》満《チ》歸期彌《ヽ》迫《ル》今将《ニ》下忽《チ》辭《シテ》二左右《ヲ》一永《ク》遠《カラント》中教誨《ニ》上豈可《ケンヤ》三以《テ》比《ス》二尋常仳離《ノ》情《ニ》一乎況《ンヤ》我郷僻《シテ》在《リ》二天涯《ニ》一風俗陋固目不レ識《ラ》レ文《ヲ》固《ヨリ》乏《シ》二師友《ニ》一恐《クハ》自《シテ》レ今而後無《ランコトヲ》レ所《スル》二講磨質問《キハ》一如二薬食宜禁《ノ》一則尤《モ》為《ス》二醫家先務《トスル》一吾素《ヨリ》有《テ》レ志未《ダ》レ果《サ》嘗視《ルニ》二世《ノ》之所《ノ》レ傳《アル》本草倭名日用食性等諸作《ヲ》一頗《フル》多《ク》二疎謬《ヲ》一名實乖戻眞偽混淆未《ダ》レ知《ラ》レ所《ヲ》二適從《スル》一讀《ンテ》レ之徒《ニ》増《スノミ》二不觚《ノ》之歎《ヲ》一耳無《シ》三敢問《フコト》二其詳《ヲ》一請挙《ケテ》下其切《ナルコトヲ》二于日用醫治《ニ》一者《ヲ》上以《テ》語《レ》二其略《ヲ》一吾将《ニ》下謹《ンテ》書《シテ》二諸紳《ニ》一以爲《ント》中他日検討之資《タスケト》上雖《モ》レ有《ト》レ似《タルコト》二臨《ンテ》レ渇《ニ》鑿《チ》レ井聞《テ》レ寇鋳《ルニ》レ兵《ヲ》幸憐《ンテ》二愚惘《ヲ》一勿《レ》レ咎《ムル》二教諭《スルコト》一僕答曰凡物未《ダ》レ有《ラ》下不《ル》二名實相須《マッテ》爲《サ》レ用《ヲ》者《ノ》上也故正《ス》レ名《ヲ》者聖賢之所《ニスル》レ先故曰名不《ル時ハ》レ正《カラ》則言不レ順事不《ハワザ》レ成又曰工欲《スレハ》レ善《クセント》二其事《ヲ》一必先利《ツクスト》二其器《ヲ》一如《キ》二薬性食宜《ノ》一雖《モトヨリ》三固爲《スト》二醫家先務《ノ》一而亦爲《モ》二格物窮理之一端日用切近之事《トニ》豈可《ンヤ》下置《テ》二之《ヲ》度外《ニ》一而委《ス》中諸不《ルニ》レ講《セ》也哉養《ヒ》レ親事《フル》レ君者之所《ナリ》三必當《ニ》二注《ツケテ》レ意《ヲ》辨明《ス》一也薊辛精吻失《シ》二之疑似《ヲ》一羊芋杖杜誤《マル》二之《ヲ》疎昧《ニ》一苟《モシ》冥搜妄投《スル時ハ》則其貽《ス》レ害《コトヤ》也非《ス》二細故《ニ》一豈可《ンヤ》二軽忽《ス》一哉顧《フニ》夫《レ》天下《ノ》之事物浩渺汗漫《ニシテ》而人心《ノ》之識量有《テ》レ限以《テ》レ有《ル》レ限《ヲ》欲《ス》レ究《メント》レ無《キヲ》レ涯《リ》嗚呼《ア、》難《カナ》哉雖《モ》レ然《ト》吾聞《ク》レ之格《ヲ》物《ノ》之法自《リシテ》レ近而推《ス》レ之近者《キ》已明《ナル時ハ》則遠者亦從《テ》可《ル》レ知《シ》矣無《ホルコト》レ貪《キヲ》多無《スルコト》レ欲《ナランコトヲ》速其要在《ルノミ》下先《ニシテ》レ近而後《ニシ》レ遠略《キヲ》二浮末《シテ》一而存《スルニ》中本實《ヲ》上而已矣予昔讀《ンテ》二葩経《ヲ》一苦《シム》二名物之難《キコトヲ》一明《ラメ》慨然《トシテ》發《シ》レ志爾《ヲシカリシヨリ》来周二旋《シテ》於諸士之間《ニ》一研究《シテ》不レ已今也《ヤ》深感《クスカ》二子憤悱《ニ》一不四敢不《テンハ》三傾倒叩端竭《シシテ》レ所《ヲ》レ聞以啓《クテ》二發之《セヲ》一也於《テ》レ是表《ニ》二章《シ》醫治切要品類凡数百條《ヲ》一質《スニ》以二平昔所《ノ》レ聞参《ルニシ》以二臆斷《ヲ》一用《テ》二國字《ヲ》一訓《シ》二釋之《ヲ》一旁《ハラ》拾《シテ》下扱東壁綱目《ノ》所《スル》レ逸諸般《ノ》異號散《シ》二出於他書《ニ》一或《ハ》隠僻《ニシテ》難《ク》レ辨《シ》或《ハ》名同《シク》物異《ニシテ》易《キ》レ溷《レ》者《ヲ》上悉類《ク》從《シ》附《ス》二之卷末《ニ》一勒成《メシ》二五卷《ト》一題《シテ》曰《フ》二用薬須知《ト》一姑《ラク》塞《ク》二其需《メヲタダ》一第恐《クハ》不レ免《ンコトヲ》二掛漏《ヲ》一且告《ツテ》曰夫正《レ》名《スコトモ》亦豈止《ヲ》二于草木昆蟲《ランヤ》而已《ニ》一郭駝種樹《カ》可三以移《テ》二於官治《ス》一唐庚硯銘有《ニ》レ補《カ》二于修養《ノ》一子復思《タヘ》レ所《ヲ》三以擴《テ》二充《スル》之《ヲ》一古人送《ルニ》レ人以《ヲ》レ言予竊《カニ》擬《ス》焉

正徳壬申冬蠟月　平安松岡成章書【恕庵】【埴鈴翁印】

京都大学薬学部図書室［二〇五九一／Y／五］

六三　海苔品

松岡恕庵編。成年未詳。享保一一年（一七二六）山本紋六写本。一冊。五丁。二二五×一五九。内題「海苔品」。尾題「海苔譜」。識語（大尾）「□本周哲蔵書」。漢字交りカナ書き和文。朱筆および墨筆にて書入れ。五九点の「ノリ」について和名を掲げ、産地と形状、漢名のあるものは漢名を付す。東北大学狩野文庫所蔵「海苔品」とは収載品数が異なる。次項参照。

付　山本紋六書写奥書

恕庵先生跋曰張玄随子携来一紙示予云愛宕山教学院者京都町奉行所安藤駿河守従弟也好学詩風雅ノ僧也曽テ北村可昌及予ト常ニ會経史其餘暇好事之僻アリテ海苔三十六品ヲ集テ歌仙海苔ト号ス各品考古歌附其後此海苔漢名有之物ハ其傍ニ附録シテ得サセヨト予ニ求ラル由語リ誠ニ僧侶ニ似合布好ミナリ予漢名ニ可考ハ書付ヲ出シ又其□タル物傳聞ニ得タル海苔ノ名ヲ其後ニ加僧シテ海苔譜ト名付事然リ一日恕庵先生予ニ語テ海苔ノ品イ及上昔日海苔譜ヲウツセツヨシニシテ出シ見セ給ヘリ即ウツシテ傍ニ苔ノ形状并ニ漢名ノミハ師ニ問フ或本草及□志ヲ校テ事添侍ル事然リ水戸ノ玉海苔形状浅草苔ノ形状ニ似テ色不紫□コワク味ハ浅草ノリニ似タリ厚ミ浅草ヨリ厚安芸ノ仁保苔此又格子ノテツ筋斗ニテ品馬瀬苔ニ似タリ其味馬瀬ヨリ好シ砂少シ有　海苔譜　終　享保丙午初冬念二令山本紋六写之

国立国会図書館［四九九九－M三九二一n］

六四　海苔品（『豆莢諸品』と合綴）

松岡恕庵編。成年および写年写者未詳。一冊。五丁（全九丁）。二三五×一七〇。外題刷題簽（後付け）「海苔品」。扉題「海苔品　松岡恕庵／豆莢諸品」。印記A「赤坂□本」（朱長方）、B「荒井泰治氏ノ寄付金ヲ以テ購入セル文学博士狩野亨吉氏旧蔵書」（朱長方）。恕

庵編『海苔品』と、編者未詳の『豆菽諸品』二篇を収録する。以下各篇に項を分けて説明。

〈海苔品〉二～六丁

巻頭「海苔品　歌仙海苔〔是則本名愛宕山大善院主之所採択也〕」。漢字交りカナ書き和文。朱筆にて書入れ。記述等については国会図書館所蔵『海苔品』（前項）を参照。ただし収載品数が七三と、国会本より一〇あまり多い。

付　書写奥書

右玄達先生所著述也　恕菴先生跋曰一日張ノ玄随子携来一紙示予云愛宕山教学院ハ京都町奉行安藤駿河守之従弟也好学嗜詩風雅ノ僧也曽テ北村可昌及予ト常ニ會経史其餘暇好事之僻アリテ海苔三十六品ヲ集メテ歌仙海苔ト号ス各品考古歌附其後此海苔漢名アルノ物ハ其傍ニ附録シテエサセヨト予ニ求メラルル由語レリ誠ニ僧侶ニ似合敷好ミナリ予漢名ノ可考ハ書付テツカハシヌ又其遺タル物傳聞ニ得タル海苔ノ名ヲ其後ニ増加シテ海苔譜ト名付ル事然リ

〈豆菽諸品〉七～八丁

内題「豆菽諸品」。漢字交じりカナ書き和文。漢名和名取り交ぜてマメ類一四点を掲げ、それぞれ形状や別名を記す。一部図あり。

東北大学附属図書館狩野文庫〔八―二一五八〇―一〕

六五　怡顔斎苔品

松岡恕庵編、甲賀敬元・今枝栄済・吉見潤・松岡典校。宝暦八年（一七五八）、松岡定庵序。写年および写者未詳。一冊。三二丁。二六六×一八一。外題「怡顔斎苔品　全」。巻頭「平安　松岡玄達成章　著／甲賀敬元尚之　今枝栄済允明　吉見潤英叔・男典子敕　同校」。漢字交りカナ書き和文。朱筆、墨筆にて書入。恕庵の遺稿を、刊行のために門人らが校訂したもの。ただし版本は現存しない。松岡定庵序文によれば、恕庵は知人や門人らによる「海苔」の寄贈・伝聞をもとに愛宕教学院主の撰した「歌仙海苔」の増補を続けており、最終的にそれを「苔品」と改題したのだという。このことは『海苔品』奥書（番号六三・六四参照）の示すところとよく照応する。海苔類八四、有名未識類四、水苔類五、石苔類一、樹苔類二、地苔類五の全一〇一点を収載する。漢名のあるものはそれを掲げるが、ほぼ和名のみの和品から成り、産地や食し方など簡略な説明を付す。印記「蒹葭堂蔵書印」（朱長方）。

付　松岡定庵序文

苔品序

不佞典少《フシテ》嘗侍《ヘリ》二先君子《ニ》一聞《ク》レ之曰《ク》張玄随持《シ》二一巻《ノ》書一来《テ》曰是《レ》愛宕《ノ》教学院主《ノ》所レ集《ムル》海苔三十六種各附《スルニ》以《ス》二古歌《ヲ》一名《テ》曰二歌仙海苔《ト》一使《シム》予《ヲ〆》取《ラ》二先生《ノ》之正《ヲ》一請《フ》其《レ》正《セ》レ之《ヲ》　先君子於《テ》レ是《ニ》為《メニ》正《シ》レ之又益加《ヘテ》レ之《ヲ》至《ル》二九十品餘種《ニ》一改名《メ》曰二苔品《ト》一近《ゴロ》有下欲二梓《〆》レ之《ヲ》行《ハント》一者上造《リ》二其《カ》之廬《ニ》一曰請《テ》二一言《ヲ》一以《テ》弁《シメン》二之是《ニ》一因《テ》謀《テ》相与《ニ》校《シテ》而成《リ》乃《チ》起《テ》而曰語《ニ》言《フ》レ之《ヲ》人不《〆》レ期二己《カ》之口《ヲ》一而期《スト》二易牙《ガ》之口《ヲ》一今其《レ》熊蹯魚肉人皆《ナ》知《ル》二食《テ》而旨《シトスルコトヲ》レ之梟茎萍子人皆《ナ》知《ル》二食而悪《シトスルコトヲ》レ　之独《リ》至《テハ》二淄澠《ニ》一則不レ能レ辨《スル》焉無レ它物打似《レハナリ》　也先君子自《リ》レ壮好《ミ》二名物之学《ヲ》一無《シ》三物《ト〆》而不《ル》二辨且《ツ》明《ニセ》一也四方《ノ》之士問《フ》者戸屨常《ニ》満《ツ》一《ヒ》経《レハ》二先君子之決《ヲ》一則人之無《シ》二異《スル》者一也性又《タ》嗜《ム》二海苔《ヲ》一以《テ》レ故四方諸友弟子以《テ》二其国所レ有《ル》者《ヲ》一寄二贈《ス》之《ヲ》一遠《クハ》及《ヒ》二蝦夷靺鞨松先留求之邈乎《ルニ》一亦《タ》皆《ナ》得《テ》而甞《ム》レ之《ヲ》是《レ》苔品之所《ニ》二以作《ル》一也若《シ》夫《レ》熊蹯魚肉与《トハ》二梟茎萍子一毋談《ナリ》也至《テハ》二洄澠之難《ニ》レ別《チ》則不《シテ》レ之二先君子《ニ》一而其何《レニ》之《ンヤ》哉

宝暦戊寅之春正月十有八日男典書于體朱齋　【平安松典】【□□子敕】

国立国会図書館［一二一八－九九］

〈備考〉怡顔斎苔品（『清朝俗名』、『螺鈿金具考』、『日用襍字毋』と合綴、田中芳男識語あり）写本一冊。三〇丁（全五八丁）。二四七×一六八。原袋綴を洋装に改装。外題書題簽「怡顔斎苔品／清朝俗名／螺鈿金具考　日用襍字毋　全」。料紙は罫紙（匡郭一九四×一三一ミリ、毎半葉一〇行）。印記「男爵田中美津男氏寄贈／先代田中芳男旧蔵書／昭和七年」（朱長方）。

付①　田中芳男識語（二丁オ）

此書ハ大阪博物場ニ蔵スル写本ヲ写ス所ナリ該場ニ此書ノアルハ蒹葭堂百年祭ノトキ各人ヨリ出ス書中ニアルヲ写スモノニシテ版本ナリシヤ又写本

ナリシヤ分ラズト云フ而シテ大阪ニテ写ス本ハ博物場ニ献納シ自□ハ複写スルノミ献本ニ□ヘ也写ハ左ニ貼ス明治十八年三月廿七日　田芳男記

付②　同前識語（前掲識語の左にさらに貼紙の上）

昨十七年六月大阪博物場ニ至ル場長三角有儀氏此寫本ヲ示サル《一閲シテ珍書ナルヲ知ル》因テ原書《本》ハ版本ナルヤ否ヤヲ問フ三角曰／昨年蒹葭堂追遠會ノ際《節》他家ノ《ヨリ》出品《スル》ヲ急に謄寫セシ迄ニテ今ハ返却ス□ニ知ラスト答フ因テ写シ方ヲ依頼シ□□漸ク成リテ来ルヲ見ルニ博物場ノ印ヲ捺シテアリシニヨリ該場ヘ詰問スルニ誤テ捺スト《押》シタルモノナレバ此表紙ヲ去リテ改メラレタシト申来レリ今右ノ理由ヲ記也之ヲ博物館ニ献ス明治十八年三月廿七日　田中芳男

（《　》内は抹消を示す）

東京大学総合図書館［T八一九〇号］

六六　本草一家言

一六巻。松岡恕庵編、熊谷玄随・甲賀敬元・江村復所校。成年未詳（正徳～享保頃か）。写者未詳、寛政元年（一七八九）写本。二冊。八一丁、六八丁。二七六×一九〇。外題「【A】本草一家言　上(下)」。内題「本草一家言」。奥書「寛政元年己酉十月写終　父子両人而写ス」。巻之一のみ漢字交りカナ書き和文、ほか漢文（付訓点）。朱筆書入。巻一～三草部、巻三～六木部、巻七介蛤部、巻八鳥部、巻九菜部、巻十穀部、巻十一水部、巻十二竹部、巻十三菓部、巻十四花部、巻十五魚部、巻十六石部。条文のなかには、末尾に「玄随録」、「随録」、「甲賀敬元録」、「圭録」など付記するものがあり、これらは恕庵の説（あるいは口授か）を、熊谷玄髄、甲賀敬元、江村復所（如圭）といった門人らが筆録・編集していたことを示すと思われる。伝本は多く（現時点で筆者が閲覧したものだけで一八点に及ぶ）、本文異同も少なくない。また、恕庵著『怡顔斎菌品』（宝暦一一年刊、林権兵衛）に付された「平安書林文泉堂　医書蔵板目録」にその書名が見え、出版を準備されていたことがうかがわれる。ただし刊本は現存しない。印記A「（印文不明）」（朱長方）、B「□□

蔵書」(朱円)。

杏雨書屋［杏一五七一］

六七　秘蘊本草(『自家本草』中)

松岡恕庵説、江村復所編。享保頃成。写本一冊。一六丁(全七五丁)。二二〇×一五八。外題打付書「自家本草」。小口書「自家本艸」。『自家本草』とは恐らく、それぞれ料紙も手も異なる計三篇を合綴した本書全体に与えられた書名。このうち第一、第二篇には内題がなく、第三篇にのみ「秘蘊本草」とある。その識語によれば、『秘蘊本草』とは、恕庵の説を門人である江村復所(如圭)が記録したもので、写本として門人間に流布したらしい。朱筆、墨筆による書入れあり(『秘蘊本草』のみ)。印記A「井上頼国蔵」(朱長方)、B「井上氏」(朱方)、C「無窮會神習文庫」(朱長方)。識語を記す「南山」については未詳。

付　識語

庚戌之歳遊学于平安九月有足病而□閣舊隣□木竹庵君所過訪竹庵君者松岡玄達先生之門人也予又親炙于松岡先生而学於本艸語予日頃秘蘊本艸在書肆中由来此書者江村如圭氏所録則松岡先生之所秘之艸木鳥獣之名而本艸家之青嚢之書也公之四方者傷於稲若水君松岡先生之志願入同門之人手参□曰予雖遊于先生之門日浅而欲学本艸之志切至矣願予求之而珍重矣竹庵君善矣別而帰焉其後携此書而来終為予宝矣欣躍ゝゝ

享保庚戌之年九月八日　南山識

無窮会神習文庫［九三一五］

六八　怡顔斎介品

二巻。松岡恕庵編、甲賀敬元・今枝栄済・吉見潤・松岡典校。元文五年(一七四〇)自序、宝暦八年(一七五八)刊。二冊。二四丁、二九丁。二三〇×一六二。外題刷題簽「怡顔斎介品　上(下)」。宝暦八年、松岡定庵跋。巻頭「平安　松岡玄達成章　撰/門人　甲賀敬元尚之　今枝栄済允明　吉見潤英叔　男典子勅　同校」。刊記「松岡先生著　用薬須知後編全部四冊近日出来/宝暦八戊寅五月吉辰/皇都書林　寺町通二条下

ル町　野田彌兵衛　二条通富小路西江入町　野田藤八」。漢字交りカナ書き和文。蟹類一八、蝦類一一、蛤類二九、螺類一四、亀鼈類五、雑類八の計八五点について、漢名、和産の有無および和名、典拠となる漢籍の引用に続けて、「達按スルニ」以下で「俗名」や形状、味、食し方などを解説する。また、漢名のない和品も七二点を収載するが、うち一二点は「形状不詳姑存其名耳」として名称を記すのみである。巻末（丁付〔又十七～二十六終〕）にまとめて各図を付す。印記「□□館蔵書」（朱方陰刻）。

付①　松岡恕庵白序文

介品自叙

夫《レ》介之《ノ》為《ル》レ物也、非レ魚非レ蟲。而兼《ヌ》レ之。猶《シ》ニ竹之《ノ》非《ニシテ》レ草非レ木《ニ》。而併《スカ》レ之《ヲ》也。而其品甚《タシ》繁。不レ可レ無《ル》ニ顓譜一。唐陸亀蒙《ノ》為《リ》ニ蟹志一、怪山伝肱《ノ》為《リ》ニ蟹譜一。諸家本草。及《ヒ》諸州府縣志、竝《ニ》有ニ介部一。可《ク》レ攷《フ》可《シ》レ據。然《トモ》一類中。区別千萬。和漢諸方所レ産《スル》。陸続紛出《ス》。同類《ニシテ》而異種。異状《ニシテ》為同類。非《ス》ミ譜中介部之《ノ》所《ニ》ニ能悉《クク》載《ル》一焉。故《ニ》今此《ノ》篇。不レ論《セ》ニ和漢《ヲ》一。不レ遺《サ》ニ有無《ヲ》一。裒ニ集見聞所《ノ》レ及。有用無用《ヲ》一。凡《ソ》数百品。分《テ》為ニ六類《ト》一。曰《ク》蟹曰《ク》蝦曰《ク》蛤曰《ク》螺曰《ク》亀鼈曰《ク》雑。名《テフ》曰ニ介品《ト》一。以《テフ》備ニ他日《ノ》参考《ニ》一。苟《モ》就《テ》ニ此《ノ》中《ニ》一。審擇取捨《セハ》。薬食之《ノ》宜忌。器財之《ノ》用否。則未《タ》ミ必《ス》無《ニ》ニ小補一。因《テ》書《シテ》以《テ》告《ク》云。

元文庚申冬平安松岡玄達書于苟完居【恕庵】【玄達之印】

付②　松岡定庵跋文

題介品後

先君子注海味名曰魚品曰介品頃者書林某欲梓其介品者而行于世請二三子與余之校二成而授之蓋李氏綱目雖集大成惟注其有用不註無用乃至地誌所載十之二三　本邦海錯之庶不啻則先君子亦奚不裒而注哉若其詳　先君子自序中既盡之余尚何言哉尚何言哉

寶暦戊寅夏六月男典謹識【松典】【子敕】

京都大学薬学部図書室〔三三一四三六／／Ｉ／／六〕

六九　七種若菜弁証

松岡恕庵編。延享元年（一七四四）。写本一冊。五丁。

一七九×一二五。大和綴。本文料紙と共紙表紙。外題打付書「七種若菜辨證」。奥書「右七種之草名志バ〳〵人の詰問ニ／答ルニ異説紛々不得的識※為人／聊録諸説塞于需云尓／寛保四甲子孟春日平安七十七愚禿埴鈴書」（杏雨書屋所蔵の小野蘭山校正本［杏六〇九八］では、※印箇所に「因而」の二字が入る。別項九九参照）。引用部は漢文、ほか漢字交りカナおよびかな書き和文。正月七日の七草について考証する。芹、薺、御形、波古邊羅、耳名草、鈴菜、鈴白、田辛子、田平子、佛座、阿志菜、耳無草を掲げ、漢籍を引きながら「埴鈴案ニ」以下で自説を述べる。恕庵晩年の作。印記「白井氏蔵書」。

国立国会図書館［特一―二六二九］

七〇　用薬須知後編

四巻。松岡恕庵編、甲賀敬元・熊谷玄随・今枝栄済・吉見潤・松岡典校。宝暦九年（一七五九）刊。四冊。三七丁、二八丁、二八丁、二七丁。二二三×一六〇。外題刷題簽「用薬須知後編　一（〜四）」。内題「用薬須知後編」。巻頭「平安　恕菴松岡玄達成章　著／門人　甲賀敬元　熊谷道詮　今枝栄済　吉見英叔　男松典　同校」。宝暦八年（一七五八）、浅井図南序。同七年、松岡定庵序。同八年、堀元昌序。本文末（二四丁ウ）「松岡先生著／怡顔斎介品（全部二冊出来）」。刊記「宝暦九己卯正月吉辰／平安書舗　寺町通二條下野野田彌兵衛　二條通富小路西入町　野田藤八郎」。巻末（二七丁オウ）「平安書林　橘枝堂蔵板目録／京二條通富小路西江入町　野田藤八」。漢字交りカナ書き和文。序によれば、本書出版の発端は、『用薬須知』を増補する形で著されていた本書の稿本を、恕庵の没後にその嗣子典が発見したことにある。巻一草部。巻二木（并果）部、水火土部、芝栭部、金玉石部、造醸部、服器部、人部。巻三虫部、禽獣部、有名未識部、同名異実類、製造法。巻四雑著（水火土之類、草之類、穀之類、造醸之類、芝栭之類、果之類、木之類、虫之類、鱗之類、介之類、禽之類、獣之類、人之類、諸薬異號、薬名借音転音類、番薬類付油水主治、番薬須知、阿蘭陀油主治、阿蘭陀水薬主治）。印記A「伊藤篤太郎記」（朱長方）、

B「後凋軒菊池蔵」（朱長方）、C「□□□□」（朱方）。

付① 浅井図南序文

用薬須知後編序【樞素傳家】

世之称博物者或曰東方曼倩或曰張茂先曼倩無書所観茂先之志徒奇譎耳若我恕庵先生有以尚焉余自髫齔従先生遊先生之学無書不読無物不識殆以辨萍実記専車之骨者最以薬物為先穀肉菜蔬次之奇物異品又次之其有裨於世兆曼倩茂先之儔也其功奪造化其名遍海内自王侯将相齎幣来問況負笈親炙者私塾不能容當為世醫著用薬須知前後編先生已刻前編而行于世薬物真贋國産有無明辨詳悉有如皦日分鶏腿児於柴胡判臭橘於枳実之類千歳之謬一旦廓必治薬者取法于斯惜哉後編未成而先生没今禩戊寅距先生没十有三載令嗣子勅捜其遺稿与二三故舊校正補綴如彼牛溲馬勃敗鼓皮野人所不識薬舗所不貯方書載而前編遺者辨其物正其名不翅百數品及諸薬実號制造雑著蕃薬油汁名異號主治凡本草家之秘濫挙而不遺比之前編其功倍矣縦使白璧有微瑕亦非先生也夫二三子也其書既成将命梓人令嗣折簡徵序于余ゝ曽荷先生之煦嫗豈惜一篇之文字只懼款啓寡聞不能為二京之弘景欲辞者再四既而幡然改曰余何敢辞夫先生之博物實東方三千載一人也雖然先生之業豈止此而已先生之修経上泝洙泗之源下窺関閩之奥海内鉅儒莫能及者傍自国家典故制度至醫卜釋老之教莫不窮其理焉博物特其土苴耳儒名反為博物所掩不亦遺憾乎先生之大業素非蠡測所謁但海内之稱先生者或有不及余之知先生余何敢辞為序先生之霊無知則已若使為知乎蓋呵余之僭踰云

寶暦戊寅秋九月重陽前五日平安滕維寅書於張藩官寓【滕氏維寅】【図南居士】

付② 松岡定庵序文

用薬須知後編序用薬須知三巻　先君子當手中時編以授弟子之歸也未幾上梓而行典愚而不郷道無能紹述其事傾然以長矣食粟而已且也空乏拂亂不佞自修今得間矣乃探箱中得其後編者四巻喟然而歎曰嗚呼是　先人之手澤而不能讀亦無以公而問于世殆飽於蠹魚罪莫大焉於是与二三子謀校之而成乃以授剞劂氏也

宝暦日丁丑夏四月十有二日男典盥手百拝書于體朱齋【松典之印】【子勅氏】

付③　堀元昌跋文

後序

用薬須知後編刻成矣。誠故恕庵先生手澤哉。令嗣子勅子纂録之。甲賀今枝吉見諸子。與此校焉。余拝而讀。讀而頗解。及其触也。恍惚有如復彼絳帳。重沾釈炙。深信先生博古之勉。辨物之覈。自非見以通之。識以断之者。何以至于茲乎。而不類世之爛言浮辞。役々乎筆研之間者次為達哉。古云丹漆不文。白玉不琱。先生之謂乎。頃日令嗣子勅子。嘱予為後序。予固不文。雖不是称揚其美。然嘉子勅子之継述不苟。先生育英豪多。且感謁瞿爍音容于巻帙之間。徒書刻成歳月。以塞子勅子之責云。

宝暦戊寅臘月九日　平安艸医堀貞明元昌謹識【屈貞明印】【元昌】

京都大学薬学部図書室［九六八二六〇／Y／一］

七一　梅品

二巻。松岡恕庵編、甲賀敬元・今枝栄済・松岡典校。宝暦一〇年（一七六〇）刊。一冊。九〇丁。一六〇×一〇五（小本）。外題「梅品」。甲賀敬元序。巻頭「怡顔斎松岡先生　著／門人　甲賀敬元尚之　今枝栄済子済　男典子勅　同校」。宝暦八年、松岡定庵跋。奥付「怡顔斎松岡玄達先生撰／櫻品　出来／同撰／名所櫻品　未刻／宝暦第十季庚辰中秋日／皇都　建仁寺町通四条下ル二丁目　中西卯兵衛　麩屋町通誓願寺下ル町安藤八左衛門　合刻」。内題「梅品」。引用部白文、ほか漢字交りカナ書き和文。本文前に「総論」を付す。目録によれば白梅類二九種、紅梅類二五種、雑色類六種の計三類六〇種を収載し、それぞれに図を付す。まず漢名を掲げ、次いで和名、次いで『梅譜』（(宋)范成大撰）など漢籍を引いた後、「達按ルニ」以下で自説を述べる。別に巻末に冒梅類、有名未識類、有梅名非品類を載せる。印記A「二千六百年記念」（朱長方）、B「後凋軒菊池蔵」（朱長方）。

付①　甲賀敬元序文

梅品序

古人多論梅者至其区別品類無若范氏之譜故後人皆據焉然僅十余種耳我　恕菴先生梅品載六十餘種可謂備矣蓋昔人甚重梅以為諸花第一也或謂天下尤物或謂第一春萬葉及古今単称之花王仁称之兄花古者桓武帝遷都平安城命植之南庭後仁命帝承和中易之以櫻遂称南殿櫻若夫論花之艶麗則櫻尤為之最以清香雅韵論之則櫻曷及焉固非清雅之人則不可與語梅也與清雅之人倶讀斯書則不亦愉快乎

平安　甲賀敬元謹序【□□】【尚之之印】

付②　松岡定庵跋文

梅品跋【□□□□】

張功甫作梅品止言其宜忌榮辱范致能有譜亦不過十数種　先人博覧諸書蒐集其種及本邦所有者盡采注之題曰梅品戊寅秋余与甲枝二子校之乃謀上木余曰其梅天下尤物花之於香也騒人墨客特注意焉果実古人用以薦饋食之籩則亦不可無顓譜矣是之所為也

寳暦八年八月吉男典盥手百拝書【松典】【子勅】

京都大学薬学部図書室「一四〇七〇六六／／B／／二」

七二　怡顔斎菌品

二巻。松岡恕庵編、甲賀敬元・今枝栄済・吉見潤・松岡典校。宝暦一一年（一七六一）刊。二冊。一六丁、二〇丁。二二・六×一六・〇。外題「怡顔斎菌品　乾（坤）」。内題「怡顔斎菌品」。宝暦一〇年（一七六〇）、松岡定庵序。巻頭「平安　松岡玄達成章　著／門人甲賀敬元尚之　今枝栄済允明　吉見潤英叔　男典子勅同校」。刊記「宝暦十一年／辛巳四月吉旦／怡顔斎菌品　近刻／平安書肆　間之町通御池上ル町　林権兵衛板　寺町通二条下ル町　同　出店」。引用部漢文（付訓点）、ほか漢字交りカナ書き和文。恕庵の遺稿を門人が整理・校正して刊行したもの。目録によれば木蕈類一九点、地蕈類四六点の二類六五点及び有名未識類一〇点を収載。上巻末にまとめて四七点の図を載せる。漢名のある場合はまず掲げ、次いで漢籍を引用した後、「達按ルニ」以下で和名、生育地、形状、味、毒などについて解説する。和名のみの和品も多く計三三点にのぼる。印記A「蒹葭堂」（朱長方）、B「永田文庫」。早川氏蔵書票あり。

付　松岡定庵序文

菌品序

余嘗讀陳仁玉菌譜以為如斯而已乎因執李氏綱目検之亦唯語而不詳則不足徴也本邦所産其種不尠何據取正頃検先人之遺篋菌品有焉嗚呼是足以徴矣於是與二三子謀校之校成而授剞劂氏若夫膏粱茹素之人或有采則庶幾乎無對案校筋之憂云

寶暦庚辰三月上浣松典書于體朱齊【松典之印】

【子敕氏】

杏雨書屋［杏一七八八］

七三　広参品

松岡恕庵鑑定、熊谷玄随増補、松岡典校。宝暦一一年（一七六一）刊。一冊。三九丁。一六二×一〇九。外題刷題簽「廣参品」。内題「参品」。巻頭「松岡玄達先生　鑑定／熊谷慎憲子欽　増輯／松岡典子敕　校」。宝暦六年（一七五六）、熊谷玄随序。同年、熊谷醇跋。巻末「平安書林橘枝蔵板目録（京二條通冨小路西江入町　野田藤八）」。奥付「松岡先生著述／用薬須知　全三冊　出来／同後編　全四冊　出来／怡顔斎介品　全二冊　出来／食療正要　全四冊　近刻／宝暦十一辛巳年十一月吉辰／平安書林　野田藤八梓行」。恕庵の撰した「参品」を、門人の熊谷玄随（慎憲）が増補したもの。まず「韓参」、「漢参」など輸入人参について、近来の輸入状況、薬舗による呼称、品質、真贋などを解説する。さらに「本邦自古称人参品類」として和品についても解説する。また、元文三年に幕府より朝鮮人参の種子に添付して配布された「朝鮮人参の培養方」も付す。解説については、漢籍からの引用、恕庵の説、玄随の説のほか、稲若水の説もよく載せる。印記A「故鉄兜河野羆遺書／男河野天瑞寄贈」、B「播州林田河野絢夫」。

付①　熊谷玄随序文

廣参品小引

熊谷子曰参神草也為補気之聖薬活人之霊苗也臨其危急存亡之時而養元陽於垂絶者癈此何頼而言厲山氏之學者豈不是講邪我恕菴先生曽撰参品未成蔵在笥中一日先生出示不佞使補而全之不佞於是撰次而

補之題曰廣参品　先生乃自為之鑑定未幾而先生易簀今茲其子子敕取其書校而上之梓古人不言乎不能流芳於一世亦為遺臭於千載
寳暦丙子春二月後学平安熊谷慎憲識【谷憲】【書稽斎】

付② 熊谷醇跋文

題廣参品後
自厲山氏曽嘗草蘇草荄夫可済夭死扎瘥之品本経三百余種所由録也爾後歴代諸名家由是而相増益焉若明瀕湖氏漁猟群書摎羅百氏可謂集大成也　本邦若水稲氏曽唱正名之学所著有庶物類纂数百巻我恕菴先生和之其声大而遠矣乃至動植飛沈之品擇焉而精語焉詳乃著七十二品今也人間言動植飛沈之品者以先生之言證夫如人参品類甚多先生嚢撰参品未脱藁而使家君補而全之先生手自鑑定今茲丙子連城君校而上梓固先生之志而手沢尚新於乎先生之於動植飛沈之品正名博古之業至於此耳以此偏論則豈識先生者耶或言欲今天地間之物各莫觚不觚之嘆実先生之志也以識先生與
寳暦丙子春二月清明日　男熊谷醇子厚謹識【醇子厚】

京都大学薬学部図書室［一九六一〇∥K∥四二］

七四　食療正要

四巻。松岡恕庵編、松岡典校。明和六年（一七六九）刊。一冊。一一四丁。二一八×一五八。外題刷題簽「食療正要」。前見返し「恕菴松岡先生著／食療正要／平安書舗　汲古堂　柳枝軒　橘枝堂　寿梓」。明和五年、浅井図南序。同六年、中山玄亨跋。巻頭「平安松岡玄達成章　撰／男典子勅　校」。刊記「明和己丑九月吉辰／松岡玄達著述　用薬須知　全部三冊　同後編　同四冊　同続編　同三冊　廣参品　同一冊　怡顔斎介品　同二冊／平安書舗　小川太左衛門　田中庄兵衛　野田藤八」。漢文、付訓点。水部三、穀部二六、造醸部二四、菜部上三九、菜部下六七、木部二五、果部四三、栖蓏部一四、禽部四二、獣部一一、虫部六、魚部一〇三、介部二七の計四三〇点を収載する。巻末に合食禁二八例、救急捷方四三例、「諸畜病ヲ治ス方」

六例を付す。印記A「□林」（朱長方）、B「故鉄兜河野熊遺書／男河野天瑞寄贈」（朱長方）。

付　中山玄亭跋文

跋

飲食以遂其性飲食以傷其性此特不可不辨焉曰飲曰食其物多品或有毒或無毒或寒或熱各異其性也不辨焉則所謂混淪呑棗也牛山氏曽著巻懐食鏡職此由也然飲膳萬殊豈一書所能盡乎遺漏蓋不鮮矣是故恕庵先生有食療正要之作未脱稿而没矣令嗣定菴捜其遺稿校正補綴実継父志以恢先緒者也方将命梓来請其跋不佞昔事先生者也不可敢辞於是乎書

明和己丑正月上澣　御醫法眼中山玄亯【賜法眼位】【玄昌之印】

京都大学附属図書館［七－〇九／シ／五］

七五　怡顔斎本草綱目補遺

一巻。松岡恕庵編、甲賀敬元・熊谷玄随・江村復所校。安永四年（一七七五）松岡定庵序。昭和九年（一九三四）杏雨書屋写本。一冊。六八丁。二七五×一九七。外題打付書「松岡恕庵本草綱目補遺／怡顔斎本草綱目補遺」。扉「松岡恕庵本草綱目補遺」。巻頭「恕菴松岡先生　輯／甲賀敬元　熊谷玄随　江村如圭　録」。白文。朱筆にて校。目録によれば、冬虫夏草以下六一種を載せる。東京帝室博物館蔵本（森氏旧蔵本）の転写本。印記（転写）A「帝国博物館図書」、B「森氏」。

付　松岡定庵序文

題松岡先生綱目補遺

庶物之備綱目為最増薬至于二千不可謂不少也而諸州志以追小説所載品物而李氏不載者亦多矣如冬蟲夏草諸書概見為日用之品不見焉先生有患而抄出之于諸書之中列之于凡案之上以為物産之考證使門人観而究之焉先生之志亦深乎哉因弁数語千巻端云尓

安永乙未正月穀旦　男　松岡典識

杏雨書屋［杏三一〇五］

七六　用薬須知続編

三巻。松岡恕庵編、松岡典・今枝栄済・吉見潤校。安永五年（一七七六）刊。三冊。三四丁、二六丁、二四丁。二三一×一六一。外題刷題簽「用薬須知続編　一（〜三）」。内題「用薬須知続編」。巻頭「平安　松岡玄達成章　著／男　松岡典子敕　門人　今枝栄済允明吉見潤英叔　同校」。明和九年（一七七二）、和気正路序。刊記「安永五丙申年正月吉辰／大坂　心斎橋筋順慶町　柏原清右衛門／東武　日本橋通南三丁目　野田七兵衛／平安　寺町通二條下ル町　野田弥兵衛　二條通富小路西江入町　同藤八」。二三丁オ〜二四丁ウに「平安書林橘枝堂蔵板目録　京都二條通富路西江入町野田藤八」あり、恕庵著作は「用薬須知　正・続・後編」、「広参品」、「介品」「食療正要」の五点を載せる。漢字交りカナ書き和文。『用薬須知後編』と同様、恕庵の遺稿を整理して出版された。巻一草部（付菜穀）、金玉石部、服器部、造醸部。巻二水火土部、虫魚部、禽部、獣部、人部。附録：製造法、度量、雑著（金玉類、石類、草類、穀類、造醸類、果類、木類、服器類、虫類、鱗類、介類、禽類、獣類、人類、有名未識類、同名異号類、借音伝音類、諸薬略称、諸薬異号、和訳蛮薬類付主治、和薬有名未識類）。印記A「伊藤篤太郎記」（朱長方）、B「後凋軒菊池蔵」（朱長方）、C「□□□□」（朱方）。

付　和気正路序文

用薬須知続編序【□□□□】

吾聞士之精于経詳于史博于物而有名于一世者固不為鮮矣其精于経詳于史博于物而施教於尚世垂名于不朽後人浴其徳百世蒙其澤者實麟角耳我　恕菴先生殆乎其人豈不偉哉如其精于経詳于史博于物則世之所徧知也吾何贅焉先生没後子敕君謀請二三子刻用薬須知後編食療正要等若干編業已行于世今亦探遺笥得此編遂乃登梓欲使先生之澤益遍于宇内不亦美乎梓成問序於予因録其梗概為序

明和壬辰秋八月望朝議即通事舎人上総別駕和気正路【正路之印】【由卿】

京都大学薬学部図書室［九六八-二六〇／／Y／／二］

七七　怡顔斎菓品

松岡恕庵編。成年および写年写者未詳。写本一冊。五九丁。二三七×一七〇。外題書題簽「怡顔斎菓品

全」。内題「怡顔斎菓品」。巻頭「平安　松岡玄達成章著」。漢字交りカナ書き和文。目次は付さない。分類は明示されないが、おおよその類立てに基づいて配列されている。柑橘の類約一一九点を中心に、李の類約一七点、柿の類約三九点、桃の類約二三点、梨の類約八点、石榴の類約五点、林檎の類約一四点、棗の類約五点点、栗の類約六点、ほか瓜や胡桃など約七九点、計約三一五点を載せる。産地や形状、栽培法、味などについて簡略に記す。漢名の場合は出典を記した上で和名を充当しているようだが、和名のみ挙げる場合も多く、特に「〜〜郷名」として具体的な地方における呼び名を載せる場合もある。品名を挙げるだけの項目、重複する項目もある。別に水野皓山写本あり（岩瀬文庫所蔵［一三八六］、一冊、五〇丁、外題書題簽「菓品　水野皓山書」）。

杏雨書屋［杏四五四七］

七八　怡顔斎菜品

松岡恕庵編。成年および書写年未詳。写本一冊。四二丁。二八七×一九八。外題書題簽「怡顔斎菜品　全」。内題「怡顔斎菜品」。巻頭「平安　松岡玄達成章著」。引用部白文、ほか漢字交りカナ書き和文。目録は付さない。萊菔類、蕪菁類、菘類、芥類、韮蒜類、芋類、茄類、薯蕷類、莧類、菽類、萵苣類、薑類の計一二類の蔬菜について、形状や産地、味などを簡略に説明する。一部図も付す。漢名に和名を充当するほか、和名のみの和品もよく載せる。巻末に「七種考」を付すが、国会図書館所蔵『七種若菜弁証』（番号六九）ほどまとまってはいない。印記A「二千六百年記念」、B「後凋軒菊池蔵」。別に水野皓山による写本あり（岩瀬文庫［三七・一四二］、一冊、三九丁、文政五年写本。奥書「水野陶陰子添補　文政壬午三月上巳草写終功　皓山」）。

京都大学薬学部図書室［九八九三八一／Ｉ／七］

七九　怡顔斎繡毬品（『怡顔斎苔品』と合綴）

松岡恕庵編。成年および写年写者未詳。写本一冊。四丁（全三六丁）。二三二×一六六。外題書題簽「繡毬

品　苔品」。扉題「繍毬品　苔品」。内題「怡顔斎繍毬品」。白文、漢字交りカナ書き和文。既説においては「繍毬（アチサイ）」と「粉団（テマリ）」が混同されているとして、『弦雪居重訂遵生八牋』（（明）高濂撰）、『花史左伝』（（明）王路撰）、『秘伝花鏡』（（清）陳淏子撰）など各漢籍から該当記事を引き、それぞれに検討を加える。さらにそれらを総合して、「繍毬（アチサイ）」には計八名が付されているものと結論づける。稲若水の説も引く。本文中「成章按」の文言あり。合綴の『怡顔斎苔品』については別項（番号六五）を参照。

岩瀬文庫［三七・一一八］

八〇　怡顔斎石品

二巻。松岡恕庵編、甲賀敬元・今枝栄済・吉見潤・松岡典校。成年および写年写者未詳。写本二冊。四四丁、五二丁。二三・二×一七・七。外題書題簽「怡顔斎石品上（下）」。巻頭「平安　松岡玄達成章　著／門人　甲賀敬元尚之　今枝栄済允明　吉見潤英叔　男松岡典子敕　同校」。緒言「達曰李氏綱目分テ四類トス　予カ石品ハ識別セスシテ出ス　読モノコレヲ詳ニセヨ」。引用部は漢文（付訓点）、ほか漢字交りカナ書き和文。朱筆にて校（一部）。三〇〇点弱の「石」について、漢名の場合はまず漢籍を引き、「達曰」以下で和産の有無、和名、産地などを解説する。目次はなく、分類も施さない。「銚子石」、「加賀石」、「伊賀石」など和品も多く載せるが、漢品と分けることもしない。「スランカステイン」、「レツキステイン」など蘭品も載せる。水野皓山による写本あり（国会図書館所蔵［特一－一八七二］、写本一冊、七八丁。外題書題簽「石品　水野皓山書」。奥書「水野陶陰子添補」。識語「昭和三年十二月九日京都六角堂附近古書展覧会場ニ於テ之ヲ得　価十円白礫水誌」。墨筆書入あり）。

岩瀬文庫［一八・六一］

八一　詩経名物考

松岡恕庵考、北川博養集。成年および写年写者未詳。写本一冊。二二丁。マイクロフィルム閲覧。外題書題簽「詩経名物考　松岡恕菴」。尾題「詩経物産考」。巻頭「北川傳養集　松岡恕菴考」。識語「明治三十九年九月廿九日　白礫水　購求」。漢字交りカナ書き和文。漢名を掲げ、一名、また和名（カナ）を充てる。印記「白井氏蔵書」。

国立国会図書館［特一－二〇九一］

八二　食類本草

松岡恕庵編か。成年および写年写者未詳。三冊。三四丁、五六丁、五五丁。二六六×二〇四。外題打付書「食類本草　仁　果類（智　穀菜ノ類、勇　鱗介禽獣之類）」。白文。朱筆にて書入、句点、傍点、また長四角および一本の朱引。『本草綱目』など本草書からの摘録に、自身の知見などを書き加えた稿本。印記Ａ「松岡氏図書」（朱方）、Ｂ「西荘文庫」（朱長方）、Ｃ「桂窓」（朱長円）。

杏雨書屋［杏五五〇八］

八三　本草秘物　付延喜式典薬

四巻。松岡玄達伝。成年および写年写者未詳。一冊。九丁。二三〇×一七一。外題書題簽「本艸秘物」。内題「松岡傳本草秘物」。奥書（本文末）「以上百十一種秘傳／松岡玄達」。九丁オより「延喜式典薬」。草部、木部、魚部、雑物に分類した一一一点についてまず漢名を挙げ、ルビで和名を付し、出典である漢籍を示しながら適宜解説を付す。料紙は柱記「潦艸」、毎半葉八行の罫紙。前見返し背面中央に打付書「本艸秘物」と見え、原表紙か。印記Ａ「天明四年甲辰八月吉日奉納皇太神宮林崎文庫以期不朽京都勤思堂村井古巖敬義拝」（朱長方）、Ｂ「林崎文庫」（朱方）、Ｃ「林崎文庫」（朱長方、重枠）。白井光太郎写本「本草秘物」（国会図書館所蔵［特一－五七一］、『本草倭産奇妙録』と合綴）あり、別項（番号一五四）参照。

神宮文庫［九門二一九三号］

八四　和漢人参品題

松岡恕庵編。成年未詳。一軸。写真閲覧。外題「和漢人蔘品彙」。三好学「松岡恕庵と品種の研究」（一九二六年初出、同『学軒集』所収）に言及および写真あり。

三好学旧蔵書か。

杏雨書屋［杏四一六八］

Ⅲⓒ　神・儒ほか

八五　中山神社考証（江村宗晋『中山神社記事』付録）

松岡恕庵著。享保三年（一七一八）。筆者原本未見。矢吹金一郎校訂『新訂作陽誌』（作陽古書刊行會、一九一二～三年）収録。江村宗晋「中山神社記事」の編纂背景は次の通り。元禄二年、津山藩老長尾勝明が、藩主美作守長成の命を受けて美作全国の地誌編纂を企図した。その際、西六郡（西作）の調査を請け負ったのが江村宗晋という人であり、彼の調査をもとにして著されたのが『作陽誌』（別名「西作誌」）である（このとき別人によって同様に東六郡の調査も行われたが、結局稿成らず、いわゆる「東作誌」については文化九年の正木輝雄による追補を俟たねばならない）。宗晋はこの編纂ののち、中山神社の記述について誤りのあることを認め、それを正さんと新たに一書『中山神社記事』を著して、当神社の神主である美土路氏に寄託した。長らく公にはされなかったが、前掲の復刻活字版『新訂作陽誌』編纂に際して、『西作誌』に付録して刊行されたものである。この中に、「中山神社考証」と題された恕庵による一篇が含まれている。編纂の経緯は宗晋および恕庵両者によって次のように記される。宗晋いわく「洛之耆儒松岡恕菴名玄達字成章天資英邁博学洽聞近傷神道不振発憤探古自称埴鈴翁余将書中山記以鏡作三座之説舊疑未解就而問之翁謂古来社伝豈無其説応須有秘奥而亡其所伝翁頓有的見至此書示明證余視之信服此来凝結一時消釈輒録乎此以為社家十明」。また恕庵いわく「江村悰純翁曽編輯作州郡志其中記十一社事蹟考據的確事実詳備唯於此一社諸説紛糾無明文之可據帰一之可信以予素崇信神典而商之予録偶所得一二考證且附臆断以贈之請重加訂正幸甚　享保戊戌之初夏　平安埴鈴謹記」。

八六　下鴨社伝

松岡恕庵編、小野職茂（佐渡守佐伯朝臣）補。享保一七年（一七三二）成。写本一冊。五丁。二七六×一八七。外題打付書「下鴨社傳　全」。内題「下鴨社傳」。奥書「右享保十七年三月十日従松岡先生修／閲書写之此書元者先生之聞書也／瀧元敬装飾而為一轄文句誤字等今度／予改之且末社漏脱之分補之者也／佐渡守佐伯朝臣【花押】」。漢字交りカナ書き和文。一ウ～二オ見開きに「下鴨社之図」あり。内閣文庫本（［一四二―〇九九四］、写本一冊、全七丁）あり、佐伯氏奥書も同様に持つ。印記Ａ「天明四年甲辰八月吉旦奉納／皇太神宮林崎文庫以期不朽／京都勤思堂村井古巖敬義拝」（朱長方）、Ｂ「林崎文庫」（朱方）、Ｃ「林崎文庫」（朱長方、重枠）。

神宮文庫［一門四八九〇号］

八七　中臣祓菅貫草序

松岡恕庵撰。延享元年（一七四四）。一巻（巻子本）。縦二五五。内題「中臣祓菅貫草序」。本文末「延享改元甲子秋重陽日／平安　恕菴松岡成章埴鈴書（この署名左に約六〇×二五〇ミリ程度の長方朱印をはぎとったような跡あり）」。白文。全文翻刻あり（吉崎久『神宮文庫所蔵垂加神道橘家神道関係書目録』、二六頁）。印記「（印文不鮮明）」（朱長方）。

神宮文庫［一門八九〇八号］

八八　恕庵先生詹詹言

二巻。松岡恕庵著、松岡定庵校。寛延三年（一七五〇）刊。二冊。二四丁、二二丁。二二四×一六三。外題刷題簽「詹々言　上（下）」。巻頭「男洙校」。寛延三年堀南湖序。刊記「寛延三年庚午二月　平安書坊丸屋市兵衛発行」。版心に「體朱舘蔵」とあり、松岡家の私家版であったとわかる。本書は巻末に「博文堂蔵板目録（二条通柳馬場西へ入ル町　皇都書林　丸屋市兵衛）」を付録するが、博文堂刊記のみで目録を付さない本もある（国会図書館所蔵［二一一―一九三］など）。漢字交じりカナ書き和文。恕庵の遺稿を校正・出版したもの。前巻一六八条、下巻一〇六条、全二七四条を収録する。主に古語の訓釈。印記Ａ「□城清玩」（朱方）、Ｂ「□□亭珍蔵」（朱方）、Ｃ「両日屋図書」、Ｄ「藤浪氏蔵」。

付　堀南湖序文序

詹々言者松岡洙述恕菴先生之言也恕菴之学大矣其著書数十萬言大編者幾小編者幾餘経術外為小学為医薬為農圃総括會包要在辨物正名此其所以大也是録菴書於一時咳唾之餘者専耳而正名之言京専洙能為之可謂善継父志者矣今也洛下耆儒沈跡殆危不事無後者多矣獨恕庵氏有子如此是余之所以幸而題其首也

寛延庚午正月堀正脩書於夢□斎【南湖】【身之】

杏雨書屋［乾一三四八］

八九　結毦録

三巻。松岡恕庵編、松岡定庵校。宝暦九年（一七五九）刊。三冊。一八丁、一六丁、一三丁。二二五×一五七。外題刷題簽「結毦録　上（下）」。内題「結毦録」。巻頭「平安　松岡玄達成章　著／男　典子敕校」。宝暦九年、高葛坡序。岡元鳳跋。奥付「本草秘考　嗣出／宝暦九己卯年十一月発行／書肆　日本橋南一丁目　江戸　須原屋茂兵衛／御池通六丁目　大坂和泉屋文助」。漢字交りカナ書き和文。主に古説、古語（字義）、故実についての考証や見聞を綴る。目録によれば巻之上五三条、巻之中三四条、巻之下三三条、計一二〇条を載せる。印記A「泉清」、B「故六止斎金原安修記念／金原清左衛門寄贈」、C「子」（朱円小）、D「□」（朱円小）。改題による後刷本あり、〈備考〉参照。

付①　高葛坡序文

結毦録序

余自夙齢好遊日某所有賢者延頸挙踵而来堂不贏糧乎里乃後値一友人自京来数称松成章先生者徳義甚高則若一飯不忘鉅鹿日月不居時節如流先生儵然捐館舎没雖曰夫子順也人孰不曰不憖遺者乎年間余就羈絆屢以鞅掌先諸君子唯是忸怩尓無何罷者遂客京松子勅時々過僑居譚其尊翁成章先生猶得悉生平愈益慕先生為人古昔所謂沈冥之風蜀巌之流耶何其多能也先生著作之書若干部皆在于家子勅能観其志讐校如一日而不数年必當上梓謂之揚家声奕哉於遇不遇時也何足病子勅子勅業已刻結毦録成則属序不佞

余受而読之若楛矢萍實土羊五酉之類臚列無孑遺矣於斯博本物諺乎事可知也已其他諸書先生終身之勤巋然而存余豈敢賛一辞也

宝暦己卯秋八月葛陂野人高峻撰【高峻之印】【維本氏】

付② 岡元鳳跋文

是則恕菴松先生之著作也書肆某請諸其家以属不朽余友木世粛介焉因使余跋夫結毦劉備之好爾先生取以為名則於其所好有似而然耶嗚呼先生之学世所推重執不称博物君子且其有癖于本草所謂喘耎肖翹之類靡不辨及者余嘗読其書想見其人今此書亦其餘論而寓所好之意猶且支機之名可訪石鼓之鳴可聴君平茂先生旦莫相遇者亦唯於斯蓋人之所好各有不同王之馬癖和之財病乃至元凱亦異乎二子之好後之学者依焉此於其所好先生有似哉何唯結毦之儔雖則緒餘乎可以概先生之学矣

岡元鳳題【岡元鳳印】【公翼】

京都大学附属図書館［一〇-〇五//ケ//一〇］

〈備考〉結毦筆記

三巻。松岡恕庵著、松岡典校。文政八年（一八二五）刊。『結毦録』の後刷本。二冊。二〇丁、二七丁。二五七×一八二。外題刷題簽「結毦筆記【A】上(下)」。前見返し「平安　松岡玄達先生著／結毦筆記／浪華書肆　文會堂蔵版」。刊記「文政八年乙酉正月求版／心斎橋通博労町／大阪書肆　京屋浅二郎」。序題や目録題、柱題などはすべて「結毦録」。序・跋・本文ともに宝暦九年版『結毦録』と同一。印記A「濤堂」(朱方)、B「片山／勤印」(朱方陰刻)、C「田中芳男／献納書籍」(朱長方)、D「徴古館農業館」(朱長方)。

神宮文庫［一一門三三五号］

九〇　荀完雑識

二巻、原下巻欠。松岡恕庵編、松岡典校。成年未詳。文政元年（一八一八）源宗隆写本。一冊。三六丁。二三二×一六四。外題打付書「荀完雑識　全」。巻頭「松岡玄達成章著　男典子敕輯校」。奥書「文政元寅年八月廿七日夜　従六位上左兵衛権六尉源宗隆写之

【A】【B】」。漢字交りカナ書き和文。目録は付さない。内容は『結耗録』に準ずるもので重複する条もあるが、一字一句までまったく同一というわけではない。全一五七条。印記A「□□□□」（朱円）、B「也須美源宗隆」（朱方）、C「□□堂」（朱長方）。

杏雨書屋［杏五一四五］

Ⅳ 和刻本・校訂本

九一 杜律詩話

二巻。（清）陳廷敬撰、（同）林佶輯。正徳三年（一七一三）刊。一冊。五〇丁。見返し「清陳午亭先生撰／杜律詩話／皇都書舗 白松堂寿梓」。正徳三年、伊藤東涯序。同年、松岡恕庵序。刊記「正徳癸巳仲夏 皇都書舗唐本屋佐兵衛寿梓」。影印本あり、長澤規矩也解題『和刻本漢籍随筆集』第一九集所収。原本筆者未見。恕庵の序によればこの『杜律詩話』の底本は、正徳二年に将来した陳廷敬（午亭）『午亭文編』（五〇巻、康熙四七年序刊）に付録されたもの。書名が示す通り杜甫の律詩の解説書で、その「簡易明白」さが初学者に有益であるとの理由からこれを和刻したという。巻末には編者林佶による『午亭文編』の跋文（後序）を収める。

付 松岡恕庵序文

刻杜律詩話叙

古今解杜少陵詩者無慮数十家各出手眼勒成一家之説然不能無純踳得失如邵二泉薛虞郷固義理膚浅典故踈昧間亦雑引鄭昊偽蘇註不足據以為信矣至於朱鶴齡顧修遠則雖富贍該博精妙覈実頗多所発明亦失之鑿空迂僻未免冗雑費分疎苟非爲之加隱括則終莫歸于至當矣要其簡易明白有資於幼學者無之獲焉去歳壬辰之秋南京商舶所齎来新刻書中有午亭文編乃清朝相國陳午亭集門人林佶所編録也巻尾附杜律詩話二巻為其児誦讀杜詩而設蓋孫奕示児編之流也其為説也不依諸家而出於獨得證之以本集諸詩參之以新舊唐史旁広採當時事跡發杜老胸中之蘊辨註家因襲之誤大非呑剝綴緝之徒所能彷彿也所謂簡易明白有資於幼學者莫過於此輒表章校訂之加以旁訓授之

剞劂翻刻以弘其傳惟憾未見其全鮮也午亭先生姓陳名廷敬字其以其居近午壁亭爲號山西澤州人順治十五年進士康熙中累官経筵講官刑部尚書略見集中刻既成書肆某請序之遂書其概以與之
旹正徳癸巳三月上巳平安後學松岡玄達成章甫書于怡顔斎【恕庵】【成章】

九二　救荒本草

十四巻。(明)朱橚編。享保元年（一七一六）刊。八冊。二四丁、六七丁、七〇丁、五〇丁、五九丁、六一丁、三八丁、七〇丁。二七八×一八六。外題刷題簽「救荒本草　一(〜八止)」。前見返し「正補合併／周憲救荒本艸／皇都書補　柳枝軒　白松堂　含翠亭　同梓」。巻頭より「救荒本草叙……萬歴癸巳中秋日銭唐胡文煥徳父謹序」、「救荒本草叙……永楽四年歳次丙戌秋八月奉議大夫／周府左長史臣下同拝手謹序」、「救荒本草序……嘉靖四年歳次乙酉春二月之吉／賜進士出身奉政大夫山西等處提刑按察司僉事奉勅提督屯政大梁李濂撰」、「救荒本草序……嘉靖乙卯孟夏初旦汨水ノ申旞撰」、「救荒本草叙……嘉靖壬戌夏六月望日四川重慶府安居縣知縣貴陽胡乗謹序」、「刻救荒本草叙……嘉靖丙寅歳春三月朔滇永昌鐵橋山人朱崑書」を付す。刊記「享保元歳孟冬穀旦　藤野九郎兵衛　茨城多左衛門　川藤七郎兵衛　刊行」、「衛生寶鑑〔羅謙補著全二十五冊〕入銀／京六角通御幸町西へ入　書林柳枝軒」。漢文、付訓点。凶作・飢饉の際に食用可能である野草について、それぞれ図を添えて生育地・形状・味・調理法などを解説する。恕庵はこれに訓点を付し、漢名には可能な限り和名のルビを振る。別に「俗名」を加えることもある。また、一部「達按」以下で本文を訂正・補足する自説を述べる。草部二四五点、木部八〇点、米穀部二〇点、果部二三点、菜部四六点の計五部四一四点を、さらに「葉」や「根」など可食部ごとに分類した上で収載する。印記「田中泰輔寄贈本」。この『救荒本草』は『救荒野譜』を付さないが、次項『救荒野譜』と同様の「合刻救荒本草野譜序（正徳五年松岡恕庵）」を持つ。『救荒本草』はこのようにまず単独で刊行され、のち『救荒野譜』と合せて出版されたらしい（〈参考〉

西島孜哉「松岡玄達の著述——没後の出版と九如館鈍永の関与」）。

京都大学薬学部図書室［二〇九七四八／K／九-a］

九三　救荒野譜（『救荒本草』と合刻）

二巻。（明）王西楼著、姚可成補。正徳五年（一七五一）和刻序。一冊（『救荒本草』と合八冊）。七五丁。二七×一八・二。内題「救荒野譜」。合刻『救荒本草』第一冊の前見返し「正補合併／周憲救荒本艸／皇都書補柳枝堂　華文軒　含翠堂」（前項『救荒本草』では「白松堂」とあるところに「華文軒」と入木する）。前見返し「明　王西樓輯　姚可成補／救荒野譜／皇都書舗　華文軒寿梓」。正徳五年（一七一五）、松岡恕庵序。同年、伊藤東涯序。同年、香川修庵序。漢文、付訓点。『救荒野譜』および『救荒野譜補遺』、共に草類木類計二類一二〇点を収載する。記述は『救荒本草』に倣う。

印記「後凋軒菊池蔵」（朱長方）。

付①　松岡恕庵序文

合刻救荒本艸野譜序　【洙泗餘流】

按周禮大司徒以荒政十有二聚萬民釋之者曰荒凶年也年穀不熟而民饑故設政以救之故云救饑之政如彼水旱風蝗之變嗛侵夭札之災何代何邦靡之耶其所以豫備不虞救濟民意亹固是經濟之一事雖世屬玉燭歳偶然豐富亦不可以不兼取而豫講明也安得曰是荒歳之末務而置之度外乎昔楊龜山論梁惠王遷民移粟曰遷民映粟亦荒政之所不廢也然不能行先生之道而徒以是爲盡心焉則末矣夫政務之要有二教養而已矣原人性而論則教化爲本養生爲末如夫子荅冉有食兵信之問是也就施設而論則養生爲先教化爲後如孟子所謂有恒産者有恒心無恒産者無恒心管子所謂倉廩實而知禮節衣食足而知榮辱是也其言如相反而實相須竝行而不相悖也故大學傳即曰徳者本也財者末也而又曰生財有大道蓋以禮樂刑政之法利用厚生之術不可偏廢也而其生財之道亦不止于金帛菽粟之屬凡可以充服食供醫治資于民用者至彼艸根樹皮之細鱗毛芽甲之微亦皆謂之財用也明永樂中周藩憲王有救荒本艸及王西樓姚可成有野譜皆所以推廣利用厚生之意也要之愼微證類時珍綱目其闕略遺漏此書多収載

之凡有物無名有名未用古人欠稽未辨者往々按圖査説立得辨識之亦足以解千古之疑滞矣病者以弘藥食之資學者以取多識之益農者以擇樹藝之種雖曰救荒而其用實博哉非泛々稗官野乗駕浮浪之説誇葛藤之譚者此也舊刻二巻係憲王原本百家名書収載之然屢経各處翻刻互増損取捨之但存土産易求者而刪他産難繼者故品類僅存一百数十種新刻十四巻農政全書収録之増添四百餘種可謂詳備矣野譜二巻載于時珍食物本艸今皆表章之更參考新舊二本諸物之圖間有誤寫失眞如畫虎類貓則命工悉改圖之其新舊諸序及凡例撿農政全書併而刪去之今取諸原本添入巻首以復其全於和漢稱呼相符徴而可傳信於後世者則記以國字附著各條下施旁訓於句讀間以便童誦登之梓以與世共之庶幾補苴夫證類綱目之罅漏令人無滄海遺珠之嘆云爾

正徳乙未仲冬日平安後學松岡玄達成章書于怡顔斎

【恕菴】【成章】

付②　伊藤東涯序文

救荒野譜補遺序

救荒本草梓告レ成《ヲ》。坊人将レ附ニ刻《セント》王西楼救荒野譜。及姚可成補遺一《ヲ》。求ニ序《ヲ》於予一《ニ》。因序《シテ》レ之曰《ニ》。人之尚《ム》ニ博綜《ヲ》一者《ハ》将三以錯《ント》ニ諸《ヲ》事業一《ニ》也。非三徒誇《ニ》ニ其冨《ヲ》一也。故風寒暑湿之既《ニ》不レ免ニ時《ニ》感一《スルコトヲ》　則有《テ》ニ方剤之書一以験《ス》レ之《ヲ》欲《ルトキハ》レ　弁ニ百物之氣味良毒《ヲ》一。則有ニ本草一以備《フ》レ之《ニ》。而天災流行。歳《ニ》有《ルトキハ》ニ　豐歉一。則救荒之方。亦不レ可ニ以不《ンハ》レ講《セ》焉。前書既詳《ニス》ニ其品《ヲ》一。而此二書。補ニ其《ノ》闕《ヲ》一、拾ニ其《ノ》遺《ヲ》一、亦可ニ以無《ル》レ憾矣。郵《スルトキハ》ニ　諸《ヲ》四方《ニ》一。則不レ待ニ鄭俠之圖《スルコトヲ》ニ　流民《ヲ》一。而救ニ蒼赤《ヲ》于艱食《ニ》一。尚《ハ》亦有《ン》レ益哉。因《テ》書《ス》

正徳乙未臘月之吉　京兆伊藤長胤序【長胤】【原蔵氏】

付③　香川修庵序文

救荒野菜譜并補遺序

野菜譜。六十種。明正徳末《ノ》。髙郵《ノ》王鴻漸為《ニシテ》レ救《カ》レ荒《ヲ》而作也。崇禎中。姚可成復廣ニ遺類《ヲ》一。倍《シテ》為ニ百二十種《ト》一。皆可三以供《ス》ニ野人芹喰之副《ニ》一也。語《ニ》云。一不《ト》レ為レ少《ト》予於ニ此書《ニ》一。亦言《ヲ》レ之矣。何《ソ》也。觀《ニ》下夫世之冨ニ著述《ニ》一堆《スル》ニ篇章《ヲ》一者《ヲ》上。千ニ百《ニシ》　其巻帙《ヲ》一。億ニ萬《ニシテ》

其紙葉《ヲ》一。而要二其所《ヲ》レ可二取用一。則僅ゝ不レ過二三數
四一《ニ》而已矣。亦所謂百不レ為レ多《ト》也。夫歳之凶《ナル》也。
天不レ下レ沢《ヲ》。地不レ蒸レ氣《ヲ》。五穀不レ登。衆蔬不レ茂《セ》。
山類竭。水族涸。禽鳥虫豸之属。亦不二復息一《セ》。當《テ》二
是時一《ニ》也。可頼《テ》以託レ生者《ヲ》。唯有二野艸《ノ》在一焉。若能
預識二別《シ》形色一《ヲ》。辨二審《セハ》採調一《ヲ》。則雖二微毒偏性一。味苦
気臭之品一《ト》。而猶且掇二其嫩苗稚葉一《ヲ》。淘二牒《シ》之一《ヲ》。煮二
熟《シ》之一《ヲ》。亦足下以充二餓腸一《ニ》。而挽《ニ》中残喘上《ヲ》。況日用《ノ》恒蔬。
茹啖《ヲ》不レ措乎。斯之近二于船一《ニ》者《ニシテ》。而漫《ニ》不レ加レ意《ヲ》。
厄至困及《テ》。方《ニ》始委頓取弁《ス》。仁者旁観。得《ン》レ不レ《コトヲ》縮二
手《ヲ》於袖間一《ニ》耶。此野菜譜《ノ》之所下以不《シテ》レ可レ不二常講《ニシテ》以
備一。而優《コト》二于雑家無レ裨之書一《ニ》萬々上《ナル》也。一不レ為レ少《ト》
者。其不レ有レ在《コト》乎。儻使《ハ》下求二此書一《ヲ》者《ヲ》。耑《ニ》移《シテ》二王
稚恭《カ》目一《ヲ》而視《セ》上焉。則此書之為二鴻寶大用一。奚翅豊
年玉比《ノナラン》。賑レ歎《ヲ》恤レ窮《ヲ》之首務。亦憂二民瘼一《ヲ》者之所《ナレハ》レ
不レ得レ不《コトヲ》三被レ髪《ヲ》爛《シテ》レ額《ヲ》。取二乞於斯一《ニ》也。則豈可《ン》下
以二野人《ノ》菜譜一《ヲ》観上乎哉。於レ是乎嘉二奨《シ》書坊謀レ刻之《ヲ》
意一《ヲ》為レ序冠《ス》レ首《ニ》云。
皇和正徳乙未臘月既望　秀菴居士香川修徳書【修
徳】【秀庵】

京都大学薬学部図書室［九六八一八九／／K／／八］

九四　詩経名物弁解

七巻。松岡恕庵鑑定、江村復所編。享保一六年（一七三一）刊。四冊。三六丁、四一丁、三七丁、二〇丁。二二八×一五八。外題刷題簽「詩経名物辨解　一（～四終）」。前見返し「松岡玄達先生鑒定　江村如圭纂述／詩経名物弁解／不許翻刻千里必究　不認此印者係偽刻【印】」。享保一五年、伊藤東涯序。同一六年、江村復所自序。刊記「享保十六年辛亥四月／京師書林中井平治郎」。引用部白文、ほか漢字交りカナ書き和文。如圭自序によれば、恕庵に授けられた「弁物正名之餘教」をもとに、詩経に載る鳥獣草木の名について考察し、和名を充当しようとしたもの。漢名を「正名」とし、和名を「俗名」とする従来の説を否定し、和名漢名それぞれに正俗があると明言する（巻一、草部、「荇」条）。草部九九点、木部六六点、鳥部四四点、獣部二六点、魚部一九点、虫部二四点の計六部二七八

点を収載。本文中「一家言中ニ云」の文言があることから、恕庵による『本草一家言』はこのときすでに編纂されていたことがわかる。別に唐本屋宇兵衛、あるいは林伊兵衛の刊記を持つ本もある（いずれも京都）。

付　江村如圭自序文

詩經名物辨解自叙

石鼓無レ聲。非《ハ》二張華《ニ》一不レ能レ扣《クコト》。玉人有レ形。非《ハ》二崔顚《ニ》一不レ能レ知《コト》。蓋《シ》好古博物者《ハ》。固《ヨリ》君子之所《ニシテ》レ為《ル》難《ト》。而不《ル》レ可《ラ》三以《テ》不《ンハ》二研究《セ》一者也。然《シテ》世之學者。多《ク》以《テ》為《シテ》二屑越《ト》一而置《テ》之不レ講《セ》。故《ニ》儒生家多《ク》不レ識《ラ》二田野之物《ヲ》一。農圃氏終《ニ》不レ識二詩書之旨《ヲ》一。一《ツノ》者無レ繇《シ》二参合《ニ》一。致《ス》レ使《ルコトヲ》二下鳥獸艸木之學《ヲ》一不上レ傳《ラ》也《ラ》。噫《ア、》世代既《ニ》遐《ニ》。種類日《ニ》夥《ク》。玉石難《ク》レ辨《シ》。紅紫亂《ル》レ朱《ヲ》。閔《シム》此《ノ》蔀不《トキハ》レ辨則誣《ヒ》レ前《ヲ》惑《スノ》レ後《ヲ》之尤《トカ》為レ不レ細《ナラ》也。欲《シテ》明《ント》二斯《ノ》道《ヲ》。而實乏《シ》二其人《ニ》一。即《チ》有《テ》二松岡先生一出《ツ》。按《シテ》二五方《ヲ》一而詳《シ》二名物《ヲ》一。咨《フテ》二漁樵《ニ》一而資二博采《ヲ》一。一卉一木一毛一羽。莫レ不下究《シテ》二其理《ヲ》一明《ニセ》上二其原《ヲ》一。而是非真偽不レ能レ逃《コト》二其鑑《ヲ》一。足三以《テ》使《ルニ》二下和止《メ》レ泣《ヲ》。宋愚免《シ》レ笑《ヲ》也。譾劣如レ余《カ》不レ能《ハ》レ及《コト》レ人《ニ》。親《ク》受《ケ》二先生辨物正名之餘教《ヲ》一。銖積絲累分寸躋攀。雖レ未《ト》レ詣《ラ》二精奥《ニ》一。粗〱明二斯道《ヲ》一。稍〱淂二其趣《ヲ》一焉。歳庚戌嬰《テ》レ疾《ニ》踟蹰。病骨峻嶒。漫爾無聊。因《テ》憶《フ》如《キ》三三百篇昆蟲草木《ノ》一。同レ實《ヲ》殊《シ》レ名《ヲ》。同レ名《ヲ》岐《ッ》レ釋《ヲ》者。非《ンハ》三素《リ》嫺《フニ》二審辨《ニ》一則詩旨乖戻。習誦紕繆《スル》者。既《ニ》居レ半《ニ》矣。余以《テ》為二痛恨《ト》一。而《シテ》精神昏暗。未レ暇《アラ》二是正《ニ》一。同秋獲二少痊《ヲ》一。於《テ》レ是《ニ》不レ揣《ラ》二庸鄙《ヲ》一。妄《ニ》竭《シ》二一得之愚《ヲ》一。逐種加《ヘ》レ辨考レ證《ヲ》正《ス》レ訛《ヲ》。棄レ繋《ヲ》就レ簡《ニ》。綴《ルニ》以《ス》二國字《ヲ》一。始《テ》成《ス》二篇帙《ヲ》一。計《ルニ》卷有レ七。名《テ》曰二詩経名物辨解《ト》一。訂《ニ》以《ス》二先生之鑑定《ヲ》一。此書也《ヤ》。匪レ欲《ルニ》二沽《リ》レ名《ヲ》自《ラ》衒《コトヲ》一。冀《フ》乙為《メニ》下誦《スル》二三百《ヲ》一者《ノ》上作《ント》甲二津筏《ヲ》一耳《ミ》。大人先生幸《ニ》其《レ》無レ以《スルコト》二予小子《ヲ》一。享保辛亥春之孟。題《シ》二于簡端《ニ》一梓以《テ》傳《フト》云《フ》。江村如圭【希南】【如圭之章】

京都大学薬学部図書室［九六八二一一／／S／／五三］

九五　左伝比事

二巻。（明）呉化龍撰。松岡恕庵加点。元文四年（一七三九）刊。一冊。二五丁。一八〇×一二五。外題刷題簽「左傳比事　全」。内題「左傳比事　上(下)」。前見返し「明　呉化龍先生撰　松岡玄達先生點　千里必究／左傳比事　全／皇都書肆　博古堂」。元文四年（一七三九）、江村悰元序。刊記「元文四己未歳八月之吉武村嘉兵衛版行」。朱筆書入（一部）。漢文、付訓点。

龍谷大学大宮図書館写字台文庫［三三三五－三七－W］

九六　本草秘物和名

稲若水口授、松岡恕庵改正。成年未詳、元文五年（一七四〇）繕写。宝暦四年（一七五四）団隆啓および立恵写本。一冊。一四丁。二三五×一五七。大和綴。外題打付書「本草秘物和名改正　全」。本奥書「右稲若水高弟洛陽松岡玄達改正」、「元文五庚申年春三月十日繕写之」。書写奥書「宝暦四甲戌年春三月六日写之団隆啓　同立恵」。白文、漢字カナ交り文。所載項目は「草木部」、「魚部」。漢名の下に和名をカナ書で添え、適宜解説を付す。印記「□□□書□記」（朱長方）。早川氏蔵書票。

杏雨書屋［杏六三七九］

九七　袖珍本草雋　付補正

平住専安編、松岡恕庵鑑定の『袖珍本草雋』に、松岡恕庵編、甲賀敬元・熊谷玄随・今枝栄済・松岡典校の『本草雋補正』を付す。宝暦六年（一七五六）刊。一冊。二〇七丁、六丁（全二一七丁）。一六六×九〇。外題「本草雋」。前見返し「松岡玄達先生鑒定／袖珍本草雋／京師書肆　植村玉枝軒蔵」。本編巻頭「松岡玄達先生鑑定」。補正巻頭「平安　松岡玄達成章　編／門人　甲賀敬元尚之　熊谷道詮慎憲　今枝栄済允明男典子勅　同校」。宝暦五年（一七五五）、松岡定庵序。巻末に薬名の「目録」あり。刊記「宝暦六丙子歳立春上旬／皇都　植村藤右衛門　同　植村藤次郎　東都植村藤三郎」。漢文、付訓点。平住専安の遺稿を恕庵が鑑定し、さらに補正を付したもの。序文において、専安が恕庵に師事していたこと、また本書が医家の実用に供するため簡潔を旨として著されていることなどが示される。甘草・柴胡・陳皮など一五一点の薬品について、それぞれ釈名、集解、選用、修治、気味、良毒、主治を適宜記す。可能な限り和名も付す。補正ではさらに二五点の薬品について、同様に解説する。印記A「岡氏□蔵」（朱方）、B「□□」（朱長方）、C「□島」（朱方陰刻）。寛政二年（一七九〇）補刻版あり（杏雨書屋［杏三一七一］ほか）。

付　松岡定庵序文

本草雋補正序

伊豫平住専安従　先君子游聞本艸之説嘗曰東壁綱目之書網羅古今不損細大指摘諸家之掩瑕發明先人之未及可謂集大成雖然巻帙甚豊人或苦繙閲乃抄其言之要者雑以己意名之曰本艸雋其志欲天下之為刀圭之術者蔵之薬篭便於検考先来請　先君子質之居亡何専安疾卒遺言曰必所先生之正　先君子亦未及脱稿而易簀頃書林某以専安之言耳請余二三子継述之於是余二三子物与正之名併典叙其所以云

寳暦乙亥秋八月十又二日平安松典撰【松】【典】

杏雨書屋［杏三一七〇］

九八　本草喉襟

四巻。稲若水編、松岡恕庵校。安永元年（一七七二）刊。三冊。三七丁、二五丁、二四丁。二七一×一八〇。外題刷題簽「本草喉襟　中」（第一、三冊題簽欠）。明和九年（一七七二）松岡定庵序。元禄二年（一六八九）貝原益軒旧序。巻頭「平安　稲宣義彰信甫　学／松岡玄達成章　校」。刊記「明和九年壬辰秋八月　東氏蔵板　皇都書林　栂井藤兵衛」。漢文、付訓点。『新増炮炙全書』（元禄一五年刊、元禄五年刊『炮炙全書』の増訂版）を改題したもの。目次によれば所載項目は草之属、穀之属、菽之属、造醸之属、蔬之属、果之属、木之属、竹之属、鱗之属、介之属、羽之属、毛之属、虫之属、金石之属、水之属、火之属、土之属、計一七属。巻末に「物産目録」を付す。印記「□田研究所図書館」（朱方）。

杏雨書屋［研一二〇二］

九九　薇衘考（『七種若菜弁證』と合綴）

熊谷玄随編、松岡恕庵校か。成年および写年写者未詳。一冊。五丁（全一五丁）。二三三×一五六。外題打付書「薇衘考　附七種菜攷　全」。識語（大尾）「亨和紀

元初夏十七日□□／枰園珍蔵」。『薇銜考』および『七種若菜弁證』の二篇を合綴する。以下、各篇項を分けて説明。

〈薇銜考〉一〜六丁

内題「薇銜辨」。緒言「薇銜乃炎皇黄帝之薬、雖非医家常用／之点又不可不預備、而諸家説云、有両種、大／者為大呉風草、小者為小呉風草、然其説／少有異同、且不辨孰是大葉者、孰是小葉者也、／予反覆数回、始得其説、辨之如左、書以祈／埴鈴潮翁之雌黄云爾／稽齋主人熊谷玄随慎憲甫謹書」。漢文。「小葉薇銜」、「大葉薇銜」、「紫背薇銜」の三図あり。「按……」、「埴鈴潮翁云……」の墨書あり。朱筆にて校、句点。

〈七種若菜辨證〉七〜一四丁

松岡恕庵編、小野蘭山校。巻頭「蘭山小野先生校正／松岡玄達《恕菴》先生著／七種若菜辨證」。奥書（一五丁オ）「右恕菴松岡先生七種若菜辨證蘭山小野先生所／蔵也明和年間借写蔵于笈裏為珍襲云／癸亥晩冬二十日燈下於復壮観／山本良克礼夫甫題【A】【B】【C】」、印記A「医学正脈」、B「□□禮而」（朱方陰刻）C「帰□」（朱長方）、D「枰園□保」（朱方陰刻）。

杏雨書屋［杏六〇九八］

一〇〇　漏盧弁（『柏弁』『大小青弁』『苜蓿弁』『薹草弁』『鉤吻弁』と合綴）

松岡恕庵口授、熊谷玄随編。成年未詳、昭和八年（一九三三）杏雨書屋写本。一冊。計七篇の合綴本。うち一四丁（四〜一七丁／全四二丁）が「漏盧辨」。二七五×一九〇。外題書題簽「漏盧辨　栢辨　大青辨　苜蓿辨　薹草辨　鉤吻辨　合一冊」。内題「漏蘆辨　栢辨　大小青辨　苜蓿辨　薹草辨　鉤吻辨　全」。書写奥書「原本ハ帝国図書館ノ所蔵ニ係ルモノ杏雨書屋ノ依頼ニヨリ之ヲ書写ス　昭和八年三月十日　志及崎青漚」。以下各篇に項を分けて説明。

〈漏盧弁〉四〜一七丁

巻頭「松恕庵先生口授　門人　熊谷玄随慎憲編」。玄随跋「按漏盧古人所指各不同正以何物為真乎……用者詳察焉／平安　熊谷玄随順之甫謹書」。図あり、七図。

〈柏弁〉一九〜二二丁

奥書「東武　岩永玄浩 選」。「兼英謹按……」の文言あり。

〈大小青弁〉二三〜二六丁

奥書「享保十五林鐘下浣　岩永兼英書」、「享保十八癸丑五月中旬　杉山経敦写之」。

〈苜蓿弁〉二七〜二九丁

巻頭「苜蓿辨　岩永玄浩兼英述」。

〈蓋草弁〉三〇〜三二丁

奥書・署名などなし。

〈鉤吻弁〉三三〜四〇丁

熊谷玄随著、岩永玄浩増訂か。内題「新増　鉤吻辨」。本文中「玄随謹按……」、「玄浩新増……」の文言あり。岩永玄浩は、恕庵が享保六年に江戸へ下向した際、本草説を授けたとされる人物。

杏雨書屋[杏六七二六]

V　講義録・講義草稿

一〇一　太極図説管見鈔

松岡恕庵編。貞享二年（一六八五）以降成。写本一冊。二一丁。二六五×一八八。外題書題簽（後付表紙）「太極圖説管見鈔」、原表紙の題簽は剥落。内題「大極圖説管見鈔」。巻頭「省齊(以上二字見せ消、傍らに「直菴」、さらにその「直」字の傍らに「恕」と記す)松達義甫述(以上五字抹消、かたわらに「成章甫」と記す)」。貞享二年「松達子直」奥書（「子直」はこの時期の恕庵の通称か）。漢字交りカナ書き和文。墨筆、朱筆、藍筆にて書入。(宋)周濂渓『太極図説』および朱子によるその注解『太極図解』、『太極図説解』講義のための草稿。後ろ見返しには、講義を一周終えるごとの日付が書き入れられている。箇条書きに改めて掲げれば次の通り。①「元禄十五壬午十一月廿七日於私亭発端至同十七日講畢」、②「宝永改元五月廿一日開講至同廿九日講畢」、③「宝永三年丙戌十月廿八日開講至十一月日講畢」、④「享保六辛丑冬十一月」、⑤「元文二丁巳三月講四月終」、⑥「元文四年己未五月応諸子之請再講」、⑦「延享元年甲子夏応諸子之需講至九月朔夜満講〔因宿恙痔再発久廃講今〕」。奥書にある貞享二年当時、恕庵は若干一八才である。また、その貞享二年から、日付書入れより判断される講義初回年（元禄一五年〔一七〇二〕）までには一〇年以上の間が開いている。したがって、恕庵は本書を講義テキストとして、貞享二年以降も長く校訂を加えながら整稿していったと考えるのが妥当であろう。印記Ａ「松柏堂」（朱方陰刻）。

付　奥書

右大極図説一書者濂渓周先生之所作開示易道之蘊奥闡明性命之本原蓋先生一生之精力用攻盡在于此書但其語意峻潔而混成條理精密而踈暢非初学輩之所容易得暁焉然幸有文公先生明解在□因之頤義微旨庶幾乎得探索焉然猶病於章句字義難通暁焉愚僭竊不自揣捜討平日所聞於師之耳提説纔輯其一二間附愚意以諺文記焉名之曰管見鈔於蠶絲牛尾之精義則雖未敢得窺豹之一班然無不必無裨補於幼輩請益者云爾

旹貞享二乙丑之秋七月松達子直書於日新斎【Ａ】

龍谷大学大宮図書館写字台文庫〔三二五・三二／五三-Ｗ〕

一〇二　職原口訣私記

六巻。松岡恕庵編。元禄一二年（一六九九）成。写年写者未詳。七冊。七七丁、八三丁、六四丁、六三丁、九五丁、六九丁、七六丁。二七・三×一九・一。外題書題簽「職原鈔講草　恕菴松成章述　一」、「職原鈔講草二（三本、三末、四、五、六止）」。各巻内題および巻頭署名は次の通り。①「職原鈔口訣私記　中家傳　恕庵松成章甫」（巻一）、②「職原抄中家口訣　巻之二」、③「職原鈔口訣巻之三」、④「職原鈔下巻口訣巻之四　松恕菴洞伯編」、⑤「職原抄口訣巻之五　恕庵松達成章甫述」、⑥「職原抄口訣巻之六　恕斎成章甫述」。奥書（第七冊、六巻大尾）「元禄十二己卯七月五日草稿終功／平安恕菴松玄達成章述」。漢字交りカナ書き和文。北畠親房『職原鈔』（一三四〇年成）について、適宜本文を紹介しながら「成章按」あるいは「埴鈴按スルニ」以下で自説を述べる。講義草稿。「埴鈴按」、また「成章按」に始まる墨筆頭書あり。第七冊三丁オより「職原抄桃華禅閤追加會私記〔元禄己卯七月於養志堂會〕」と内題する新しい本文が始まるが、中途で終わっている。石崎文庫所蔵『職原抄口訣』［石崎四九二二］がこれとよく似た本文を持つ、〈備考〉参照。印記「荒井泰治氏ノ寄附金ヲ／以テ購入セル文学博士／狩野亨吉氏旧蔵書」（朱長方）。

東北大学附属図書館狩野文庫［六－一八五八九－七］

〈備考〉職原抄口訣

二巻。成年および写年写者未詳。写本二冊。四四丁、五一丁。二七六×一九八。五つ目綴。外題打付書「職原抄口訣上（下）二巻の内」。内題「職原口訣私記中家傳」。漢字交りカナ書き和文。本文が狩野文庫蔵『職原口訣私記』によく似る。また装訂や外題打付書の筆跡が同文庫所蔵『神代巻講録』（［石崎三二二一七］、伝谷川士清自筆本、別項［番号四六〈備考〉］参照）とほぼ同一である。

大阪府立中之島図書館石崎文庫［石崎四九二二］

一〇三　神代巻辺津鏡　坤

二巻、一巻欠。松岡恕庵編。享保三年（一七一八）成。写本一冊。四五丁。二四四×一七二。外題書題簽「神代巻辺津鏡　坤冊」。奥書（「日本書紀神代下」末尾、四五丁オ）「日本書紀巻第二　終　享保二丁酉臘月冬端至翼三年戊戌孟春十二日夜満講　同十四日記終　怡顔斎【B】」。白文および漢字交りカナ書き和文。『日本書紀』神代巻に関連した講義草稿、また覚書の類。目録は付さないが、「立天浮橋之法」、「垂加翁神代説私淑記巻二」、「享保三年戊戌孟春八日晩玉木氏被訪話云」として綴られる玉木葦斎と「尾州権現社家」との問答、「日本書紀神代下」など数篇を収録する。朱筆、藍筆にて書入れ。付箋墨書も含め、書入れが甚だ多い。印記A「怡顔斎」（朱方）、B「松岡氏図書」（朱方）、C「怡顔斎図書」（朱方）、C「橘家宗源垂加正流」（朱長方）、D「宮□□印」（朱方）、E「□信」（朱方）、F「康章宝蔵」（朱方）。

内藤記念くすり博物館［五一六五三］

一〇四　中臣祓野薄

松岡恕庵編。享保三年（一七一八）成。京都大学文学部古文書室謄写本、写本一冊（『中臣祓』と合綴）。墨

付一八丁。タテ二六〇。外題「中臣祓野薄　草稿」。内題（前見返し）「中臣祓野薄稿」。本奥書（六丁オ）「中臣祓垂加先生説私淑記　恕庵記」、（九丁ウ）「享保三年戊戌孟春念一日　恕庵」。書写奥書「大阪市東区安土町四丁目鹿田静七氏提出／昭和二年六月二十三日影冩」。漢字交りカナ書き和文。朱筆・墨筆にて欄外および貼紙書入れ多。享保三年すなわち『神代巻辺津鏡』（前項）と同時期に編まれた『中臣祓』の講義草稿か。「享保十九年卯月」と記す書入れもあり、長期にわたって改訂が加えられた事実を示す。印記（いずれも転写）A「橘家宗源垂加正流」（朱長方）、B「垂加正流」（朱長方）。

　京都大学文学部日本史研究室［か二／／武蔵／／二六］

一〇五　本草綱目疏

二巻。松岡恕庵講義、享保九年（一七二四）坪田貞良筆録。寛延四年（一七五一）同改正。写本一冊。一一五丁。二二〇×一五〇。外題表紙打付書「本草綱目疏」。内題「本草綱目疏　乾（坤）」。表紙右肩に貼紙（五一×二〇）墨書「百四十二」。奥書「松岡玄達先生口授／享保九甲辰年五月記之然間依有誤以今再改書之／寛延四辛未年七月七日　坪田貞良書」。漢字交じりカナ書き和文。『本草綱目』の講義録。巻一は土部、金石部、山草部、芳草部、隰草部、毒草部、蔓草部、水草部、苔類、雑草部を収録、巻二は穀部、菜部、果部、木部、竹部、服器部、虫部、化生部、湿生部、鱗部、魚部、介部、禽部、獣部、人部を収録する。『綱目』に則って恕庵の説を記すが、ときに「甲賀氏云」、また「貞良案」の文言も見える。この「甲賀氏」とはおそらく恕庵門人の甲賀敬元のこと。筆録者である坪田貞良なる人物については未詳。

国際日本文化研究センター図書館宗田文庫［M－七一－Ma］

一〇六　本草綱目会誌

松岡恕庵講義。門人某筆録。享保九年（一七二四）嶺川三折　書写・校正本。三冊。四一丁、三四丁、四四丁。各冊寸法を異にする、①一六五×二三三、②一八二×二六〇、③一八二×二五五。外題書題簽「本草會誌　草部（果木部　服器部、蟲　鱗介□禽獣人□　終）」。第二、三冊のみ巻頭「本草綱目會誌／松岡怡顔斎先生手記／越之後州鷲澤益庵／美濃之国嶺川三折　校正」。各冊奥書①「享保九歳在甲辰建辰月十九日採筆于／松岡怡顔斎玄達先生之書窓【A】【B】」、②「本草會誌松岡玄達先生手記也／淡友鷲澤氏相與請得以校正之書／木部及服点器部而外録附于其後／全是予之蔵本也／享保九歳次甲辰五月中旬焉／玄養庵嶺門三折道淑書【A】【B】」、③「本草會誌松岡玄達先生之口授也／門人不出之予與鷲澤氏頼門人澤／三折而校正之実見本草者之一大／快事也　享保九歳在甲辰仲夏下旬一日嶺門三折採筆於玄養庵【A】【B】」。墨筆、朱筆にて書入れ（特に虫部に多い）。漢字交りカナ書和文。目録によれば草之一〜六（以上第一冊）、果之一〜六、木之一〜六、服器之一〜二（以上第二冊）、虫之一〜四、鱗之一〜三、介之一〜二、禽之一〜四、獣之一〜四、人之一（以上第三冊）を収録する。印記A「嶺之印」（朱方陰刻）、B「三折氏」（朱方）。

杏雨書屋［杏六二七九］

一〇七　古語拾遺打聞

松岡恕庵講義、享保一五年（一七三〇）小山尚正筆録。写本一冊。二四丁。二六〇×一八五。外題書題簽「古語拾遺打聞　全」。前見返し背面に「古語拾遺打聞」と墨書あり、原表紙か。内題「古語拾遺打聞」。巻頭「松岡埴鈴翁講述　門人　伊勢国小山尚正筆録」。奥書「享保十五庚戌夏五月勤記于平安華都／松岡埴鈴翁之講堂　門人伊勢国尚正」。識語（二丁右下）「玉丸京助」。書名に長四角、ほか名詞に一本の朱引。漢字交りカナおよびかな書き和文。印記A「小山氏蔵書」（朱長円）、B「御巫書蔵」（朱方）、C「昭和二十年九月献納／神宮文庫　御巫清白」（朱長方）。

神宮文庫［五門三〇三一号］

一〇八　神代巻埴鈴草

上巻のみ存、以下欠。松岡恕庵講義、享保一五年（一七三〇）谷川士清筆録。写本一冊。四八丁。二三七×

一六九。外題書題簽「神代埴鈴草　乾(以上一字墨塗抹消)」。表紙右肩に打付書「桐」。扉「享保庚戌之夏／神代巻埴鈴草　上」。巻頭「日本書紀　第一　享保庚戌之歳五月廿日起講　昇卯録」。漢字交りかな書き和文。朱筆にて校。印記A「天明四年甲辰八月吉日奉納／皇太神宮林崎文庫以期不朽／京都勤思堂村井古巖敬義拝」(朱長方)、B「林崎文庫」(朱方)。

神宮文庫［五門五三八号］

一〇九　本草綱目筆記

松岡恕庵講義、甲賀敬元補講、東海逸民筆録・編集。寛保三年(一七四三)。写本五冊。六七丁、八五丁、七一丁、八二丁、三三丁。二三九×一七〇。外題書題簽「松岡恕庵口授　本草綱目筆記　甲賀敬元筆記　仁(~信止)」。寛保三年、東海逸民序、同年　甲賀敬元跋。識語「伊藤篤太郎按甲賀氏者甲賀敬元也」。序文を撰する「東海逸民」とは篠崎東海(名維章、儒者)のことかとも思われが、『先哲叢談』に言う生没年(一六八七－一七三九)とこの序文の成年(一七四三)とが合致しない。よってこれは別人か。序文によれば、本書は東海逸民が自ら受講した恕庵の『本草綱目』講義を下敷きとして、その不足を甲賀敬元による同講義のほか、恕庵著作『用薬須知』など諸書をもって補い編集したものという。事実、記述は恕庵講義を地の文として、敬元の説を「賀云」として記すほか、『本草綱目会誌』、『用薬須知』、『恕庵先生詹々言』、『詩経名物弁解』などからの引用をも確認される。水部から人部まで、『本草綱目』講義のすべてを収録する。漢字交りカナ書き和文。朱筆にて校。印記「生済堂」(朱方陰刻)。「生済堂」は大河内存真(医師・本草家、伊藤圭介の兄、一七九六－一八八三)の別名。

付①　東海逸民序文

本草綱目筆記序

子夏有言曰工欲善其言必先利其器善哉言也以醫言則是知薬之謂歟知薬者不徒知其氣味性功又能辨其真偽而不爽是也若夫不明乎此則雖臨機應變豈能奏効乎故李時珍綱目之作兩詳之孰惟本艸之書雖不一而其備莫備於綱目故是書一出而世之言本草者悉皆

依之雖然倭華異名苗秀殊状故雖有據其説而命倭名者古今紛々不能無謬矣及于近世有若水稲氏者出則深潜心於本草旁及眼於群書飛走艸木之區莫不窮極矣於是千古隠晦之物燦然如指焉故今之志本草者未嘗有不□稲氏為宗者也稲氏既没而数十年矣門人存者無幾而鳴于世者獨有恕菴松岡氏之在蓋以本艸成一家者當今海内一人而已以故四方刀圭之徒多来而輻輳予往年遊于京師偶来往乎其門聞本草之設随録随編脱者乃以同門甲賀氏口授補之其未経聞者則取之於用薬須知及詩名物辨解等書通以成稿折為五冊以備于後考云

寛保三年仲春下澣東海逸民譔

付②　甲賀敬元跋文

本草綱目筆記跋

右本草筆記五冊。頃更點検畢。或笑曰。本草之學。貴乎博覧強記。何以筆記。為哉。余曰然。固非筆記数十百言之所能盡。況是録猶未全備乎。然若以為読本書之筌蹄。豈不無得魚兎乎。故余曽蔵諸書篋。以為一家之珍。而且助余固陋。子幸莫笑。或謝而退

寛保癸亥二月廿五日尚亐【尚亐之印】（転写）

杏雨書屋［杏六三一一三］

一一〇　古語拾遺講義

松岡恕庵講義、延享元年（一七四四）門人某筆録。写本一冊。二八丁。二三三×一六五。表紙は本文料紙と共紙、右肩に赤色の貼紙、墨筆にて「信」とあり。外題打付書「古語拾遺講義」。内題「古語拾遺」。奥書「延享元年十一月廿五日清書写了／右之講義者予従埴鈴先生(以上二字は「霊神」を抹消のうえ添書)而書之／一切不加私意者也／(ここに本来は書写者の署名があったようだが取り去られた跡があり、さらに上から白紙を貼紙する。重ねて村井古巌奉納印(印記A)が押される)」。後見返し左下に「北寮第二舎ニ而／□□□□□」と墨書。漢字交りカナ書き和文。朱筆にて句点、校訂。朱引。欄外に朱筆書入れ。『古語拾遺』の講義録。印記A「天明四年甲辰八月吉日奉納皇太神宮林崎文庫以期不朽京都勤思堂村井古巌敬義拝」(朱長方)、B「御

巫書蔵」（朱長方）、C「昭和二十年九月献納神宮文庫御巫清白」（朱長方）、D「林崎文庫」（朱方）。

神宮文庫［五門三〇三七号］

一一一　恕庵先生講述

松岡恕庵講義、成年および写者未詳。写本三冊。一八丁、一〇丁、一三丁。各冊寸法を異にする。①二五二×一七三、②二四二×一七三、③二四二×一七三。外題打付書①「恕庵先生講述　合説　為政」、②「恕庵先生講述　里仁篇」、③「恕庵先生講述　猝記子路第十三」。漢字交りカナ書き和文。『論語』の講義録。たとえば「〇三十而立――〇自立トハ学問ノ道ニ身カ立テスルル也（「合説　為説」五丁ウ）」のように記す。印記「天門観蔵書印」（朱長方）。

内藤記念くすり物館［五五四〇四］

一一二　中臣祓伝口決

松岡恕庵口授、小野（佐伯）職秀筆録。成年未詳。写本一冊。八丁。二三二×一六一。外題打付書「中臣祓傳口決」。目次題「中臣祓傳口授」。内題「中臣祓傳口授」。目次末尾署名「従五位上主殿権助佐伯職秀」。奥書（朱筆）「右中祓傳者予連日依願而自此／間所傳之故予為後日忘故姑書／留者也」。漢字交りカナ書き和文。朱筆にて句点、校訂。朱引。筆録者佐伯職秀は小野蘭山の兄。印記A「天明四年甲辰八月吉日奉納皇太神宮林崎文庫以期不朽京都勤思堂村井古巖敬義拜」（朱長方）、B「林崎文庫」（朱方）、C「林崎文庫」（朱長方、重枠）。

神宮文庫［一門五七〇号］

一一三　本草秘録

松岡恕庵口授、山田致雄筆録・補訂。成年未詳。写本一冊。四〇丁。二二四×一五〇。外題打付「本草秘録」。松岡先生口授　豫州山田致雄筆記」。尾題「本艸秘録」。漢字交りカナ書き和文。奥書（三〇丁ウ）「本艸秘録畢　凡四百二十余種　以下雑艸之部以岡部氏蔵書補之」。巻頭から順に「草之六毒艸部」、「草之七蔓艸部」、「草之八木艸部」、「草之九」、「草之十苔部」、「雑

草之部」、奥書（前掲）を経て補訂部に続く。印記A「□藩水□進□□記」（朱長方）、B「□□書□記」（朱長方）。

杏雨書屋［杏六三八一］

VI　日記・雑録

一一四　橘泉居坏璞

松岡恕庵編。宝永～正徳頃成。写本一冊。約九葉（大和綴、ただし一部料紙の折り目を切り開いて両面にわたって記述あり、あるいは一部を切り取った跡あり）、また紙片も複数葉はさむ。本文料紙と共紙表紙。外題書題簽（表紙中央）「橘泉居坏璞　第函」。ほか、表紙右打付け「詹々言○蘭□□秘花」、同左打付け「橘泉居雞肋集」。扉「木之属／竹之属／果之属／花品／花譜／桜譜／格物類稿」。漢字交じりカナ書き和文など。著述のための手控えか。本草博物に関連する見聞を記す。たとえば宝永七年六月に尼崎で揚がった「小キ異魚」のことなど。

内藤記念くすり博物館［未登録］※

※本書は『神代巻辺津鏡』、『垂加霊社神代巻講談記聞』、『医方三器通制』と同一の箱に納められたものである。

一一五　壬辰日録（『赭鞭叢書』中）

松岡恕庵著。正徳二年（一七一二）成。『赭鞭叢書』写本全二冊中、第一冊九～二三丁まで、一五丁（全三九丁）。二三〇×一五九。内題「怡顔斎壬辰録」。漢文、付訓点および漢字交りカナ書き和文。本文冒頭「正徳二年壬辰六月中旬兼約稲宣義布田神戸、／過泉涌寺悲田院、観仏桑花、此花江州観音／寺、従薩州所将来也……」。本草が中心の雑録、また覚書。稲若水とのやりとりや、たとえば「石ゴミ　ウコン花ニ似テ花スラスラトス　ウコン／花ハ枝ギクギクト折ル別物也　勢州猪ノ鼻村ノ方／言ニ石ゴミト云　葉ウスクスラスラト上ヘノホル（付図）」（一二丁ウ）のように草木の形状を、時に図示しながら記す。印記A「太政官文庫」、B「農商務省図書」、C「大日本帝国図書印」、D「明治十三年購求」。

内閣文庫［特〇九六－〇〇〇二］

一一六　掛漏集

松岡恕庵編。正徳～享保初年頃成。写本四冊。三四丁、三三丁、四五丁、三九丁。二四一×一七二。外題、第一冊題簽欠、ほか書題簽「掛漏集　二（～四止）」。巻頭「掛漏集巻之一　恕菴松岡玄達成章　輯」。白文、また漢字交りカナおよびかな書き和文など。朱筆および墨筆書入。朱筆にて句頭に丸印や×印などあり。恕庵による覚書、聞書き、摘録を集めたもの。稲若水、貝原益軒、伊藤仁斎、並河天民、浅井周璞、江村復所などの名が見え、恕庵の交友関係をうかがうことができる。内容は、有職故実・儒学・本草・和歌・民俗など。「奥州人漂流記（正徳二、三年）」なども収める。自筆本（零本）あり、〈備考〉参照。

国立国会図書館［一六三－一〇五］

〈備考〉掛漏集

松岡恕庵編。正徳～享保初年頃成。写本一冊。三九丁。二三八×一七三。自筆稿本（零本）。外題書題簽「掛漏集（以下三行の注文、文面不明）【A】」。表紙右端に打付書「詹々言」。巻頭「掛漏集　恕庵成章編」。漢字交りカナおよびかな書き和文など。前掲国会図書館本の第四冊と同一内容。ただし、収録する一篇「孔子卒辨」（七丁オ）の首行下に印記Cがあり、また一部墨筆にて匡郭や罫線が入れられるなど、体裁が若干異なる。印記A「松□氏□□」（推定「松岡氏図書」、朱方）、B「甲賀」（朱長方）、C「□□」（朱方）。一部料紙が毎半葉九行の罫紙。

京都大学文学部図書室［国史あ／／八／／四九］

一一七　東遊日記（『緒鞭叢書』中）

松岡恕庵著。享保六年（一七二一）成。『緒鞭叢書』写本全二冊中、第一冊二四丁～第二冊二〇丁までの全三六丁（第一冊一六丁〔全三九丁〕、第二冊二〇丁〔全三一丁〕）。二三〇×一五九。漢字交りカナ書き和文、また漢文（一部付訓点）。享保六年、江戸へ下向した際の日記。第一冊二三丁オに「今度有　台命医家薬店ノ薬物正名／為点検予自京都下向古林見宜自大坂下向旅館相対曰（以下略）」の記述あり。印記は『壬申日録』（番号一一五）を参照のこと。

内閣文庫［特〇九六－〇〇〇二］

一一八　苟完居日記

松岡恕庵著。享保一五～一九年（一七三〇～一七三四）成。写本一冊。三一丁（墨付二九丁）。二三五×一七〇。外題書題簽「苟完居日記（享保庚戌）」。表紙右肩に【印A】、さらにその下に続けて「詹々言□神代〇中□〇□薬／左券目録、竹、用薬、□用、菌」の墨書あり。内題①「享保庚戌春筆記」（二丁オ）、②「名張帰路上野笠置日記」（一一丁オ）、③「帰京以後日記」、④「享保十九年七月十七日如例発京都赴名張」（一六丁オ）、⑤「神代巻諸説別記」（二四丁オ）。漢字交りカナ書き和文。三好学識語にいうように、伊賀名張（またその道中）での見聞、玉木葦斎を訪ねた際の覚書、「神代巻諸説別記」、「普救類方」など関心事を雑多に記す。簡略な図を含む。一部条頭に朱筆・墨筆による鉤点あり。印記A「怡顔斎」（朱長方陰刻）、B「松岡氏図書」（朱方）。

付　三好学識語（扉）

苟完居日記ハ松岡恕庵自筆稿本ノ一ニシテ享保十五年ノ日記同十七年名張帰路上野笠置日記神代巻諸説別記等ヲ収ム恕庵翁ノ日記抄録ノ類甚多カルベキモ散逸セルモノ少カラザルベシ今現存セルモノヲ覧ルニ何レモ翁ガ本艸ノ考證ニ努メタルコト大ナルヲ知ルニ足レリ翁ノ筆記ハ断編零墨ト雖モ参考資料トシテ保存ヲ要ス

大正十二年六月十日　学軒

杏雨書屋［杏五一四四］

一一九　橘泉居雑抄

松岡恕庵著。享保一八～二〇年（一七三三～一七三五）成。写本一冊。二九丁。二四二×一七〇。後表紙で外題は付さない。内題「橘泉居雑抄」。漢字交りカナ書き和文。恕庵自筆の日記・雑録。巻頭より、享保一八年七月一八日に伊賀名張へ出立した記録、またその帰京以後の日記など記す。玉木葦斎との談話や、正親町公通の葬儀の様子など神道関連の記述のほか、対馬の医生が持ち来たった人参葉の効能のことなど恕庵の興味関心を反映して幅広い事物を記す。

杏雨書屋［杏四九一五］

一二〇　名物雑纂

松岡恕庵編。元文元年（一七三六）頃。写本一冊。一五丁。二三九×一七〇。表紙右打付「【A】詹々言〇蘭品……【B】」あり。外題書題簽「名物雑纂　丙辰夏録【C】」。前見返しに二葉の貼紙あり、それぞれ三好学、また書店某による識語を記す。墨筆による匡郭あり。漢字交りカナ書き和文。本草知識を中心とした雑録。「竹嶋津軽松前蝦夷物産考記聞」、「越前椿井坂方言」、「佐渡国産物目録形状七十八種　享保廿一丙辰即元文政元々年也」などを収録する。印記A「怡顔斎」（朱長方陰刻）、B「松岡氏図書」（朱方）、C「鳳竹窩」（朱長方）。

付①　三好学識語

名物雑纂ハ松岡恕庵自筆稿本ナリ丙辰ハ元文元年ナリ原稿中切取レル処アルハ表紙ニ記セル如ク詹々言著述ノ為ニ抜萃セルモノナラン

大正十二年七月十二日学識

付②　識語

松岡玄達自筆名物雑纂丙辰夏録元文元年三好学博旧蔵一冊百卅円

杏雨書屋［杏五〇三六］

一二一　体朱斎名物雑纂

松岡恕庵編。元文元年（一七三六）。写本一冊。二七丁。二四五×一七〇。外題書題簽「體朱齋名物雑纂【A】」。前見返し「【C】交翠窩蔵【D】／格知類稿方物右契／【E】【F】」。一部料紙に墨筆による匡郭あり。漢字交りカナ書き和文。前掲書と同じく、本草知識を中心とした雑録、覚書の類。一部図あり。たとえば「泉州岸和田産物　江戸ゟ御尋ニ就所ノ方言郷名書付」として京都での草木薬種の呼称を記すほか、往年の若水とのやりとり、門人・知人から聞いた話など。印記A「恕庵」（朱方）、B「鳳竹窩」（朱長方）、C

「□□居」（朱長方）、D「怡顔斎」（朱長方）、E「恕庵」（朱方）、F「松岡氏図書」（朱長方）、G「怡顔斎」（朱方〔Dと別印〕）、H「玄達之印」（朱方陰刻）。

京都府立植物園大森文庫〔一一三二〕

一一二二　怡顔斎鶏肋編

二巻。松岡恕庵編。成年未詳。写本一冊。五二丁。二三四×一六七。外題書題簽「怡顔斎鶏肋篇　単」。内題①（巻頭）「怡顔斎鶏肋篇　恕庵成章編／見聞随筆焦餘録上　恕菴録」、②（四五丁オ首行）「焦餘録巻之二／鶏肋集　恕菴録」。奥書「旹明和第六丑歳十月日」。白文また漢字交りカナ書き和文。一つ書。貼紙のうえ墨筆書入。有職故実や名物に関連した事項が中心。本文中「成章按」の文言あり。紙片一枚（三四×一八一、金箔を置き、墨筆にて「怡顔斎鶏肋編恕菴松岡玄達先生手録正確【A】」と記す）をはさむ。ただし奥書にある明和六年（一七六九）は恕庵の没年（延享三年〔一七四六〕）より後であり、本書がすべて恕庵によるものであるかどうかは検討の余地を残す。印記A「康章審定」（朱方陰刻）、B「康章宝蔵」（朱方）、C「宍戸昌蔵書記」。

内藤記念くすり博物館〔四九七五八〕

Ⅶ　序跋

一一二三　〔新校正〕本草綱目

五二巻。（明）李時珍編。稲若水校。正徳二～四年（一七一二～一七一四）刊。三八冊。二四〇×一七八。第一冊扉「稲若水先生校閲／本草綱目／附本草図翼　結髦居別集　書林含英　豫章堂蔵板」。正徳四年、伊藤東涯序。正徳三年、松岡恕庵跋。正徳四年、広瀬元白例言。刊記「正徳甲午端午日　御書物所　江戸　唐本屋清兵衛／京都　萬屋作右衛門／京都　唐本屋八郎兵衛」。『本草綱目図』二冊、李時珍著『脈学奇經』一冊、また稲若水撰『本草図翼』四巻二冊、同『結髦居別集』四巻二冊を付録する。合わせて四五冊。

付①　伊藤東涯序文

新校正本草綱目序

昔有《リ》レ人問《フ》二陶隠居《ニ》一。吾欲《ス》レ註《セント》二周易本草《ヲ》一孰《ヲカ》先《ン》。隠居曰。易宜《シ》レ先。註《ノ》レ易《ヲ》誤《ルハ》猶不レ殺《サ》レ人《ヲ》。註《シテ》二本草《ヲ》一誤《ル時ハ》則有《リ》下不《ル》レ淂二其《ノ》死《ヲ》一者上矣。世以《テ》為二知言《ト》一。唐子西記《シ》二易庵《ニ》一。不《トシテ》レ然《ラ》二其説《ヲ》一曰。註《シテ》二本草《ヲ》一誤《ルハ》。其《ノ》禍疾而小。註《シテ》二六経《ヲ》一誤。其《ノ》禍遅而大《ナリ》。隠居知《テ》二本草之為《ルコトヲ》上レ難《ト》。而不レ知《ラ》二経尤為《ルコトヲ》上レ難《シト》。子西氏其有《レテ》レ激《スルコト》而言《フ》レ之《ヲ》也。嗟夫。聖人之仁《スル》二天下萬世《ヲ》一也大《ナリ》矣。使下二凡有生之倫《ヲ》一。無《ラ》中一物之不上レ得二其《ノ》所《ヲ》一。故事為《シテ》二之《カ》備《ヲ》一。而無《シ》レ所レ不レ周《カラ》。為《シテ》二之《カ》詩書易春秋《ヲ》一。以使二レ人《ヲ》趨《テ》レ正《ニ》而遠《カラ》上レ邪《ニ》。為《シテ》二之《カ》備《ヲ》一。禮楽兵刑《ヲ》一。以使下レ人《ヲ》化《シテ》二于習《フニ》上レ善《ニ》。而懼《レ》中于為《スニ》上レ悪《キヲ》。為《シテ》二之《カ》醫薬診候之術《ヲ》一。以使下レ人《ヲ》全《シテ》二其《ノ》冲和保合之天《ヲ》一。而免《レ》中于扎瘥夭殤之患《ヲ》上。故《ニ》當《テ》二其《ノ》時《ニ》一也。善《クスル》二其事《ヲ》一者。互《ニ》相二為《シテ》用《ヲ》一。而不二相詢病《セ》一。譬《ハ》如《シ》下一家之内。昆弟子侄。各修《メテ》二レ乃《ノ》職《ヲ》一。以成《スカ》中幹蠱之任《ヲ》上。然《ラハ》則凡事之當《キ》レ務《ム》者。緩急本末之不レ一《ニシテ》《ナラ》。而莫《シ》レ不《ト云フコト》下互《ニ》利《シ》二民用《ヲ》一。以賛《ケ》中化源《ヲ》上焉。實《ニ》有《テ》二以《テ》相済《スコト》一而非レ所二以相厲《ニシムル》一。故稷之播種。與《ニ》二契之敬敷《ノ》一。其績儷《ス》焉。世降《テ》二澆季《ニ》一。道岐《シ》学渙《シ》。淂《ル時ハ》二乎彼《ヲ》一則癈《シ》レ此《ヲ》。好《ム時ハ》二虖此《ヲ》一則疵《シ》レ彼《ヲ》。

於《テカ》レ是《ニ》乎。言論相軋《リ》。旨趣相左《ス》。殊《ヘテ》不レ知《ラ》聖人之於《ケル》レ民《ニ》也。教《ル時ハ》則有《リ》二以《テ》啓《クコト》二其《ノ》牖《ヲ》一。易固《ニ》不レ可二誤《リ》解《ス》一。養《フ時ハ》則有《リ》三以《テ》全《スルコト》二其《ノ》生《ヲ》一。本草亦豈可《シ》二錯説《リク》一也哉。吾意《フ》殺《シテ》二其《ノ》薬物《ヲ》一。而使《ルト》三レ人《ヲ》化《シテ》為《ラ》二夭枉短析之鬼《ト》一。與下謬《テ》二其《ノ》訓方《ヲ》一。而使丙レ人《ヲ》陥《ラ》乙于無《ク》レ父無《キ》レ君之城《ニ》甲。雖レ有《リト》二遅速大小之差一。斯民之厄一也。聖人豈二《セン》二其《ノ》概《ヲ》一乎哉。然《ラハ》則子西氏之所レ見雖レ正《シト》。隠居氏之説。亦不レ可レ忽《ニス》諸。賀府若水稲君《ノ》。素精《シ》二本草《ニ》一。匡《シ》レ謬《ヲ》補《ヒ》レ遺《ヲ》。其《ノ》書満《ツ》レ屋《ニ》。博物之譽。上達《シ》二四聴《ニ》一。嘗経《ニ》二法皇宮乙夜之覧《ヲ》一。褒旨殊《ニ》優《ナリ》。青嚢家就《キ》問者。屨満《チ》墻敗《ル》。頃因《テ》二書舗之請《ニ》一。就《テ》二瀬湖綱目《ノ》舊刻《ニ》一。校《シ》二訛字《ヲ》一。正《シ》二物稱《ヲ》一。又以《テ》二図翼別集各四巻《ヲ》一。附《ス》二諸《ヲ》其《ノ》後《ニ》一。其《ノ》功亦勤《タリ》矣。此《ノ》書行《レハ》二于世《ニ》一其《ノ》於《ル》二済世之澤《ニ》一。亦豈鮮と《ナランヤ》乎哉。此聖人之所二必取《ル》一也。誦二法《スル》聖人《ヲ》一者之所レ楽《ム》二其《ノ》成《ルヲ》一也。豈唯方剤家之幸《ノミナラン》已乎。為《メニ》序《ス》二其《ノ》首《ニ》一云。

旹正徳四年甲午夏至日東涯伊藤長胤謹序【長胤之印】【原蔵氏】

付② 松岡恕庵跋文

題重訂本艸綱目後【洙泗餘流】

本艸蓋肇于炎皇而陶蘇陳寇諸賢相繼漸次增廣論撰品物益精終至明李東璧集古今之大成著作綱目一書取材至富增物甚多區別部類六十條收載藥品一千八百九十二種可謂備矣此書一出舊說悉廢永為青囊秘籙枕中鴻寶必用不可闕之具天下之談名物論藥性者皆於斯取法焉及　本邦傳播既廣繙刻愈多而字畫訓點率多差訛藥物倭名往々出於杜撰無稽之說其遺害於人不少此本乃係最初第一刻中間西峰松下翁曾較訂之爾来模印年久復就漫漶焉頃書肆某請稻若水先生曾所點竄塗抹之本重梓之舊圖誤寫失其眞者一一命而改圖之參攷以諸家本艸及稗官小說又表出綱目所不收而關于世用者数十種以附其後倭名謬呼文字舛差悉加是正於是又得一新比較前諸刻燦然爽眼先生者當代博物君子也明察物性旌別真贋迥出于東壁諸子之右嘗病綱目書遺漏尚多未免有承襲之謬以修經餘暇寓意於昆蟲草木學以平章群品爲己任兀兀不倦纂輯多年累稿成堆殆盈千卷網羅古今篭架品彙勒成一家之言他日就緒則群言之得失有所定而庶物之眞贋有所攷也其舊所著炮炙全書二卷既久行于世其餘如採藥獨斷食物傳信猶未脫稿予素有本艸癖曾從受說喜此刻之新成遂述数語夫格物正名聖學之所先也而學者往往高談性理而於名物之事則視以爲微事末枝未嘗注心於此故偶擧毛詩名物一二以試問之茫然不辨如夢如痴既雖眼前至近者猶且不能通曉何問其餘此書非獨爲醫家一經實格物究理之一端不可不讀焉或曰夫子言多識於鳥獸艸木之名未嘗言研究其實也予以爲不然聖人之言從容不迫非言讀詩者但止于多識其名而不要必究其實也近讀清江汪鈍翁集作蘭室記云家蓺蘭数本何必辨其孰眞蘭孰贋蘭以予論之汪説與不辨菽麥者相去幾希矣皆是掩説飾辭耳韓子爲儒宗猶曰爾雅注蟲魚定非磊落人其所著原道擧大學八條目而遺格致一項先儒已議其失聖經之旨則其貶爾雅不又宜乎夫子不云乎必也正名乎名不正則言不順事不成苟名實乖戾則玉石混淆美悪無辨人莫知所適從焉其爲害也非細故豈格物云乎哉豈正名云乎哉若夫誇無用之辨務不急之察遺實學而鶩空文無益於天下後世者則固君子所戒也予非阿所好讀者勿

以小技視而可也
旹正徳癸巳閏五月既望　平安後学松岡玄達成章甫
謹題【恕菴】【成章】
京都大学薬学部図書室〔本綱∥七∥A一～七〕

一二四　小学句読集疏

一〇巻。貝原益軒鑑定、竹田定直編次。正徳五年（一七一五）序、天保九年（一八三八）刊。明治一七年（一八八四）連璧社版本。一一冊。三三、三九、四七、四七、四〇、四四、二二、三二、三四、三三、四〇丁。二五三×一七四。外題「小學句讀集疏」。享保二年（一七一七）、三宅觀瀾序。正徳五年、松岡恕庵序。天保八年、竹田定夫識語。刊記「明治十七年一月十七日翻刻御届／同年二月下旬刻成　定價壱円七拾五銭／翻刻人　福岡縣士族　沢邊利彦／発賣所　福岡下名嶋町連璧社」。巻末に付される竹田定夫（第三代修猷館総受持）の識語によれば、本書はそもそも益軒が著し、門人である竹田定直（一六九一－一七四五、福岡藩儒で定夫の祖）にその完成を託したものであったが、天保八年に定夫がこれを校刊するまで百二十年余りにわたって未刊行のままであったという。ただし定直が、益軒の没後、その遺志を継いで本書刊行の準備を進めていた事実は、巻頭に三宅観瀾および松岡恕庵の序文が準備されていることに明らかであろう。特に恕庵はこの序文において、本書のほかにも益軒の著作『頤生輯要』（一六九八年自序）、『養生訓』（一七一三年刊）、『大和本草』附録（一七一五年刊）を校正したことがあるという事実を明言するなど、益軒との交流の在り様を自ら具体的に語っており注目される。

付　松岡恕庵序文

小學集疏序【洙泗餘流】
易曰蒙以養正聖之功也是小學之教所由設也夫小學者聖学之基趾學者苟不繇於斯焉則既失其本領猶造室無基也渉猟雖多功夫雖勤而其於聖賢之旨遂無所得矣古之所以能成材達徳縁其蒙養之正後之所以不如古由為學無基本也中葉以降教化廢闕於上處士横議於下故世之言學者非事記誦詞章則入簡易巧名却指程朱之學為支離為迂闊滔滔遂頽風貿貿莫知所適

從異端塞路五經拂地鳴呼斯文厄運一至於此哉方今
本邦承平既久
聖化洽敷文運漸開人人得識尊孔孟排異端文公小學書遍于黨庠州序之間戸傳人誦莫不崇信捧持者數十年于此矣鳴呼如我文公出類抜萃折衷古今大成群賢其所以紹往聖開來學莫要於小學近思録豈止為幼學爨方之資實萬世聖學之階梯也後世學者頼之得識學問經路尋聖賢門牆而不迷於所從也明陳克菴句讀世最尚之以其解義此諸家簡明平實無盭乎經意也學者猶憾其無足斟酌諸説羽翼此書者筑前益軒先生嘗出其平生所筆記命門人輯録名曰備考其書久行于世然先生猶以為採擇不精掛漏惟多未滿於心於是重加點竄改名集疏命高弟竹田君補訂以終其功将入梓以恵同志不幸去歳之秋先生易簀故其舉未果頃竹田君遠寄書喩予曰先生用心在此書及慎思録慎思録既梓今且欲嗣梓以表明先生晩年造詣之深教誨之切子盍作序以述其梗概先生嘗談及此事實先生之意勿辭予欣然曰先生固有道君子學術純正踐履篤實才兼和漢識達古今謙遜持己和寛待人如春風和氣薫然藹然令人心酔自化焉雖處急遽之際人未嘗見其疾言遽色平生所養可知矣是愚之所深敬信推崇也其平生著述殆百餘巻悉本於自得流于肺腑其諄諄睠睠乎誘掖開導後進尤非今世能言之士所能彷彿也愚向已受先生之囑校頤生輯要養生訓大和本草附録今復観斯書之成何其幸歟只恐才拙筆短不足宣揚先生徳容之萬一耳此書特為一時貽厥孫謀而已乎他日有論治道掌庠黌者必取以為法然則先生之志将有大顕于後世粗書所感以答之因為之序云
正徳乙未季春上浣　平安後學松岡玄達成章拜書
【恕菴】【成章】

京都大学附属図書館［六九∥シ∥五四］

一二五　王宇泰医弁

三巻。編者未詳。元禄五年（一六九二）成、正徳六年（一七一六）刊。六冊。二七丁、二八丁、二八丁、二九丁、三一丁、三三丁。二六〇×一七五。外題刷題簽「王宇泰医辨　一（～六止）」。正徳六年、松岡恕庵序。元禄六年、闕名跋。刊記「正徳六丙申五月吉辰／川藤七郎兵衛板」。印記「富士川游寄贈」。漢文、付訓点。
(明)王肯堂の『医論』および『證治準縄』の二書を抄録、編纂したもの。序において恕庵は、本書の編者は不明だが、書肆が序を著すよう頼みに来たためこれを引き受けた、と記す。

付　松岡恕庵序文

予嘗捜索先考立軒翁平生抄録得王肯堂醫論摘鈔数十葉讀之其中頗多要語良方但憾未見全書頃書坊人携来一書請序題曰王宇泰醫辨未知何人所撰蓋熟讀二書節取其精要以備未讀二書者之省覧可見其用心之仁且勤矣夫王氏之著準縄也就藏復菴要訣而推衍増益之古今方法莫不該載焉傾群方之淵海集治法之大成学者不可不讀焉然簡帙鉅大恐窮郷僻邑難容易購得貯蓄且得此抄本而讀焉則不労多日渉猟亦足以了大意矣顧夫讀書之法豈在多哉須得其要耳苟得其要則引伸觸長可以臨機應變矣不然汗牛充棟亦何益于治此学者所當知也
正徳丙申季春日松岡恕庵成章序
京都大学附属図書館富士川文庫[オ六二二]

一二六　巻懐食鏡

香月牛山編。明和三年(一七六六)刊(正徳六年〔享保元〕初版。ほかに寛政二年、文政七年版あり)。一冊。二二〇丁。一七五×九九。外題書題簽「巻懐食鏡　全」。内題「巻懐食鏡」。扉「牛山香月先生輯述／巻懐食鏡／京兆書舗　柳枝堂　汲古堂　同刻」。正徳六年(享保元〔一七一六〕年)、香月牛山自序。同年、松岡恕庵序。刊記「明和三年戌九月再板／皇都書林　六角通御幸町西江入町　茨城多左衛門　寺町通松原下ル町　田中庄兵衛　同刻／巻懐食鏡附纂　未刻」。識語(後ろ見返し)「松園蔵」。漢文、付訓点。食療本草書。穀類、造釀類、菜類、菌類、魚類、介類、禽類、獣類、水類、果類、蓏類、付録について、気味・主治など漢籍を引いた上で自説を述べる。

付　松岡恕庵序文

巻懐食鏡序
古人有言。上醫治未病。其次治已病。治未病者。飲食嗜欲。節宜随時。以養其和。所以處常也。治已病者。薬石鍼灸。補瀉適宜。以致其平。所以處變也。苟不知處常之道。安能曉虞変之權乎。故善攝生者。必先務其常。所以察有形於無形。消已病於未病也。周禮有食醫之職。以和王之善羞。論語鄉党詳記夫子飲食之節。孫眞人有食忌。朱丹溪有食色箴。孟詵食療。昝殷心鑑。東垣東壁食物本艸。其説之詳且盡矣。讀之乃知古人於一飲一食之間。不敢縱口腹之欲。而瞿々拳々乎此也。夫飲食諸物。一品一味。必有良毒宜忌。苟不精擇焉。則其所以艱人者。轉為腐腸之薬。伐性之斧。不可不察識辨明焉。　本邦諸醫所著。便於攝養者。非不繁且多。然迭々擇而不精。語而不詳。間或名實乖戻。眞假混淆。祖述之誤。蒹襲之弊。終罔克折衷。讀者憾焉。香月牛山君。以醫久鳴于京師。為人起痾救死。屢立奇策。頗渇名誉。平生著述。梓以行。皆有裨補于世。予竊観夫時師之施治。未免偏執。非所謂斛火壺氷者蓋鮮矣。而君獨務去倍習。持論平正。治法圓活。故未曾有誤治殺人。宜哉其得時譽也。頃又撰巻懐食鏡。一一質諸古人。試於今日。而存其可信。剔其可疑。分門析類。性味療體。粲然可考可據。簡而要。約而備。可謂養生亀鑑。名物左券也。不煩廣求遍訪。而知攝生之要。庶免夫食茼蒿不識茼蒿。誤蟚蜞遇毒之譏。請予之一言以題其首。嗚呼牛山君。惠愛康済之志。亦可以嘉尚焉。予亦喜為人説項斯。於此作序。

正徳丙申初夏日松岡恕庵成章書【恕庵】【玄達之印】

京都大学薬学部図書室［九六八―七三／K／三八］

一二七　医方紀原

三巻。甲賀健斎（通元）編。享保五年（一七二〇）自序、元文五年（一七四〇）刊。三冊。六三丁、六三丁、六九丁。二六五×一八四。外題刷題簽「醫方紀原　上（中、下）」。内題「醫方紀原」。自序「醫方紀原序……享保庚子夏六月望／平安後学待用子甲賀通元于健齊」。凡例「元文改元十地衣月日南至　健斎識」。元文三年（一七三八）、中山玄亨跋。同四年、松岡恕庵序。刊記「元文第五庚申歳仲冬穀旦／書林　武江須原屋茂兵衛　浪速柏原與左衛門」。版心「玉池堂版」。漢文、付訓点。

恕庵序文より、編者甲賀通元が恕庵の門人甲賀敬元の兄であり、その縁でこの序を撰するに至ったということがわかる。印記「寫字臺之蔵書」（朱長円）。

付　松岡恕庵序文

醫方紀原叙【怡顔斎】

天下幾許方書乎。愈出愈奇。要之有名同方異。方同名異。或析或併。取捨添減。紛紜錯出。惠車晏架亦不足以乗載焉。後人捨本而末之趍。望洋迷津。莫知所適從。認名失眞。冥捜妄投。迸々貽害不尠矣。苟不刈閑蔓擇本實。以檃括之。則所謂秦延君三萬言。雖多而復何資于治法哉。健斎通元甲賀氏。繼乃翁敬菴祐賢老君。奕世之緒。而尤精於方論。施治餘暇。取多年所纂輯。切要諸方。分門比類。毎一方必究其源委。参之古今名匠。變通點化之妙。併録其折肱所得。援據的確。辨析簡當。勒爲三卷。名曰醫方紀原。以貽後昆。較之泛々方書。固天淵。寔苦海津筏。醫途南車。可信可據。不待衲被獺祭之勞。而治痾之要。得之於此矣。令弟敬元頃来語曰。書林梅邨生。将登梓以公于世。剞劂告成。請一言題之。予雖辭以素不文。不足賛揚潤色其美。猶且促之不止。竊思。君昆季之於予也。爲舊交。嘉其能不墜家聲。且幸是書之成。豈淂黙止。於是粗述其梗概。以塞需云。

元文己未冬十一月既望　平安恕菴松岡成章書【恕菴】【玄達之印】

龍谷大学大宮図書館写字台文庫［六九〇九－一〇九］

Ⅷ　詩文・書

一二八　独座弾絃之図　賛

狩野永納画、松岡恕庵賛。元禄元年（一六八八）。一軸。外寸一三七五×三一〇、内寸二八〇×七三六。外題箱墨書「狩野一陽斎永納画　平安恕菴成章賛」。図左下「戊辰十二月中旬永納畫【D】」。狩野永納（一六三一－一六九七）、狩野派の画家。日本で最初の体系的な画家伝『本朝画史』（延宝六年序）を編纂したことで知られる。印記A「乾坤暦儒」（朱長円）、B「恕菴」（朱方）C「成章」（朱方）、D「山静」（朱方陰刻）。A、

B、Cは恕庵の印。Dは永納の印。

恕庵賛

獨坐茅斎與世違琵琶絃上寄幽思無媒経路少人間別
鶴狐鸞續響譾
平安恕菴成章題

国立国会図書館［特一－三一八〇］

一二九　題荘子夢蝶画

松岡恕庵撰。元文二年（一七三七）。写真閲覧。一巻。

【崑崙流】

題荘子夢蝶画
栩々為蝶蘧々為周各適其適何問夢覚
元文丁己烼　平安恕菴書【怡顔斎】【成章】

杏雨書屋［杉一〇七］

一三〇　題山水騎馬図

松岡恕庵撰。寛保元年（一七四一）。一軸。写真閲覧。

題山水騎馬図
不問山林與水灣只従疑段自盤桓煙霞勾引毎歸晩非
為推敲字未安
寛保改元秋　平安恕菴松岡成章書

杏雨書屋［坂本八五］

一三一　賦松遐年友

松岡恕庵撰。延享元年（一七四四）。一軸。写真閲覧。山脇巻石の頼みを受けて、彼の母親の米寿に寄せて贈った詩。山脇巻石（一六七七－一七五六、別号に益洲）は医者で、京都で医を学んだのち郷里の播磨に戻り開業した。眼科の名医として知られる。

應播州山脇巻石丈之需賦松遐年友賀萱堂八十八初度〔依和歌題〕

【怡顔斎】

拂雲松樹植根堅欝々蒼々不紀年上有育雛黄鶴宿下
多却老白荅聯雪霜雲骨呈壮節桃李芳塲避艶妍更欲
為君献壽酒子枝孫葉約綿延
延享改元甲子臘月
平安七十七老禿平安恕菴成章拜【恕庵】【埴鈴翁印】

杏雨書屋［坂本六］

一三三二　五聖人之図　賛

奈須養清画、松岡恕庵賛。一軸。

図書彖象及十翼傳代易三古四聖継天易道羙揮民則
斯全郡子續絶遠探鈎玄聖作賢述浩々淵々
平安　恕菴松岡成章拝書【恕庵】【玄達之印】

杏雨書屋［旧藤田五二］

一三三三　梅花

松岡恕庵書。成年未詳。一軸。写真閲覧。

梅花　蒙斎
【怡顔斎】
一樹清標萬古同風流人物品題中若非玉色程明道便
是源衣司馬公
恕菴成章書【玄達之印】【恕庵】

杏雨書屋［藤田一一三］

一三三四　鶆之図　賛

松岡恕庵賛。一軸。一三五〇×三一七。筆者原本未見。『大同薬室文庫資料目録』（二〇〇五年）一八頁に写真を掲載する。

【乾坤曆儒】
白山有鳥　其名曰鶆
雄如雄雉　雌似雌雞
好遊松陰　疑是松鷄
非爾雅鶆　名同物異
後鳥羽製　俊頼之詠
其性霊異　克防火患
迸と図畫　替鎮宅符
平安　恕庵成章題【恕庵】【玄達】

内藤記念くすり博物館［A〇〇一五一］

IX　書簡

一三三五　正徳三年貝原益軒宛

松岡恕庵撰。宝永七年（一七一〇）一〇月二九日。九州史料刊行会編『益軒資料㈥雑』所収（五 - 六頁）。

筆者原本未見。頼んでいた書を書いてもらったことへの礼、頼まれていた益軒『養生訓』の校正を無事終えた報告など記す。また本書簡に対する益軒返信の控え（下書）も付録されており、そこには若水の名も見える。

一三六　享保九年江村毅庵宛
松岡恕庵撰。享保九年（一七二四）。多治比郁夫釈文・補注『杏雨書屋所蔵書簡集　一』所収（一七四頁）。写真閲覧。「本草会」の語あり。『本草綱目』の会読ではなく薬草を持ち寄る会であったらしく、のちの物産博覧会に繋がる萌芽がすでにここに見出されるものとして評価できる。ほかに毅庵に『用薬須知』序文を寄せてくれたことへの礼などを述べる。

杏雨書屋［佐伯五九］

一三七　足代立渓宛
松岡恕庵撰。成年未詳。同前『杏雨書屋所蔵書簡集　一』所収（一七六頁）。写真閲覧。足代立渓（一七〇三－一七六一）、名は弘道、玄蕃は通称、伊勢山田の人で本姓は度会。恕庵から立渓へ、新年の祝儀を貰ったことへの返礼。併せて、前年に恕庵が玄蕃より何らかの質問を受け、恕庵がその返答を「甲賀丈」に託したこと、また前年冬に伊賀名張において〈例年の如く〉講義を行ったことなど記す。恕庵が立渓に対して「其許不絶神典御研究察入申候」と述べていることなどを勘案して、立渓から恕庵への質問とは、神典すなわち『古語拾遺』や『日本書紀』神代巻といった神書に関するものだったのではないかと推察される。

杏雨書屋［乾乾斎六五八五－一二］

一三八　沢村琴所宛
松岡恕庵撰。成年未詳。写真閲覧。沢村琴所（一六八六－一七三九）、名は維顕、字は伯陽、宮内はその通称。近江彦根藩士で儒者。『近世畸人伝』によれば、一旦江戸に出仕するも心疾のために退き、その後は隠遁して詩文学問を専らにしたという。はじめ宋学を学んだのち、徂徠・東涯などの古学に傾倒したらしい。本書簡の内容も儒説に関するもののようである。

杏雨書屋［坂本九九］

一三九　稲若水宛

松岡恕庵撰。成年未詳、正月五日付。南大曹旧蔵名家書翰集収録。早稲田大学古典籍総合データベース参照。書物の貸借に関するやりとり。

早稲田大学図書館［チ〇六－〇三八九〇］

X　その他関連資料

一四〇　魚鳥写生図

松岡恕庵編あるいは旧蔵か。宝永～享保頃成。一帖。外題書題簽「魚鳥写生図」。マイクロフィルム閲覧。漢字交りカナ書き和文。魚・鳥類の図が描かれた数葉を一枚に貼りつなげたもの。「埴鈴按」、「成章按」に始まる墨書が二箇所見られる。各図の巧拙、描き様には著しく差があるが、形状・大きさ・色等におおむね配慮して描かれ、簡単な説明を付す。①「あ□志べい之図」、②京都の近くに飛来した鳥、③「鵜鶘鳥」、④「佐渡阿耶加志図」、⑤「駿州冨士ノ下邑産志津波多之図」、⑥「フカサメノ一種」、⑦「勢州桑名海中浮上まんぼうの図」（享保一七年）、⑧「唐松鮫之図」（宝永六年）、⑨享保九年紀州に揚がった魚、⑩「秋田之産鱩魚《カミナリ》図」（「蛟雲生写之」とあり）、⑪享保九年に佐国十市沖で揚がった「マンフク」すなわち「浮木《ウキヽ》」の図。計一一点。

国立国会図書館［特一－三三六九］

一四一　採覧随録

二巻。江村復所著、水野浩山編次。享保元年（一七一六）。写本二冊。六一、六〇丁。二三・一×一六・三。外題「採覧随録　上(下)」。巻頭「平安　江村如圭著　水野廣業編次／丙申（始自四月念八日終於十一月十八日）」。料紙は毎半葉一〇行の罫紙、版心「讀書室蔵」。漢字交りカナ書和文。薬草をはじめとした植物を採取・観察した際の記録。恕庵の名も複数見える（本書にて詳述）。印記「宍戸昌蔵書記」（朱方陰刻）。

杏雨書屋[三五六六]

一四二　怡顔斎東遊日件記

熊谷玄随編。享保六年（一七二一）。写本一冊。三八丁。一四三×二一二。帙題簽「怡顔斎東遊日件記　熊谷玄随筆」。外題書題簽「怡顔斎東遊日件記【A】」。内題「恕庵先生東遊日件記【A】」。尾題「東遊日件記一之巻終【D】」。識語（帙裏、清野謙次筆）「熊谷玄随は晦斉と号す　怡顔斎松岡玄達の高弟である／此日記は玄達が幕府に召しだされて京都から江戸へ下った時の随行である……此書三好学／氏旧蔵なり帙の文字は同氏の筆」（『天理図書館稀書目録　和漢書之部第三』二三三頁に全文の翻刻あり）。漢字交りカナ書き和文。江戸下向の道中で見聞した本草知識、およびその所見を記録する。必ずしも自らの実見によるものに限らず、道中において恕庵を含む諸人より得られた情報をも併せ記すようである。「池鯉鮒駅漫書示玄随子」など恕庵が書いて玄随に与えたらしい七絶のほか、『怡顔斎先生五辛説』（番号六一）の原文もここに含む。印記A「熊谷」（朱円）、B「晦斎」（朱方）、C「□□」（朱図像形）、D「月明荘」（朱方）。

天理大学附属天理図書館[四六〇－イ三]

一四三　潮翁雑話

著者未詳。享保一〇年（一七二五）成。寛延二年（一七四九）賢樹斎写本。一冊。一三丁。二六〇×一九七。外題書題簽「潮翁雑話　全」。書写奥書「右一冊栩橋氏傳之書写于時寛延二己巳年三月廿九日／賢樹斎」。漢字交りかな書き和文。享保一〇年三月～六月に玉木葦斎のもとで神道を修めた著者の、遊学見聞雑記。当時恕庵が玉木葦斎および山本主馬とともに神道の指導にもあたっていた様子が記される（〈参考〉北川四良「谷川士清覚書――その師葦斎・怡顔斎および宗武」）。前見返し背面左肩に「潮翁雑話」と打付書あり、原表紙か。印記A「御巫所蔵」（朱長方）、B「昭和二十年九月献納／神宮文庫　御巫清白」（朱長方）。神道大系論説編一二『垂加神道（上）』（近藤啓吾校注、一九八四年）に翻刻・収録される。

神宮文庫［一一門一八六〇号］

一四四　名物訳録　付五色類雑名

岩永玄浩編。享保二〇年（一七三五）。写本四冊。二三五×一六五。外題書題簽「名物譯録　一（～四）」。内題「名物譯録」。巻頭「東武岩永玄浩兼英　編輯」。巻頭から順に、凡例、水火第一、土石第二、金玉第三（附銅鉄諸器）、草卉第四（附穀類）、造醸第五《以上第一冊》、菜蔬第六（附救荒野譜）、諸草襍記第七（附異名、詩経並爾雅草類）《以上第二冊》、木部第七薬木類（詩経木類、爾雅木類、諸木雑記）《以上第三冊》、豸蟲部第十二（爾雅蟲類）、五色類雑名《以上第四冊》を収録する。目録は付さない。巻末の「五色類雑名」は田村藍水（元雄、一七一八－一七七六）の撰。墨筆頭書、付箋書入あり。また朱筆にて書入および条頭への加点あり。凡例において、玄浩が恕庵に名物（本草）説を学んだ旨が記される（以下該当部抜粋）。「一　予癸歳ヨリ此学ヲ嗜ミ始メ東武ノ伊先生ニ学フコト三年ニシテ先生没於是自ラ山野川海ニ経歴シ物色アレハ携ヘ帰テ是ヲ書ニ正シテ以テ自得スルコト十餘年時ニ松先生蒙台命東武ニ来ル處ルコト四閲月仍テ就テ学フ先生帰洛爾来先生及同門熊谷子ヘ書ヲ以テ答問スルコト有年然レトモ行程四百餘年里遂一々其旨得ルコト不能且先生晝講夜言間隙ナクシテ悉ク答復スルコト不能深重遠譯テ終ニ一家ノ説ヲナス故ニ譯スル所先輩ノ説ト不同者ハ是カ為也」。「五色類雑名」内題下奥書「宝暦十一年辛巳之秋清人在長崎十善寺／因而就正五色類　品類凡／六十漢名具焉退而附本邦／染坊之俗言以便其易読焉／田村元雄」。

京都大学附属図書館［四－八五//メ//五］

一四五　御鎮座次第記

写者未詳、ただし京都にて恕庵に師事した（おそらく伊勢の）人物。享保一九年（一七三四）成。写本一冊。一一丁。二六六×一八一。外題打付書「鎮座次第記」。内題「天照坐伊勢二所皇太神宮後鎮座次第記／神記第二阿波羅波　垂加本与此細注八字」。奥書「文治元年四月廿一日正殿假殿遷／宮之次於宿舘書寫畢／禰宜度

會神主高倫　判／伴書寫本者祖前三禰宜延行神主／相承之　于時以彼本書寫之／禰宜度會神主　判／於正業三通者〔神記一二飛鳥記〕別笞秘蔵之判」（一部付訓点）。校合奥書「享保癸丑之秋以度會延佳門人傳寫本寫之今歳甲寅之夏／携至京師以埴鈴翁本校正畢蓋翁本者自玉木正英翁傳寫／之本而再以垂加霊社校訂高田（末白）方所書寫之定本一一校合云」。漢文、付訓点・ルビ。行間、欄外に墨筆書入。朱筆にて校。神道五部書のひとつ。恕庵が神道五部書を玉木正英より借写し、さらにそれを高田未白が手写・所持していた闇斎校正本により校合したというこの奥書の記述は、小山正直写『伊勢二所太神宮宝基本紀』（番号三九）に見える恕庵奥書とも照応する。

神宮文庫［一門七六一一号］

一四六　玉籤集（『玉籤集附録』と合綴）

八巻。玉木正英編。宝暦一三年（一七六三）高林彙斎写本。三冊。五三丁、四六丁、五〇丁。二七二×一九七。外題打付書「玉籤集　上（中、下）」。扉題「玉籤集」。第一冊～第三冊三一丁まで本編『玉籤集』。次いで三一～五〇丁に『玉籤集附録』を収録する。本編書写奥書「右謄寫玉籤集有誤字脱落等焉因以／玉木正英翁直授之本而謹校合之畢／于時寶暦癸未九月五日／松岡埴鈴翁之末弟／高林散人彙斎書」。『附録』本奥書「右以翁親墨謄寫之于時享保乙卯之歳秋七月十二日／門人　谷川士清」。同書写奥書「此玉籤集附録者尚賢家蔵也　予乞仮焉而謄寫／于五十鈴川原校舘畢矣／于時寶暦癸未晩秋二十三日／高林彙斎謹誌」。漢字交りカナ書き和文、付ルビ。朱筆書入。欄外墨書あり。「帳台図」等の図を付す。高林彙斎なる人物について詳細は未詳。印記A「林崎文庫」（朱方）、B「林崎文庫」（朱長方、重枠）。なおこのほか、延享二年三月七日付の恕庵再校奥書を持つ本が皇學館大学附属図書館久保田収文庫に所蔵されるが、筆者未見。〈参考〉谷省吾「玉木葦斎の伝へた垂加神道の極秘口伝」（同『垂加神道の成立と展開』所収）。

神宮文庫［一門九〇号］

一四七　千金方薬註

四巻。松岡定庵編、松岡司衡校。安永七年（一七七八）刊。四冊。四七丁、五七丁、五九丁、六四丁。二六八×一八二。外題刷題簽「千金薬註　一（〜四）」。前見返し「松岡定菴先生著／千金方薬註／平安書肆竹苞樓　橘枝堂」。安永七年（一七七八）、清田儋叟序。松岡定庵自序。内題「千金方藥註」。巻頭「平安　松典子敕　著／男　司衡景文　校」。刊記「【印】四方購求人須認此印為記若無之者係偽刻／安永七年戊戌五月開雕／平安書林　佐佐木揔四郎　山本平左衛門　村上勘兵衛　野田藤八」。漢字交りカナ書き和文。目録によれば収載品は次の通り。巻一水部、火部、土部、金玉石部。巻二草部上。巻三草部下、木部。巻四服器部、虫部、魚部（付介）、禽部、獣部、人部、有名未識部。まず漢名を掲げ、一名ほか、漢籍の引用、和名、番名などを掲げながら形状や産地を解説する。「用薬須知ニ出ツ」などとして、恕庵編著収載品についてはほぼ詳説を省略している。印記「百々復太郎寄贈」。

付①　清田儋叟序文

千金方藥注序

松岡恕庵先生。與二予《カ》先人一交差《シ》。先生来二過予《カ》先人《ノ》宅一。予以《テ》二童子《ヲ》一捧《ク》レ茶《ヲ》。因《テ》得三隅坐《シテ》與二聞其《ノ》談論《ヲ》一。即《チ》予《カ》頑劣無知《ナルモ》。亦既《ニ》心《ニ》観《ミシ》二其《ノ》一老儒先《ナルヲ》一矣。先生多識。精《ク》二於本草學《ニ》一。名高《シ》二一時《ニ》一。所《ノ》レ撰《スル》用藥須知《ノ》正續後《ノ》三編倶《ニ》既《ニ》梓行《ス》。先生令嗣子勅頃《ロ》見レ訪。鬢髪皤、然。轉眄數十年。如二一夢境一。子勅能傳二家学《ヲ》一。撰《シ》二千金方藥註四巻《ヲ》一。求《ム》二序《ヲ》於予《ニ》一。據《ルニ》二其《ノ》言《ニ》一。千金方中《ノ》諸物。既《ニ》注二明《セシ》用藥須知三編《ニ》一者《ハ》。斯書止標三其《ノ》出《ト》二集《ノ》編《ニ》一。不二復《タ》解説《セ》一。即《チ》其《ノ》辨説《スル》者《モ》。亦率係《ル》二恕庵先生《ニ》一。而《シテ》子勅之説亦有レ之。醫術《ハ》人命《ノ》所レ繫《ル》。色五診《シ》。肱三折《シ》。儷《フ》二美良《ヲ》相《ニ》一。妄意逕行《セハ》可《ナラン》哉。造《ルニ》レ弓《ヲ》用二牛筋《ヲ》一。有下樹《ノ》名《クル》二牛筋《ト》一者上。亦用《テ》造《ル》レ弓《ヲ》。是尚異物同功。設夫錫餳誤用《ハ》。□□甚。用《テ》二其《ノ》物《ヲ》而不レ知二其《ノ》物《ヲ》一。知《テ》二其《ノ》物《ヲ》一而不《ンハ》レ審《ニセ》二其《ノ》物《ヲ》一。謂《ン》二之《ヲ》何《ト》一。藥名《ノ》之注。不レ可レ無《ル》矣。方薬予《ハ》不レ知レ之《ヲ》。因《テ》述《テ》二子勅撰著之勤《ヲ》一。以《テ》嘉《スト》二其《ノ》濟美《ヲ》一云。

安永戊戌《ノ》之夏。清絢【清絢之印】【君錦】

付②　松岡定庵自序文

千金方薬註自序
先人夙与稲若水先生游唱明烈山氏之言其所著用薬須知前後即之編辨薬物炳焉豈有以加於此哉余性暗劣不能振起家学不愧于人不怩于心往有人以千金方中薬名問者余辨者數、蓋人不前以為有異聞乎是以問者不止余曰是豈可易、言哉易、言則非徒無益而又害之雖然余不堪煩因叙平日所聞先人之言雑以鄙意作為此書以与之雖則説之不前其物所謂談龍聞未嘗啖過也頃書林求梓而行于世蓋亦欲余省煩也茲以授剞劂氏王世貞云晋氏長於吻而短於筆余匆筆両短故以国字注之則庶乎其不差矣
平安松典撰【連城山人】【松典之印】
京都大学薬学部図書室［四八〇三六／／S／／七〇］

一四八　松岡玄達結秏録（『蘭山先生考』ほかと合綴）
春木房光編・抄写。寛政一一年（一七九九）頃成か。一冊。一九〇丁。二〇二×一二九。表紙は布張り、康熙綴。計七篇の本草関連抄本／雑記を収録する。各編内題は①「松岡玄達結秏録」、②「水戸黄門光圀郷書」、③なし、④「和気嗣成朝臣説」、⑤なし（本草関係抄録、「水戸府穂積甫庵宗與説喰合」「松岡玄達説　合食禁」など含む）、⑥「家康公卿御法」、⑦「蘭山先生考」。朱筆および黄筆にて校。朱筆書入。特に第七篇「蘭山先生考」は本草に関する蘭山との問答を含んでおり、質問状を綴じたものか。試みに該当箇所の一部を翻刻してみれば次の通り。
○花彙ニ淡伯ホウノキト御座候　淡伯ハ厚朴ノ一名ノヤウニ覚申候〔然リ〕　浮爛羅勒ノ一名ニモ相通シ候歟〔非也〕　蓋花彙ノ誤ニ候歟〔然リ〕
（以下字下げ）凡動植ノ漢名ヲ改ルハ不佞四十歳以降ノコト也　花彙ハソノ以前ニ書スル故先師ノ説ヲ相守　今ノ名ニ相違セリ因テ改刻セザルマデハ無益ノ書也
（〔　〕内は朱筆）
また「近比新刻ノ救荒本草并ニ野譜等先生之御校合ニ候歟」という蘭山への質問もある。蘭山校正の『救荒本草』和刻本が再版されたのは寛政一一年（一七九九）のこと。印記Ａ「春木文庫」（朱方）、Ｂ「伊勢春木房光松圃圖書之記」（朱長方）、Ｃ「加藤昌夫氏寄贈

昭和二年十月三日受入神宮文庫」。

神宮文庫［一一門一一六九号］

一四九　禹貢名物考（『蕃藷録』と合綴）

熊谷玄随撰。成年未詳。嘉永二年（一八四九）山本榕室写本。一冊。五丁（全二二丁）。二三三×一六五。外題書題簽「蕃藷録／禹貢品名物考」。恕庵編『蕃藷録』と併せて計二篇を合綴する。内題「禹貢名物考」。巻頭「平安熊谷道詮著」。書写奥書（大尾）「嘉永二年以石水川北氏之本写焉　榕室山本錫夫」。白文。『書経』「禹貢」中の物名四三点について漢籍から諸説を引きつつ考証する。著者は熊谷道詮（玄随、恕庵の門人）とあるが、漢籍以外にはもっぱら「恕庵曰」として恕庵説を引くため、恕庵著作に準ずるものといえる。版心「読書室蔵」。『蕃藷録』については別項（番号六〇）を参照。

岩瀬文庫［二七二五］

一五〇　怡顔斎介品記聞

編者および成年未詳。写本一冊。三〇丁。二三一×一六〇。外題打付「怡顔斎介点記聞」。漢字交りカナ書き和文。恕庵の著書『怡顔斎介点』をテキストとした講義の筆記録。「怡顔斎介品記聞　写本一冊／◇「怡顔斎介品」所載の諸点に就いて／「事言要玄」「錦繡萬花谷」その他群書に基いて解説す。／◇「弘前医官渋江氏蔵書記」の印あり。／昭和九一大阪浅妻屋」と書かれた一葉をはさむ。印記「弘前医官渋江氏蔵書記」（朱長方、ただしこの印は枠の角が丸くなっており通常の抽斎使用印と異なるため、あるいは偽印かともされる〔第五二回杏雨書屋特別展示会「渋江抽斎資料展」図録、四一頁〕）。

杏雨書屋［杏一二六二］

一五一　怡顔斎食品図考

四巻。原著者および成年未詳。田中芳男校。写本四冊。六七丁、五八丁、四五丁、三五丁。二五五×一八一。外題書題簽「怡顔斎食品考　一（～三）」、「怡顔斎食品図考　四止」。内題「怡顔斎食品圖考」。巻頭の識語に

よれば、明治一九年一〇月、田中芳男が大坂の書肆鹿田静七より取り寄せた写本「怡顔斎食品考」四冊と、以前博物館に献呈していた同写本五冊本とを併せ見て整理・補遺したもの。田中曰くこの書は「講義ヲ随想随録セルモノ」であるため、当初動植物が混淆していたが、それを、動物はその分類に従い（脊椎動物から始まり無脊椎動物へ向かう）、植物はその用法に従う（穀、菜、果実など）かたちで配列しなおした。漢字交りカナ書き和文および漢文。動物五一点、植物一八三点、鉱物一点。それぞれ漢名と和名（二方のみの場合もある）、彩色図と、ごく簡単な解説（気味や形状、産地など）が付される。図と名前のみで解説のないものもある。「落花生（一名長生果）」が重複する。欠名の序文あり。また「コセウ（胡椒）」の図に、「蛮書ウエインマン中ノ図出ス」と添書きがある。「蛮書ウエインマン」とは、ワインマン(Weinmann, Johann Wilhelm; 1683-1741)著『顕花植物図譜』蘭訳版を指すもの。しかしこの書が日本にもたらされたのは早くても天明年間（一七八一－一七八八）であり、さらにドイツ語原書初版の刊行が一七三五年（享保二〇）であることをふまえれば、この添書きおよび図は恕庵に直接関係するものではなく、後人の加筆と考えるのが妥当であろう（ワインマンについては松田清『洋学の書誌的研究』、二〇頁を参照）。印記「男爵田中美津男氏寄贈／先代田中芳男旧蔵書／昭和七年」（朱長方）。

付　田中芳男識語

本年十月浪華書肆鹿田静七ヨリ各種ノ書籍ヲ送リ来ル内ニ怡顔斎食点考四冊ノ写本アリ其初ニ序文ヲ載セテ頗ル整備セル如クナレトモ尚異同ヲ検セント欲シ曽テ博物館ニ献スル所ノ五冊ノ写本ト比較スルニ順序更ニ符合セズ且互ニ缺漏アリ因テ水谷助六子ニ託シテ該本ニ就キ其缺ヲ抄写セシメ三十七枚ヲ得タリ之ヲ一冊トシ巻末ニ附セントスルニ原来此書ハ講義ヲ随聴随録セルモノナレバ動植混交シ殊ニ博物館ノ本ハ一面ニ各種ヲ交ヘ圖スルコト多キニ因リ其体裁ノ一ナラザルハ勿論捜索ニ便ナラズ頗ル遺憾ナルヲ以テ今全部ヲ解キ且ツ博物館本ヲ抄写スルモノハ切開シテ動物植物ヲ分ツ

而シテ動物ハ有脊ヲ初トシ無脊ヲ終トシ専ラ分科ニ従ヒ植物ハ穀菜果実等其用ニ従ヒテ之ヲ分チ需用不明ノモノ及ヒ有毒物等ヲ其次ニ列シ其ヨリ菌類藻類ヲ挙ク最尾ニ鉱物一点ヲ載セ舊ニ依リテ四冊トナシ漸ク観テ改ムルコトヲ得タリ尚新ニ目録ヲ製シ符號ヲ附シ巻首ニ置クト云爾

時ニ明治十九年十二月二十六日　東京本郷金助町ノ東陽観書楼ニ於テ　田中芳男記

東京大学総合図書館［T八一一〇三］

一五二　纂言本草

四巻。松岡恕庵編か。成年および写年写者未詳。写本三冊。六六丁、七三丁、六六丁。二三八×一六八。外題書題簽「本草纂言　一〜二（三、四止）」。内題「纂言本草」。奥書「姓ハ松岡氏名玄達又恕庵ト云怡顔斎ノ号アリ／徳行之君子ハ人ノ知所也加賀侯ヨリ度々招カ／ルルイヘ共病身ニテ人ニ仕ルテキガタシトテカタク／ジシテ之□儘ニクラサレシ也然共候賞徴シテ高禄ヲ／下サレシ也／著述／○廣参品○用薬須知○介品○桜品○梅品○菌品／○千金方薬註□世ニ行ワル纂言本草ハ刻ナラス／稲若水以来日大□物産家一人也／門人蘭山小野喜内謹誌」。漢文、付訓点。凡例および引用書目を付す。上欄に「車巷先生曰」に始まる墨書あり。奥書に恕庵の著作として挙げる『千金方薬註』は、嗣子松岡定庵（典）の著作である（別項〔番号一四七〕参照）。印記A「□□□図書記」（朱長方）、B「田家□□□印」（朱方）、C「太政官文庫」、D「農商務省図書」、E「大日本帝国図書印」。

内閣文庫［一九六－〇〇八五］

一五三　神農本経

鈴木良知編、岩永玄浩・松岡玄達説参考か。成年未詳。写本一冊。七一丁。二三〇×一六三。外題書題簽「□□□経　完」（一部剥落）。内題「神農本経」。内題下「鈴木良知ノ説　岩永玄浩述／恕庵松岡玄達述」。白文。『神農本草経』所載品について、「若水先生（＝稲生若水）」、「松岡先生／玄達先生（＝松岡恕庵）」、「岩先生／岩夫子（＝岩永玄浩）」また「香川氏（＝香川修庵）」

らの各説を集録する。「按」以下で自説を述べる。印記「咸斎」（朱方）。

無窮會神習文庫［九三三〇］

一五四　本草綱目記聞

三巻。編者および成年未詳。寛政一〇年（一七九八）岡本梅亭書写、文化七年（一八一〇）正誤。写本一冊。九一丁。二三五×一六八。外題打付書「恕菴訳説本草綱目記聞　完」。内題「本草綱目記聞」。巻頭「平安恕菴松岡玄達考訂／門人　甲賀敬元　熊谷玄随　江村如圭同校／他説　稲若水　貝原篤信　堀元厚」。書写奥書「此書伝写多誤且説文宜重考」、「寛政十年戊午十二月庚子梅亭岡本恭子篤写」、「文化庚午冬十一月三日正誤」。白文および漢字交りカナ書き和文。墨筆書入多。『本草綱目』が収録する薬材の解説書。巻頭には「松岡恕庵考訂」とあり、実際に恕庵説を下敷きにしているようではあるが、恕庵ばかりでなく「甲(賀敬元)」「津島(如蘭)」「田村(藍水)」「稲(若水)」「堀(元厚)」「貝原(益軒)」など他者の説も多く引く。『本草綱目疏』（番号一〇五）など恕庵の他の講義録と比べて、内容の異同、また他説の多さから、おそらく本書は恕庵の名の下に別人が編纂したものではないかと推測される。巻上は水部から草部まで、巻中は穀部から服器部まで、巻下は虫部から人部までを収録する。人部については「大抵如字故略之」と。印記「□□」（朱円陰刻）。

内藤記念くすり博物館［六一四二七］

一五五　本草倭産奇録（『本草秘物』と合綴）

松岡定庵編。成年および写年写者未詳。写本一冊。二〇丁。二五三×一八三。外題書題簽「本草倭産奇録　全」。旧蔵者白井光太郎が明治三十二年六月三日に神宮文庫で書写した『本草秘物』（番号八三）を合綴する。巻頭「本草倭産奇録　松岡先生編纂」。漢字交りカナ書き和文。物名に中一本、書名に長四角の朱引。薬種の漢名四八点を掲げ、和名、番名、あるいは薬種商による呼称や方言、別名（「一名」）を付した上で、産地による品質の良し悪しなどについて適宜解説する。また、「按ニ」以下で自説を述べる。「石炭」条に「典曽テ名張ニ在シ時一士人……」なる記述があり、巻頭に言う「松岡先生」とは恕庵のことではなく、その嗣子典（号定庵）であることがわかる。また解説文中に「人参ノコト用薬須知及廣参品ニ詳ナリ」、「用薬須知続編ニ出」などの記述が見える。すべて恕庵の編著であるが、『用薬須知』以外は恕庵没後に定庵らの校訂を経て刊行されたものである。合綴の「本草秘物」は白井光太郎がカードに鉛筆書で書写したもの。印記「白井氏蔵書」。

国立国会図書館〔特一－五七二〕

〔注記〕

以上のほかに、次のような恕庵著作・関連資料が報告されている。いずれも未見。

『紹興本草』

恕庵は享保六年（一七二一）の江戸下向の際、幕府所蔵本をもって本書を書写した。その残本がいまカリフォルニア大学ロサンゼルス校に所蔵され、さらにそれを祖本とする木内政章書写本が同サンフランシスコ校に所蔵されるという。木内政章（一七六九－一八三二）は水戸藩医。〈参考〉町泉寿郎「小野蘭山門人、木内政章の事績と学績――カリフォルニア大学サンフランシスコ校所蔵の木内政章旧蔵書を中心に」（『小野蘭山』所収）。

『三科祓説』

若林強斎編。享保一〇年（一七二五）。玉木葦斎序（松岡恕庵代作）。國學院大學図書館所蔵。〈参考〉松本丘『垂加神道の人々と日本書紀』、二〇六頁。

『題満涸瓊図』

松岡恕庵撰。寛保三年（一七四三）。巻子本一巻。吉崎久『神宮文庫所蔵　垂加神道橘家神道関係書目録』に全文翻刻あり（一七六－一七七頁）。

参考文献・データベース一覧

※論文のみ編著者名順、他は刊行年順

冊子体目録

『私立成田図書館和漢書分類目録』同図書館、一九一〇年
『大森記念文庫図書目録』大典記念京都植物園編、一九二八年
『岩崎文庫和漢書目録』東洋文庫編、一九三四年
『神習文庫図書目録』無窮會、一九三五年
『古義堂文庫目録(天理図書館叢書第二十一輯)』同図書館編、一九五六年
『天理図書館稀書目録和漢書之部第三(天理図書館叢書第二十五輯)』同図書館編、一九六〇年
『加賀文庫目録　附書名索引』東京都立日比谷図書館、一九六一年
『石崎文庫目録』大阪府立図書館編、清文堂出版、一九七三年
『東京大学総合図書館古医学書目録』同図書館編、一九七八年
『神宮文庫所蔵垂加神道橘家神道関係書目録』吉崎久編、皇學館大学神道研究所、一九八一年
『杏雨書屋蔵書目録』武田科学振興財団杏雨書屋編、臨川書店、一九八二年
『国書総目録』補訂版、岩波書店、一九八九–一九九一年
『岩瀬文庫図書目録』西尾市教育委員会(一九〇八年初版)、第三刷、一九九二年
『龍谷大学大宮図書館和漢古典籍分類目録(自然科学之部)』同図書館編、一九九七年
『宗田文庫目録　書籍篇』国際日本文化研究センター宗田文庫目録編集委員会、二〇〇一年
『京都大学文学部日本史研究室蔵和書目録』勝山清次・早島大祐編、二〇〇五年

『大同薬室文庫蔵書目録：附館蔵和漢古典籍目録』内藤記念くすり博物館編、二〇〇一年
『神宮文庫所蔵和書総目録』神宮司廳編、二〇〇五年
『大同薬室文庫資料目録』伊藤恭子編、内藤記念くすり博物館、二〇〇五年

翻刻・解説ほか

『続山崎闇斎全集』（影印）、日本古典学會、一九三七年
池上禎造「巵幼略記（翻刻）」『国語・国文』第一八巻第一号、五九‐六四頁、同第一九巻第二号、五〇‐六四頁、一九四九年
今井宇三郎『菜根譚』「解説」、岩波書店（岩波文庫赤二三‐一）、一九七五年
近藤啓吾校注『垂加神道（上）』神道大系論説編一二、神道大系編纂会、一九八四年
多治比郁夫釈文・補注『杏雨書屋所蔵書簡集　一』武田科学振興財団、二〇〇六年
「渋江抽斎資料展」第五二回杏雨書屋特別展示会図録、武田科学振興財団、二〇〇九年

論　文

遠藤正治『本草学と洋学――小野蘭山学統の研究』思文閣出版、二〇〇三年
大木彰「松岡玄達自筆本と写字台文庫」『龍谷史壇』第一二四号、三三‐五三頁、二〇〇六年
北岡四良「谷川士清覚書――その師葦斎・怡顔斎及び宗武」『皇學館大学紀要』第一三輯、五五‐八四頁、一九七五年
小曽戸洋『日本漢方典籍辞典』大修館書店、一九九九年
近藤啓吾「『神代巻記録』の改変」『神道史研究』二八巻四号、二一‐一九頁、一九八〇年

宗田一「近世本草学と国産薬種」『実学史研究Ⅰ』思文閣出版、八三－一一八頁、一九八四年
谷省吾『垂加神道の成立と展開』国書刊行会、二〇〇一年
西島孜哉「松岡玄達の著述――没後の出版と九如館鈍永の関与」『鳴尾説林』第九号、二〇－二七頁、二〇〇一年
廣庭基介・長友千代治『日本書誌学を学ぶ人のために』世界思想社、一九九八年
藤井隆『日本古典書誌学総説』和泉書院、一九九一年
町泉寿郎「小野蘭山門人、木内政章の事績と学績――カリフォルニア大学サンフランシスコ校所蔵の木内政章旧蔵書を中心に」『小野蘭山』八坂書房、一一一－一四一頁、二〇一〇年
松田清『洋学の書誌的研究』臨川書店、一九九八年
松本丘『垂加神道の人々と日本書紀』弘文堂、二〇〇八年
三好学「松岡恕庵と品種の研究」同『学軒集』岩波書店、四九〇－五〇五頁、一九三八年（『東京学芸雑誌』四二巻、一九二六年初出）
同「松岡恕庵の手稿に就いて」『本草』六号、四三－五五頁、一九三三年
山田慶兒「浅井周伯の養志堂の講義録――松岡玄達自筆本再考」『東と西の医療文化』思文閣出版、七三－九二頁、二〇〇一年
山本信吉『古典籍が語る――書物の文化史』八木書店、二〇〇四年

ウェブデータベース（二〇一一年一〇月閲覧）
「日本古典籍総合目録」国文学資料館
http://base1.nijl.ac.jp/~tkoten/about.html

「全国漢籍データベース」全国漢籍データベース作成委員会
http://kanji.zinbun.kyoto-u.ac.jp/kanseki
「古典籍総合データベース」早稲田大学図書館
http://www.wul.waseda.ac.jp/kotenseki/index.html

あとがき

本書は、平成二二年一一月に京都大学大学院人間・環境学研究科へ提出した同題の博士論文を増補・改訂したものである。一部は平成一九年度杏雨書屋研究奨励、および科学研究費補助金（特別研究員奨励費、課題番号09J02845）の助成を受けた。また刊行にあたっては、京都大学の平成二三年度総長裁量経費による、若手研究者に係る出版助成事業の助成を受けた。

本書が成る上でまず真っ先に感謝の辞を捧げなければならないのは、卒業論文以降、これまで約七年にわたってご指導いただき、博士論文の主査もお務めいただいた松田清先生である。卒論指導を依頼するべく先生の研究室を訪ねた当時、さしたる志も能力もなく、ただ漠然と「博物学」に興味を持つだけの一介の学部生に過ぎなかった私が、大学院へ進学し、論文と呼べるものをなんとか書き上げ、さらにそれをこうして刊行するにまで至ったのは、まったく先生との出会い及びそのお導きによるほかない。本書は、「とにかく一次資料を見てください、触ってください」というそのお言葉を頼りに、見よう見まねで調査に出かけ、ノートをとり、そうして「近世日本の本草書を読むとはどういうことか」と自問自答・試行錯誤を重ねた結果である。もちろん、私の力不足による行き届かなさは承知しているし、心残りを数えればきりがない。しかしながら、「本草」という学問がかつて盛んに行われ、それがどれほど豊かな人々の精神的営為に支えられたものであったかという問題に、本書が読者の関心を少しでも引くことができたなら嬉しく思う。

論文審査では、同研究科の川島昭夫・西山良平両教授、また明治大学文学部の平野満教授に、副査として数々のご指摘・ご指導を賜った。さらにこれまで多くの成果発表の機会を得てきた実学資料研究会では、とりわけ遠藤正治先生に、本草学研究の先達としていつもご教示と温かな励ましのお言葉を賜った。諸先生には心より感謝申し上げる。

資料の調査・利用にあたっては、各機関に格別のご協力を賜った。記して深謝の意を表したい（五〇音順）。

大阪府立中之島図書館
京都大学附属図書館
京都大学薬学部図書室
京都大学文学部古文書室
京都府立植物園
国際日本文化研究センター図書館
国立国会図書館古典籍資料室
国立公文書館
神宮文庫
武田科学振興財団杏雨書屋
天理大学附属天理図書館
東京都立中央図書館特別文庫室
東京大学総合図書館

東北大学附属図書館
内藤記念くすり博物館
成田山仏教図書館
西尾市岩瀬文庫
無窮會専門図書館
龍谷大学大宮図書館

この他にも、調査・研究のさまざまな場面で多くの方々にご高配いただいたことは言うまでもない。特に大学院で同じ比較文明論講座・文明交流論分野に所属した友人たちには、研究上の助言はもちろんのこと普段の学生生活においても幾度となく助けてもらった。改めて感謝せずにはいられない。

本書の出版をお引き受けくださった思文閣出版の方々、特に編集をご担当くださった大地亜希子さんには、原稿の不備もあって多大なるご苦労をおかけした。反省すると共に、こうしてあとがきに辿りつくまで導いてくださったご尽力に厚くお礼申し上げる。

二〇一二年三月一二日

太田由佳

索　引

【人　名】

【書　名】

い

う

え

お

か

き

け

こ

ま

み

め

も

や

よ

ら

ろ

わ

◎著者略歴◎

太田由佳（おおた・ゆか）

1982年　福岡県生まれ
2011年３月　京都大学大学院人間・環境学研究科博士後期課程修了
博士（人間・環境学）
日本学術振興会特別研究員ＤＣ（2009-2010年度）
同　特別研究員ＰＤ（2012年度より）
論文「松岡恕庵本草学の書誌的調査研究」（『杏雨』14号、2010年）
「松岡恕庵から小野蘭山へ――その歴史的転化の一端」（『小野蘭山』八坂書房、2010年）

松岡恕庵本草学《まつおかじょあんほんぞうがく》の研究《けんきゅう》

2012（平成24）年３月20日発行

定価：本体7,500円（税別）

著　者　太田由佳
発行者　田中　大
発行所　株式会社　思文閣出版
〒605-0089 京都市東山区元町355
電話 075-751-1781（代表）

印　刷
製　本　株式会社 図書印刷 同朋舎

ISBN978-4-7842-1617-8　C3021